高等医学院校实践实验系列教材

预防医学实验指导

主　编　高玉敏

副主编　苏　俐　戴　红　刘　颖　王学梅

主　审　宿　庄

编　委　（按姓名汉语拼音排序）

迟宝峰（内蒙古医科大学）

戴　红（内蒙古医科大学）

方　鑫（内蒙古医科大学）

高玉敏（内蒙古医科大学）

李海玲（内蒙古医科大学）

李乐慧（内蒙古医科大学）

刘　颖（内蒙古医科大学）

刘艳超（内蒙古医科大学）

苏　俐（内蒙古医科大学）

宿　庄（内蒙古医科大学）

王学梅（内蒙古医科大学）

王艳玲（内蒙古医科大学）

乌斯琴图亚（内蒙古医科大学）

徐肖倩（内蒙古医科大学）

闫　涛（内蒙古医科大学）

张海蓉（内蒙古医科大学）

张星光（内蒙古医科大学）

赵灵燕（内蒙古医科大学）

郑会秋（内蒙古医科大学）

北京大学医学出版社

YUFANG YIXUE SHIYAN ZHIDAO

图书在版编目（CIP）数据

预防医学实验指导 / 高玉敏主编 .—北京：北京大学
医学出版社，2016.2（2019.8 重印）
高等医学院校实践实验系列教材
ISBN 978-7-5659-1309-9

I. 预… ① II. ①高… III. ①预防医学—实验—医学院
校—教学参考资料 IV. ① R1-33

中国版本图书馆 CIP 数据核字（2015）第 316655 号

预防医学实验指导

主　　编：高玉敏
出版发行：北京大学医学出版社
地　　址：（100191）北京市海淀区学院路 38 号　北京大学医学部院内
电　　话：发行部 010-82802230；图书邮购 010-82802495
网　　址：http：//www.pumpress.com.cn
E — mail：booksale@bjmu.edu.cn
印　　刷：北京溢漾印刷有限公司
经　　销：新华书店
责任编辑：畅晓燕　　责任校对：金彤文　　责任印制：李　啸
开　　本：787 mm×1092 mm　1/16　印张：16.5　字数：413 千字
版　　次：2016 年 2 月第 1 版　2019 年 8 月第 3 次印刷
书　　号：ISBN 978-7-5659-1309-9
定　　价：35.00 元

前　言

　　预防医学是医学的重要学科之一，它以人群为研究对象，重点阐述社会因素和自然环境因素对人群健康的影响，并提出有效的防制策略和措施，达到预防、控制疾病和促进健康的目的。1988 年世界医学大会发布的《爱丁堡宣言》中指出："医学教育的目的是培养促进全体人民健康的医生。"因此医学生应该树立大卫生的观念，注意培养预防医学的思维方式，除了学习和掌握预防医学的基本理论和方法外，还应进行相应的实践能力的培养。

　　为了配合医学生预防医学实践能力的培养，我们组织活跃在教学一线的多名教师编写了这本《预防医学实验指导》。全书根据《预防医学》主教材的教学顺序，分为四篇，分别是医学统计学、卫生学、流行病学及拓展性实验。编委们尽量选取具有内蒙古地区特色的案例，重点培养学生综合应用所学知识解决实际问题的能力。在医学统计学部分，我们还增加了 SPSS 软件处理数据及结果的分析，以提高统计分析的效率，并提高学生对统计学学习的兴趣。同时，为了便于学生学习和复习，各章还编写了习题和参考答案。

　　本书作为《预防医学》的补充和配套教材，适合临床医学、口腔、麻醉、影像、护理、中医、蒙医、医学检验专业及生物技术、医学心理等医学相关专业的学生在预防医学实习及复习时使用。

　　本书在编写过程中得到了内蒙古医科大学校领导的高度重视以及教务处、公共卫生学院领导的大力支持，参与编写的预防医学各学科专家及教学骨干认真负责，苏俐教授、戴红教授、刘颖副教授、王学梅副教授等几位副主编分别负责了所编写篇章的校审，刘艳超老师作为秘书在统稿方面做了大量的工作，宿庄教授对全书进行了仔细的审阅，提出了很多宝贵意见，在此一并表示衷心的感谢。由于我们的水平有限，不足之处在所难免，欢迎读者批评、指正，待再版时完善。

高玉敏

2015 年 1 月 10 日

目　录

第一篇　医学统计学

第二篇　卫　生　学

第三篇　流行病学

第四篇　拓展性实验

第一篇

医学统计学

统计学是医学研究必备的工具之一。本篇精选了医学统计学教材、科研实例及教学练习题等素材，对于医学生来说，具有一定的针对性和实用性，为其今后进行科研统计分析提供了参考。

本篇共包括6章内容，分别为统计表与统计图、计量资料的统计描述、计量资料的统计推断、计数资料的统计描述、计数资料的统计推断及直线相关与回归。每章内容设置了理论知识的回顾、例题及解析、练习题三个部分。例题及解析部分涉及了思考题、最佳选择题、计算题及电脑实验操作，尤其是该部分中的电脑实验操作内容，采用了IBM SPSS 20.0统计软件的分析，并介绍了软件的常见功能应用，突出了统计方法的实用性。

各章节内容不仅强调了理论课的重点及要点，还通过各种例题分析增强对理论知识的理解及掌握。为了提升学生对理论知识的应用，本篇采用统计软件分析实际问题，从而培养学生的实践能力。学生可以通过练习题内容来强化各部分的知识点，进一步培养思考及解决实际问题的能力。

第一章 统计表与统计图

在对资料进行描述性统计分析时，经常会采用统计表与统计图来呈现资料的数量特征及分布规律。统计表（statistical table）是表达统计指标的具体表格形式，是各类统计数据表达及分析的必要手段，有利于计算、分析和对比；统计图（statistical graph）是表达统计数据的几何图形，便于资料的直观分析。本章主要介绍统计图、表的结构及制作统计图、表的基本要求和方法。

第一节 统计表的结构与基本要求

根据所说明事物主要标志的多少，可将统计表分为简单表和复合表。

一、统计表的结构

统计表由标题、标目、线条和数字构成，必要时可加合计栏和备注等。一般形式如表1-1所示。

表1-1 2007年中国农村与城市居民三种常见疾病的死亡率（1/100 000）

疾病	农村	城市
恶性肿瘤	101.4	94.40
脑血管病	73.97	49.49
心脏病	52.57	44.74

二、制表原则及基本要求

制作统计表的原则是重点突出、简单明了、主谓分明和层次清楚。统计表应包括以下内容：

1. 标题 位于表的正上方，概括地说明表的主要内容。
2. 标目 包括横标目和纵标目，分别用以说明横向和纵向数字的含义。几个纵标目或横标目具有共同性质时，可冠以总标目。标目应做到文字简明，层次清楚。
3. 线条 统计表一般为三线表，包括顶线、底线和纵标目分隔线，不用竖线和斜线。
4. 数字 表格中填写的数字必须准确，一律使用阿拉伯数字。同一指标位次对齐，并且小数的位数应一致。表内不应有空白项，用"…"表示缺省数据，"—"表示不存在数据，"0"表示数值零。
5. 备注 不是统计表的必备内容，列出表中需要解释的内容。

第二节 统计图的结构与基本要求

统计图是用点的位置、线段的升降、直条的长短或面积的大小等来表示统计指标的一种形式。它可以把资料所反映的趋势、多少、分布动态和现象之间的数量关系等形象地表现出来，便于比较分析。

一、统计图的结构

1. 标题 位于图的正下方，简明地说明图的主要内容。一般情况下，标题应注明图的编号以及资料产生的时间、地点和来源。
2. 标目 横、纵坐标应有标目，并注明单位。
3. 图体 在同一图中为了加以区分，通过不同的线型、颜色或图案表示不同事物，并附图例说明。
4. 图例 位于图的右上角或图的下方。

二、制图的基本要求

1. 根据资料的性质和分析目的，选择合适的图形。
2. 建立在直角坐标系上的统计图，其纵轴尺度自下而上，横轴尺度从左到右，要求纵轴尺度从零开始（如直条图、直方图）。纵、横两轴一般应有标目，并注明单位。
3. 图的横、纵轴比例一般以 7 : 5 为宜（圆图除外）。
4. 可用不同的线条或颜色表示不同的事物，但需要附图例说明，一般放在图的右上方或图的下方。

三、常用统计图的绘制

常用的统计图有直条图、直方图、百分条图、圆图、线图、半对数线图、散点图、箱图和统计地图等。

1. 直条图（bar chart） 适用于按性质分组、相互独立的非连续性统计资料。用等宽直条的长短来表示相互独立的各指标大小，分单式和复式条图两种。纵轴应从"0"开始，直条等宽且等间距。如图 1-1 是根据表 1-1 绘制的直条图。

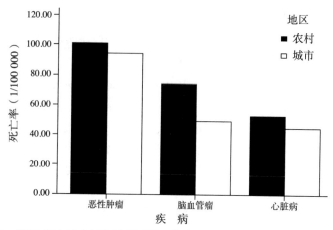

图 1-1 2007 年中国农村与城市居民三种常见疾病的死亡率比较（1/100 000）

2．直方图（histogram） 适用于连续性变量的频数分布。直方图是以矩形面积的大小来表示各组频数的多少。纵轴必须从"0"开始，其高度表示频数或频率。矩形的宽度及组距应相等，并且各矩形之间不留空隙。

3．百分条图（percent bar chart） 适用于描述构成比资料。百分条图以矩形长条的总长度代表 100%，把它分割成不同长度的段表示各内部构成所占的比例。

4．圆图（pie chart） 适用于描述构成比资料。用圆的总面积表示事物的全部，圆内各扇形面积表示各部分所占的构成比。

5．线图（line graph） 适用于连续性双变量资料。用线段的升降来表示某一变量随另一变量的发展变化趋势。

6．半对数线图（semi-logarithmic line graph） 适用于连续性变量资料。半对数线图是表示某一事物随另一事物的发展变化速度。比较变异较大的变量时，采用半对数线图更加准确。

7．散点图（scatter chart） 适用于具有连续性变化的双变量资料，如身高与体重、年龄与血压的关系等。根据散点图上散点的大致分布趋势可以粗略地看出两个变量间相关方向和密切程度。如图 1-2 可知，某地 45 岁以上中老年人身高与体重有关联。

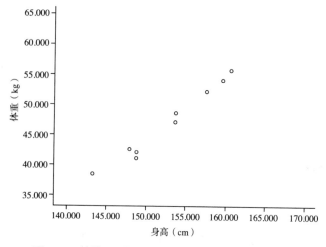

图 1-2 某地 45 岁以上中老年人身高与体重的关系

8. 箱图（box plot）　适用于多组计量资料的分布比较。给出6个基本统计量，即最小值、最大值、均数、上四分位数、中位数和下四分位数。

9. 统计地图（statistical map）　用以表示某事物在地域上的分布情况，如某种传染病的地理分布。

第三节　习题

一、单项选择题

1. 下列关于绘制统计图错误的做法是
   A. 半对数线图的纵轴是对数尺度
   B. 散点图的横坐标可以不从"0"开始，但纵坐标必须从"0"开始
   C. 统计图的标题放在图的下方
   D. 一个直条图只能用于描述一个统计指标

2. 若要比较2000—2010年某地两种传染病死亡率的变化趋势，可选用
   A. 直条图
   B. 直方图
   C. 线图
   D. 圆图

3. 比较两国10年来肿瘤和心脏病死亡率的上升速度，宜选用
   A. 半对数线图
   B. 直方图
   C. 线图
   D. 直条图

4. 描述某地10岁女孩身高与体重的关系宜绘制
   A. 散点图
   B. 半对数线图
   C. 直方图
   D. 线图

5. 欲比较某医院各科室床位数的构成，应绘制
   A. 直条图
   B. 直方图
   C. 线图
   D. 百分条图

6. 调查某地6~25岁学生肥胖情况，描述肥胖学生的年龄分布可选用
   A. 线图
   B. 直方图
   C. 散点图
   D. 百分条图

二、简答题

1. 统计表的原则及要求有哪些?

2. 常用的统计图有哪几种? 各适用于什么类型的资料?

3. 普通线图和半对数线图的区别是什么?

三、分析题

某研究者想分析某医院 1999—2009 年 211 例住院糖尿病足患者中截肢与受教育程度之间的关系,截肢组 52 例患者受教育程度为:小学及以下水平 20 例、中学 31 例、大学及以上水平 1 例;未截肢组中患者受教育程度为:小学及以下水平 52 例、中学 98 例、大学及以上水平 9 例。

请将上述资料绘制成统计表,并绘制统计图。

第四节　电脑实验操作

以图 1-1 的绘制为例,具体操作过程如下:

1. 数据录入见图 1-3 和图 1-4。其中变量"疾病"中,1 表示恶性肿瘤,2 表示脑血管病,3 表示心脏病;变量"地区"中,1 表示农村,2 表示城市。

2. 选择 Graphs → Legacy Dialogs → Bar 命令,打开如图 1-5 所示的 Bar Charts 主对话框。

Bar Charts 主对话框中有三种直条图:Simple——简单直条图,即单式直条图,为系统默认,适用于根据一个性质进行分类的资料;Clustered——复合条形图,适合于根据两个及以上性质进行分类的资料;Stacked——堆叠条形图,会作出分段条形图。本例只根据疾病和地区进行分组,所以选择 Clustered。

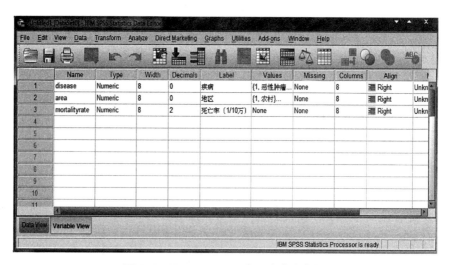

图 1-3　Variable View 窗口内定义变量

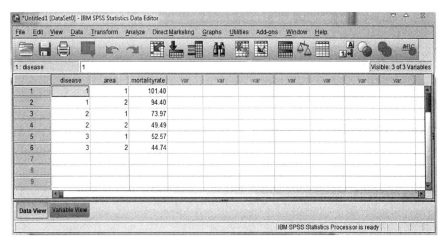

图 1-4　SPSS 数据文件

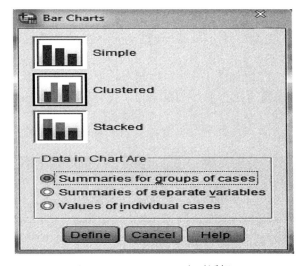

图 1-5　Bar Charts 主对话框

　　表中数据的描述方式也有三种：Summaries for groups of cases 为个案组摘要，根据分组变量进行分组后再对每组的个案值绘制直条图；Summaries of separate variables 为变量分组摘要；Values of individual cases 为个案值，将各组中每个观察值生成一个直条，在绘制百分条图时选择此项。本例选择 Summaries for groups of cases。

　　选择 Clustered 和 Summaries for groups of cases 单选按钮后，单击 Define 按钮。

　　3．弹出如图 1-6 所示的 Summaries for Groups of Cases 对话框。将变量"疾病死亡率（1/100 000）"选入 Other statistic（e.g.，mean）Variable 框中，并单击 Change Statistic 选择变量的统计指标作为条形图的长度，本例选择 Sum；将变量"疾病"选入 Category Axis 框中；将变量"地区"选入 Define Clusters by 框中。

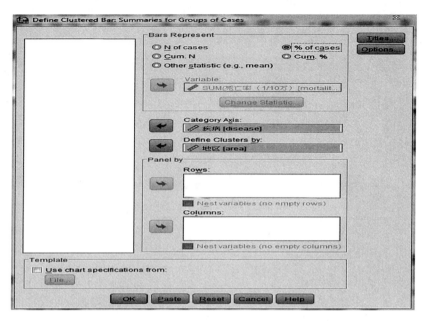

图 1-6　Summaries for Groups of Cases 对话框

4. 单击 Titles 按钮，弹出如图 1-7 所示标题对话框，输入标题"图 1-1　2007 年中国农村与城市居民三种常见疾病的死亡率（1/100 000）比较"，单击 Continue 按钮，返回上一级对话框后，再单击 OK 按钮运行。

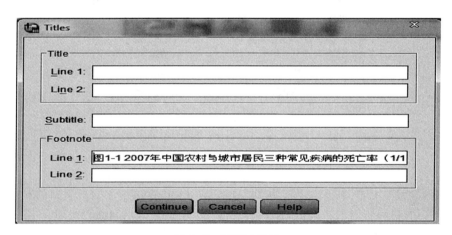

图 1-7　标题对话框

其余统计图的绘制过程不在此赘述。

第五节　练习题

1. 表 1-2 为两组急性心肌梗死并发休克患者的疗效比较。请指出不足之处并加以修改。

表 1-2　两组急性心肌梗死并发休克患者的疗效比较

组别 并发症	中药组			中西药结合组		
	例数	疗效		例数	疗效	
		良好	死亡		良好	死亡
休克	24	10	14	32	18	14

2．请选用合适的统计图对表 1-3 的资料进行简要分析

表 1-3　某市某年 0～5 岁小儿麻痹患者的年龄分布

年龄（岁）	频数	累积频数
0～	30	30
1～	30	60
2～	74	134
3～	78	212
4～5	77	289
合计	289	—

3．某研究者根据表 1-4 的资料欲研究某地肺结核和白喉死亡专率随时间的变化速度而绘制了直条图，你认为合理吗？为什么？

表 1-4　某地 1951—1956 年肺结核、白喉的死亡专率（1/100 000）

年份	肺结核		白喉	
	死亡专率	对数值	死亡专率	对数值
1951	164.4	2.216	18.7	1.272
1952	135.8	2.133	25.0	1.398
1953	79.9	1.903	2.5	0.398
1954	64.7	1.811	1.0	0.000
1955	74.5	1.872	1.2	0.080
1956	63.0	1.780	1.0	0.000

4．欲比较 2014 年甲乙两地五种传染病病死率高低，用下表所列资料绘制合适的统计图。

表 1-5　2014 年甲乙两地几种传染病的病死率

传染病	甲地（%）	乙地（%）
白喉	9.9	9.0
乙型脑炎	14.0	14.6
流行性脑脊髓膜炎	10.0	11.5
伤寒及副伤寒	2.2	2.0
痢疾	2.0	1.8

5. 根据表 1-6 所列资料分析某地某年 3~4 岁儿童急性传染病的构成，请绘制合适的统计图。

表 1-6 某年某地 3~4 岁儿童急性传染病构成

疾病	例数	构成比（%）
猩红热	2920	36.5
麻疹	2640	33.0
百日咳	1450	18.1
白喉	530	6.6
痢疾	470	5.8
合计	8010	100.0

6. 某地区 2009 年不同年龄男生的平均体重如表 1-7 所示，试绘图表示。

表 1-7 某地区 2009 年不同年龄男生的平均体重

年龄（y）	7~	8~	9~	10~	11~	12~	13~	14~	15~	16~
平均体重（kg）	20.58	22.68	25.08	27.14	30.42	32.72	36.58	41.76	46.38	50.40

7. 某地 12 名女大学生的体重与肺活量的数据如表 1-8 所示，欲说明体重与肺活量之间的相关关系试绘图。

表 1-8 某地 12 名女大学生的体重与肺活量

体重（kg）	42	42	46	46	46	50	50	50	52	52	58	58
肺活量（L）	2.55	2.20	2.75	2.40	2.80	2.81	3.41	3.10	3.46	2.85	3.50	3.00

（徐肖倩）

第二章 计量资料的统计描述

第一节 集中趋势指标

平均数（average）是描述一组同质计量资料的集中趋势或平均水平的统计指标。常用的有算术均数、几何均数和中位数。平均数是一个指标体系，常作为一组数据的代表值用于分析和进行组间的比较。

一、算术均数

算术均数（arithmetic mean）简称为均数，适用于描述对称分布资料，尤其是正态分布资料的平均水平（集中趋势）或中心位置。总体均数用 μ 表示，样本均数用 $\bar{x}$ 表示。

计算公式：$\bar{x} = \dfrac{x_1 + x_2 + \cdots + x_n}{n} = \dfrac{\sum x}{n}$ （公式 2-1）

或　$\bar{x} = \dfrac{f_1 x_1 + f_2 x_2 + \cdots + f_k x_k}{f_1 + f_2 + f_3 \cdots + f_k} = \dfrac{\sum fx}{\sum f}$ （公式 2-2）

二、几何均数

医学研究中有一类比较特殊的资料，如抗体滴度、细菌计数、血清凝集效价、某些物质浓度等，其数据特点是观察值间按倍数关系变化，对此可以计算几何均数（geometric mean）以描述其平均水平。几何均数用 G 表示，计算公式为：

$$G = \sqrt[n]{x_1 x_2 \cdots x_n}$$ （公式 2-3）

或　$G = \lg^{-1}\left(\dfrac{\lg x_1 + \lg x_2 + \cdots + \lg x_n}{n}\right) = \lg^{-1}\left(\dfrac{\sum \lg x}{n}\right)$ （公式 2-4）

三、中位数和百分位数

中位数（median）简记为 M。将一组观察值按从小到大的顺序排列，位次居中的数值就是中位数。计算公式为：

$$M = L + \dfrac{i}{f_m}\left(\dfrac{n}{2} - \sum f_L\right)$$ （公式 2-5）

式中 L 为中位数所在组的下限，i 为中位数所在组的组距，f_m 是中位数所在组的频数，n 是总频数，$\sum f_L$ 是中位数所在组段以前各组段的累积频数。

百分位数用符号 P_x 表示，是一种位置指标，常用于描述一组偏态分布资料在某百分位置上的水平。P_{50} 实际就是中位数 M。

第二节　离散趋势指标

离散指标又称变异指标，用来描述一组同质变量值之间参差不齐的程度，即离散程度或变异程度。

一、极差

极差（range）也称全距，即观察值中最大值和最小值之差，用符号 R 表示。

二、四分位数间距

四分位数间距（quartile）用 Q 表示，$Q = Q_U - Q_L$，为上四分位数 Q_U（即 P_{75}）与下四分位数 Q_L（即 P_{25}）之差。

三、方差

总体方差：
$$\sigma^2 = \frac{\sum(x-\mu)^2}{N}$$
（公式 2-6）

样本方差：
$$s^2 = \frac{\sum(x-\bar{x})^2}{n-1}$$
（公式 2-7）

其中，分子 $\sum(x-\bar{x})^2$ 称为离均差平方和（sum of squares），它描述了每个观察值相对于集中位置 $\bar{x}$ 的离散程度。通过推导可为：

$$\sum(x-\bar{x})^2 = \sum x^2 - \frac{(\sum x)^2}{n}$$
（公式 2-8）

（一）标准差

通常将方差开平方，还原成与原始观察值单位相同的变异量度。一组观察值的标准差越大，说明变异程度越大。其计算公式为：

$$s = \sqrt{\frac{\sum(x-\bar{x})^2}{n-1}}$$
（公式 2-9）

式中，S 称为标准差（standard deviation，SD），将式中的离均差平方和展开，可写为

$$s = \sqrt{\frac{\sum x^2 - (\sum x)^2/n}{n-1}}$$
（公式 2-10）

（二）变异系数

当两组或多组资料的单位不同或均数相差较大时，不能用标准差比较其变异程度，应计算变异系数（coefficient of variation，CV），是标准差与均数之比，用百分数表示。

$$CV = \frac{S}{\bar{x}} \times 100\%$$
（公式 2-11）

第三节 正态分布特征及应用

一、正态分布

（一）正态分布

正态分布（normal distribution）又称高斯分布，是一种重要的连续性分布，应用甚广，是许多统计方法的理论基础。正态分布记作 $X \sim N(\mu, \sigma^2)$。

正态分布的主要特征：

1. 正态曲线在横轴上方且均数处最高。在 $X = \mu$ 处，$f(X)$ 取最大值，其值为：

$$f(\mu) = \frac{1}{\sigma\sqrt{2\pi}}$$

2. 正态分布以均数 μ 为中心，左右对称。

3. 正态分布有两个重要参数，即均数 μ 和标准差 σ。μ 是位置参数，决定分布曲线在横轴的偏移位置。σ 是变异参数，决定分布曲线的形态。

4. 正态分布曲线下的面积分布有一定的规律。曲线下与横轴所夹的总面积为 100% 或 1，$\mu \pm \sigma$ 区间内的面积占曲线下总面积的 68.27%，$\mu \pm 1.96\sigma$ 的面积占曲线下总面积的 95%，$\mu \pm 2.58\sigma$ 的面积占曲线下总面积的 99%。

（二）标准正态分布

正态分布由两个参数 μ 和 σ 确定，对于任何一个服从 $N(\mu, \sigma^2)$ 分布的随机变量 X，经过下式变换都可转换为 $\mu = 0$、$\sigma = 1$ 的标准正态分布（standard normal distribution），即 $u = \dfrac{X - \mu}{\sigma}$，也称随机变量的标准化变换。

正态分布的应用：

1. 估计频数分布情况。

2. 制订医学参考值范围（表 2-1）。

表 2-1　常用参考值范围的制订

概率（%）	正态分布法			百分位数法		
	双侧	单侧		双侧	单侧	
		下限	上限		下限	上限
90	$\bar{x} \pm 1.64S$	$\bar{x} - 1.28S$	$\bar{x} \pm 1.28S$	$P_5 \sim P_{95}$	P_{10}	P_{90}
95	$\bar{x} \pm 1.96S$	$\bar{x} - 1.64S$	$\bar{x} \pm 1.64S$	$P_{2.5} \sim P_{97.5}$	P_5	P_{95}
99	$\bar{x} \pm 2.58S$	$\bar{x} - 2.33S$	$\bar{x} \pm 2.33S$	$P_{0.5} \sim P_{99.5}$	P_1	P_{99}

3. 质量控制。

4. 多种统计方法的理论基础。

第四节　习题

一、单项选择题

1. 均数的适用条件是

    A. 变量值的频数分布呈正态分布的资料

    B. 变量值的频数分布呈偏态分布的资料

    C. 变量值间呈倍数或近似倍数关系的资料

    D. 凡不适宜计算几何均数的资料

2. 变异系数的主要用途是

    A. 比较两组或多组资料的标准差

    B. 比较两组或多组资料的均数

    C. 均数相差悬殊或度量衡单位不同时，比较两组或多组资料的变异大小

    D. 比较两组或多组资料的方差

3. 中位数是指

    A. 变量值按大小顺序排列后居中的位次

    B. 按大小顺序排列位次居中的变量值

    C. 任意排列居中的位次

    D. 任意排列居中的变量值

4. 描述偏态分布资料的变异程度，可选择

    A. 极差

    B. 四分位数间距

    C. 方差

    D. 标准差

5. 正态曲线下，横轴上从均数到$+\infty$的面积为

    A. 50%

    B. 95%

    C. 97.5%

    D. 99%

6. 标准正态分布的形状参数和位置参数分别为

    A. 0，1

    B. 1，0

    C. 0，0

    D. 2，0

7. 某项指标95%医学参考值范围表示的是

    A. 在此范围"异常"的概率大于或等于95%

    B. 在此范围"正常"的概率大于或等于95%

    C. 在"异常"总体中有95%的人在此范围内

    D. 在"正常"总体中有95%的人在此范围内

8. 要评价某市一名 8 岁男孩的身高是否偏高或偏矮，其统计学方法是
    A．作身高差别的假设检验
    B．用该市 8 岁男孩身高的 95% 或 99% 的参考值范围来评价
    C．用该市 8 岁男孩身高的均数来评价
    D．用该市 8 岁男孩身高的 95% 或 99% 可信区间来评价

9. 表示一组性质相同的变量值集中趋势的指标是
    A．全距
    B．变异系数
    C．平均数
    D．方差

10. 血清学滴度资料最常计算哪个指标以表示其平均水平
    A．算术均数
    B．几何均数
    C．中位数
    D．全距

11. 用均数和标准差可全面描述哪种资料的特征
    A．正偏态分布的资料
    B．负偏态分布的资料
    C．不对称分布的资料
    D．正态分布和近似正态分布的资料

12. 用频数表法计算大样本资料的中位数时
    A．要求组距相等
    B．不要求组距相等
    C．要求数据分布对称
    D．要求数据呈对数正态分布

13. 描述疾病的平均潜伏期一般用
    A．算术均数
    B．几何均数
    C．中位数
    D．均数

14. 正态曲线下从 μ 到 $\mu + 1.96\sigma$ 的面积为总面积的
    A．95%
    B．47.5%
    C．45%
    D．49.5%

15. $X \pm 2.58S$ 范围包含了所有变量值的
    A．95%
    B．45%
    C．99%
    D．49.5%

二、简答题

1. 试述均数、几何均数和中位数的适用范围有何异同？
2. 医学参考值范围的含义是什么？确定的原则和方法是什么？
3. 标准差的意义和应用是什么？
4. 何为正态分布、标准正态分布？
5. 正态曲线下的面积分布规律是什么？

第五节　电脑实验操作

【案例 2-1】

某地用随机抽样方法检查了 140 名成年男子的红细胞计数，检测结果如表 2-2 所示。描述该组数据的分布情况，并计算集中趋势和离散趋势指标。

表 2-2　某地 140 名成年男性红细胞数（$\times 10^{12}$/L）

4.76	5.26	5.61	5.95	4.46	4.57	4.31	5.18	4.92	4.27	4.77
5.00	4.73	4.47	5.34	4.70	4.81	4.93	5.04	4.40	5.27	4.63
5.24	4.97	4.71	4.44	4.94	5.05	4.78	4.52	4.63	5.51	5.24
4.33	4.83	4.56	5.44	4.79	4.91	4.26	4.38	4.87	4.99	5.60
4.95	5.07	4.80	5.30	4.65	4.77	4.50	5.37	5.49	5.22	4.58
4.81	4.54	3.82	4.01	4.89	4.62	5.12	4.85	4.59	5.08	4.82
5.05	4.40	4.14	5.01	4.37	5.24	4.60	4.71	4.82	4.94	5.05
4.52	4.64	4.37	4.87	4.60	4.72	4.83	5.33	4.68	4.80	4.15
4.76	4.88	4.61	3.97	4.08	4.58	4.31	4.05	4.16	5.04	5.15
4.62	4.73	4.47	4.58	4.70	4.81	4.55	4.28	4.78	4.51	4.63
4.48	4.59	5.09	5.20	5.32	5.05	4.41	4.52	4.64	4.75	4.49
4.71	5.21	4.94	4.68	5.17	4.91	5.02	4.76	4.88	5.50	4.98
4.46	5.07	4.93	4.79	4.65	4.50	4.36	4.22			

1. 具体操作步骤：

（1）建立数据文件，保存为 EG201.sav，见图 2-1。

（2）选择菜单 Analyze → Descriptive Statistics → Explore，弹出 Explore 对话框，把要分析的变量"红细胞数"选入 Dependent 框中。

（3）单击 Statistics 按钮，打开 Explore: Statistics 对话框，选择 Descriptives 复选项。

（4）单击 Continue 按钮，返回 Explore 对话框，单击 Plots 按钮，打开 Explore : Plots 对话框，选中 Normality plots with tests 复选项。单击 Continue 按钮，返回 Explore 对话框，单击 OK 按钮运行。

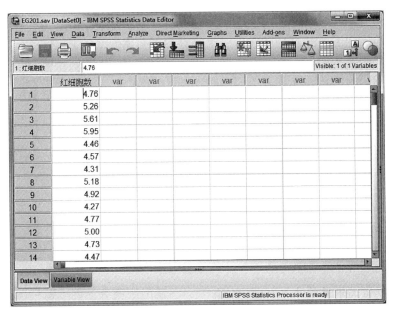

图 2-1　SPSS 数据文件

2. 对话框中各选项说明

（1）Explore 对话框

Dependent 文本框：选入要分析的变量。

Factor List 文本框：选入分组变量，可以选多个分组变量，结果将分多层输出。

Lable Cases 框：以选入变量的取值作为标签，在某些情况下显示，对分析结果不起作用。

Display 选项组：用于选择输出结果中是否包括统计指标和统计图或者两者之一。

（2）Explore：Statistics 对话框

Descriptives 复选项：这是一个描述指标组，包括均数、均数 95% 的可信区间、5% 修正均数、中位数、方差、标准差、最小值、最大值、全距、四分位数间距、偏度系数及峰度系数等。

M-estimators 复选项：利用迭代方法估计集中趋势，尤其是出现异常值时，宜用该组指标代替均数反映集中趋势。可输出 4 种极大似然估计量，有 Huber、Turkey、Hampel 及 Andrew 统计量。

Outliers 复选项：输出 5 个最大值和 5 个最小值。

Percentiles 复选项：计算第 5%、10%、25%、50%、75%、90%、95% 的百分位数值。

（3）Explore：Plots 对话框

Boxplots 选项组：用于选择箱式图的输出方式，有 Factor levels together（按组别分别输出图形）、Dependent together（不同组的图形在一个图域输出）或是 None（不绘制箱图）。

Descriptive 选项组：选择绘制 Stem-and-leaf（茎叶图）、Histogram（直方图）。

Normality plots with tests 项：表示输出正态分布图及正态分布的检验。

Spread vs. Level with Levene Test 选项组：针对有分组变量，判断各组间的离散情况是否相同，并探索一个合适的数据转换方法。各选项的含义分别为：

◆　None：默认为不做转换和判断，表示不输出分布 - 水平图。

◆　Power estimation：通过使用幂函数估计多少次幂的数据转换，使各组间的方差更齐。图形是以各组中位数的自然对数值为横坐标，以各组四分位数间距的自然对数值为纵坐标绘制，并且图形下方还给出了直线的斜率和合适的转换幂次的估计。

- ◆ Transformed Power：软件提供的幂函数转换常见幂次，图形根据转换后的数据绘制，绘制方法同上。常见幂次有 Natural Log（自然对数）、1/Square root（−1/2 次方）、Reciprocal（−1 次方）、Square root（2 次方根）、Cube（3 次方）。如果进行转换，应参考 Power estimation 的结果。

- ◆ Untransformed：不对数据转换，产生原始数据的散布图。

（4）Explore：Options 对话框

该对话框中只有 Missing Values（缺失值）一个选项组，用于设置对缺失值的处置方式，其中包括：

Exclude cases listwise：默认选择项，表示排除有缺失值的观察量。

Exclude cases pairwise：表示排除当前分析中的缺失值个案。

Report values：将分组变量中的缺失值单独分为一组，输出频数时将标出缺失组。

3．统计结果及分析：

输出实例分析结果见图 2-2、图 2-3 和图 2-4。输出实例数据的取值情况，共有 140 例，无缺失。图 2-3 中显示了各指标结果、95% Confidence Interval for Mean（均数的 95% 可信区间）、Std. Error（相应统计量的标准误）。

Case Processing Summary

	Cases					
	Valid		Missing		Total	
	N	Percent	N	Percent	N	Percent
红细胞数	140	100.0%	0	0.0%	140	100.0%

图 2-2　统记摘要

Descriptives

			Statistic	Std. Error
红细胞数	Mean		4.7756	0.03115
	95% Confidence Interval for Mean	Lower Bound	4.7141	
		Upper Bound	4.8372	
	5%Trimmed Mean		4.7720	
	Median		4.7650	
	Variance		0.136	
	Std. Deviation		0.36853	
	Minimum		3.82	
	Maximum		5.95	
	Range		2.13	
	Interquartile Range		0.49	
	Skewness		0.202	0.205
	Kurtosis		0.259	0.407

图 2-3　红细胞数的统计结果情况

通过图 2-4 结果的分析，该数据服从正态分布，可采用均数和标准差进行描述，从图 2-3 中选择均数和标准差结果，分别为 4.78、0.37。

Tests of Normality

	Kolmogorov-Smirnov[a]			Shapiro-Wilk		
	Statistic	df	Sig.	Statistic	df	Sig.
红细胞数	0.049	140	0.200[*]	0.995	140	0.942

[*] This is a lower bound of the true significance.
a. Lilliefors Significance Correction

图 2-4 红细胞数据的正态性检验

在正态性检验结果中，输出两个结果供参考，当无差异（正态分布）时会以 * 标出。

第六节 练习题

1. 某地 110 名 12 岁男学生身高（cm）资料如表 2-3：

表 2-3 某地 110 名 12 岁男学生身高（cm）

122.0	129.0	134.0	136.0	138.0	137.0	141.0	142.0	145.5	148.5
123.0	130.0	134.0	136.0	138.0	139.0	141.0	142.0	145.6	150.0
128.0	134.0	136.0	138.0	139.0	141.0	142.0	144.5	128.5	160.0
127.0	132.0	135.0	138.0	139.0	140.0	142.0	144.0	147.0	155.5
126.0	132.0	135.0	136.5	138.5	140.0	142.0	143.0	146.0	152.5
125.5	131.5	134.0	136.0	138.0	159.5	141.0	142.0	146.0	150.5
128.5	135.5	136.0	138.0	139.0	140.5	142.0	144.5	147.0	156.0
126.0	132.0	135.0	136.5	138.5	140.0	141.5	143.0	146.0	152.5
124.0	131.0	134.0	136.0	138.0	139.5	141.0	142.0	146.0	150.0
127.0	133.0	135.0	137.5	139.0	140.0	142.0	144.0	147.0	154.0
126.0	131.5	135.0	136.5	138.5	140.0	141.5	143.0	146.0	150.0

（1）编制频数分布表，并绘制适当的统计图。
（2）描述资料的分布特征。
（3）选择指标具体描述其身高的平均水平和变异程度以及估计样本的抽样误差。

2. 调查了 92 例电光性眼炎患者发病距接触电弧光时间（h）如表 2-4，试计算平均发病时间。

表 2-4　92 例电光性眼炎患者发病距接触电弧光时间（h）

接触时间	0 ~	2 ~	4 ~	6 ~	8 ~	10 ~	12 ~	14 ~	16 ~	18 ~
例数	8	10	21	19	22	6	3	1	1	1

3. 102 名健康人的钩端螺旋体血凝抗体滴度分布如表 2-5，试计算平均滴度。

表 2-5　102 名健康人的钩端螺旋体血凝抗体滴度

抗体滴度	1：100	1：200	1：400	1：800	1：1600
例数	7	19	34	29	13

4. 某正常人群在生命质量评定中，得到 130 人量表（满分 100 分）评分（表 2-6）：

表 2-6　某正常人群生命质量评定量表得分

量表评分	0 ~	20 ~	40 ~	60 ~	80 ~ 100
例数	13	20	25	32	40

（1）欲描述该资料的离散趋势，宜用什么指标？
（2）利用该资料制订量表的参考值范围，应如何制订？

（苏　俐　张星光）

第三章　计量资料的统计推断

第一节　总体均数的估计

一、均数的抽样误差与标准误

在医学研究中，常采用抽样研究的方法，即从总体中随机抽取一定数量的观察单位作为样本，用样本信息去推断总体特征。抽样误差是抽样研究中不可避免的，但抽样误差有一定规律性，只要样本是随机抽取的，就可以用统计学方法来估计其大小。

以样本均数的标准差作为衡量均数抽样误差大小的尺度，称其为均数的标准误（standard error），简称标准误，符号为 $\sigma_{\bar{x}}$。

数理统计研究表明，均数的标准误 $\sigma_{\bar{x}}$ 与总体标准差 σ 及样本含量 n 大小的关系为：

$$\sigma_{\bar{x}} = \frac{\sigma}{\sqrt{n}}$$

（公式 3-1）

在实际工作中，总体标准差 σ 往往是未知的，通常用随机抽取的样本标准差 S 作为 σ 的估计值，得出标准误的估计值 $S_{\bar{x}}$，其计算公式为：

$$S_{\bar{x}} = \frac{S}{\sqrt{n}}$$

（公式 3-2）

标准误的用途：

1. 反映均数抽样误差的大小，说明由样本均数推断总体均数的可靠程度。
2. 用于估计总体均数的可信区间。
3. 用于均数的假设检验。

二、参数估计

统计推断包括参数估计和假设检验。

参数估计（parameter estimation）指用样本指标（统计量）估计总体指标（参数）。参数估计有点（值）估计和区间估计两种方法。

（一）点（值）估计

点（值）估计（point estimation）用样本统计量直接作为总体参数的估计值，它只是一个近似值，忽略了抽样误差的影响。

（二）区间估计

区间估计（interval estimation）指按预先给定的概率（ $1-\alpha$ ）估计包含未知总体参数的可能范围。该范围称可信区间或置信区间（confidence interval，CI）。

1. 当样本含量 n 较小（如 $n < 100$）时，按 t 分布原理

　95% 可信区间　　　$(\bar{x} - t_{0.05/2, v} \cdot S_{\bar{x}}, \bar{x} + t_{0.05/2, v} \cdot S_{\bar{x}})$　　　　（公式 3-3）

　99% 可信区间　　　$(\bar{x} - t_{0.01/2, v} \cdot S_{\bar{x}}, \bar{x} + t_{0.01/2, v} \cdot S_{\bar{x}})$　　　　（公式 3-4）

2. 当样本含量 n 足够大（$n > 100$）时，t 分布逼近 u 分布，按正态分布原理

　95% 可信区间　　　$(\bar{x} - 1.96 \cdot S_{\bar{x}}, \bar{x} + 1.96 \cdot S_{\bar{x}})$　　　　（公式 3-5）

　99% 可信区间　　　$(\bar{x} - 2.58 \cdot S_{\bar{x}}, \bar{x} + 2.58 \cdot S_{\bar{x}})$　　　　（公式 3-6）

第二节　假设检验

由于抽样误差的存在，来自同一总体的两个随机样本的均数会有差别，而来自两个不同总体的随机样本均数也会有差别。

假设检验的基本步骤：

1. 建立假设、选用单侧或双侧检验

检验假设亦称无效假设，记为 H_0：如 $\mu = \mu_0$ 或 $\mu_1 = \mu_2$

备择假设，记为 H_1：如 $\mu \neq \mu_0$ 或 $\mu_1 \neq \mu_2$

选用单侧或双侧检验：根据研究目的和专业知识确定。

2. 确定检验水准 α　是预先设定的概率值，一般取 $\alpha = 0.05$

3. 选择和计算检验统计量　根据资料类型与比较的目的，选择适当的检验公式计算统计量。

4. 确定概率 P 值并做出推断结论　计算所得的检验统计量，查相应的界值表即可得到概率 P 值。

第三节　t 检验和 u 检验

t 分布与标准正态分布相比有以下特点：①两者都是单峰、对称分布；②t 分布峰值较低，而尾部翘得较高；③t 分布的自由度决定 t 分布曲线的形状，不同的自由度具有不同的 t 分布曲线。随着自由度的增大，t 分布逐渐趋近于标准正态分布。当 $v \to \infty$ 时，t 分布的极限分布就是标准正态分布。

t 分布主要用于总体均数的区间估计和假设检验等。界值的对比见表 3-1。

表 3-1 t 值、u 值、P 值与差别意义的关系

$|t|$ 值	$|u|$ 值	α 水准	P 值	差别的意义
$< t_{0.05, v}$	< 1.96	0.05	> 0.05	无统计学意义
$\geqslant t_{0.05, v}$	$\geqslant 1.96$	0.05	$\leqslant 0.05$	有统计学意义
$\geqslant t_{0.01, v}$	$\geqslant 2.58$	0.05	$\leqslant 0.01$	有统计学意义

一、单样本 t 检验

单样本 t 检验（one-sample t-test）又称单样本均数 t 检验，适用于样本均数 $\bar{x}$ 与已知总体均数 μ_0（一般为理论值、标准值或经大量观察所得到的稳定值）的比较，其比较目的是检验样本均数 $\bar{x}$ 所代表的未知总体均数 μ 是否与已知的总体均数 μ_0 有差别。检验统计量 t 的计算公式为：

$$t = \frac{\bar{x} - \mu_0}{S_{\bar{x}}} = \frac{\bar{x} - \mu_0}{S / \sqrt{n}}, \qquad v = n - 1 \qquad （公式 3-7）$$

二、配对资料比较的 t 检验

配对 t 检验（paired t test）又称非独立两样本均数 t 检验，适用于配对设计计量资料均数的比较，其比较目的是检验配对数据的总体差别是否有统计学意义。

其检验统计量为：

$$t = \frac{\bar{d} - \mu_0}{S_{\bar{d}}} = \frac{\bar{d} - 0}{S_{\bar{d}}} = \frac{\bar{d}}{S_d / \sqrt{n}}, \qquad v = n - 1 \qquad （公式 3-8）$$

式中 d 为每对数据的差值，$\bar{d}$ 为差值的均数，S_d 为差值的标准差，$S_{\bar{d}}$ 为差值均数的标准误，n 为配对样本的对子数。

三、两独立样本均数比较的 t 检验和 u 检验

（一）总体方差相等时两独立样本均数的 t 检验

两独立样本均数 t 检验（two-sample t-test），又称成组 t 检验，适用于完全随机设计的两样本均数的比较，其目的是检验两样本所来自总体的均数是否相等。

统计量计算公式为：

$$t = \frac{|\bar{x}_1 - \bar{x}_2| - 0}{S_{\bar{x}_1 - \bar{x}_2}} = \frac{|\bar{x}_1 - \bar{x}_2|}{S_{\bar{x}_1 - \bar{x}_2}}, \quad v = n_1 + n_2 - 2 \qquad （公式 3-9）$$

$$其中 S_{\bar{x}_1 - \bar{x}_2} = \sqrt{S_c^2 \left(\frac{1}{n_1} + \frac{1}{n_2} \right)} \qquad （公式 3-10）$$

$$S_C^2 = \frac{\sum x_1^2 - \dfrac{(\sum x_1)^2}{n_1} + \sum x_2^2 - \dfrac{(\sum x_2)^2}{n_2}}{n_1 + n_2 - 2} \qquad (公式\ 3\text{-}11)$$

S_C^2 为合并方差，当两样本标准差 S_1 和 S_2 已知时，合并方差 S_C^2 为

$$S_C^2 = \frac{(n_1 - 1)S_1^2 + (n_2 - 1)S_2^2}{n_1 + n_2 - 2} \qquad (公式\ 3\text{-}12)$$

（二）总体方差不等时两样本均数的 t' 检验

当两总体方差不等（方差不齐）时，两独立样本均数的比较可采用 t' 检验，亦称近似 t 检验（separate variance estimation t-test）。

1. 方差齐性检验　由两样本方差推断两总体方差是否相同的检验方法可用 F 检验。F 检验要求资料服从正态分布。检验统计量 F 值计算公式为：

$$F = \frac{S_1^2 (较大)}{S_2^2 (较小)}, \qquad v_1 = n_1 - 1, \quad v_2 = n_2 - 1 \qquad (公式\ 3\text{-}13)$$

查（方差齐性检验用）F 界值表得到 P 值。

2. 近似 t 检验　t' 检验有三种方法，包括 Satterthwaite 法近似 t 检验、Welch 法近似 t 检验和 Cochran & Cox 法近似 t 检验。Cochran & Cox 法是对临界值校正，Welch 法和 Satterthwaite 法是对自由度进行校正。t' 统计量的计算公式为：

$$t' = \frac{\overline{x}_1 - \overline{x}_2}{\sqrt{\dfrac{S_1^2}{n_1} + \dfrac{S_2^2}{n_2}}} \qquad (公式\ 3\text{-}14)$$

Cochran & Cox 法校正临界值 $t'_{\alpha/2}$ 为

$$t'_{\alpha/2} = \frac{S_{\overline{x}_1}^2 t_{\alpha/2, v} + S_{\overline{x}_2}^2 t_{\alpha/2, v}}{S_{\overline{x}_1}^2 + S_{\overline{x}_2}^2}, \qquad v = n_1 + n_2 - 2 \qquad (公式\ 3\text{-}15)$$

Satterthwaite 法 t' 检验的自由度校正公式为：

$$V = \frac{(S_1^2 / n_1 + S_2^2 / n_2)^2}{\dfrac{(S_1^2 / n_1)^2}{n_1 - 1} + \dfrac{(S_2^2 / n_2)^2}{n_2 - 1}} \qquad (公式\ 3\text{-}16)$$

（三）两个大样本均数比较的 u 检验

当两样本含量 n_1、n_2 均足够大（大于 50 或 100）时，其样本均数的分布近似正态分布。检验统计量 u 值的计算公式为

$$u = \frac{\overline{x}_1 - \overline{x}_2}{S_{\overline{x}_1 - \overline{x}_2}} = \frac{\overline{x}_1 - \overline{x}_2}{\sqrt{\dfrac{S_1^2}{n_1} + \dfrac{S_2^2}{n_2}}} \qquad (公式\ 3\text{-}17)$$

第四节 方差分析

一、方差分析的应用条件

①各样本是相互独立的随机样本；②各样本来自正态分布的总体；③各样本的总体方差相等。

二、方差分析的基本思想

（一）总变异

所有观察值之间的变异称为总变异。其大小用总均方 $MS_总$ 表示。

$$SS_总 = \sum_{i=1}^{k} \sum_{j=1}^{n_i} (x_{ij} - \bar{x})^2 = \sum x^2 - \frac{(\sum x)^2}{n} \qquad （公式 3-18）$$

$$MS_总 = SS_总 / v_总 \qquad （公式 3-19）$$

$$v_总 = n - 1 \qquad （公式 3-20）$$

其中，k 为处理组数，n_i 为第 i 组例数，x_{ij} 表示第 i 组第 j 个观察值，$\bar{x}$ 为总均数，$v_总$ 为总的自由度，n 为总例数。

（二）组间变异

各处理组的均数之间不尽相同，称为组间变异。它反映了处理因素的作用，也包括了随机误差（即个体差异），其大小可用组间均方 $MS_{组间}$ 表示。

$$SS_{组间} = \sum_{i=1}^{k} n_i (\bar{x}_i - \bar{x})^2 = \sum_{i=1}^{k} \frac{\left(\sum_{j=1}^{n_i} x_{ij}\right)^2}{n_i} - \frac{(\sum x)^2}{n} \qquad （公式 3-21）$$

$$MS_{组间} = SS_{组间} / v_{组间} \qquad （公式 3-22）$$

$$v_{组间} = k - 1 \qquad （公式 3-23）$$

其中，$\bar{x}_i$ 为第 i 组的均数，n_i 为第 i 组的例数，$v_{组间}$ 为组间自由度，k 为处理组数。

（三）组内变异

各处理组内部观察值之间不尽相同，这种变异称作组内变异。它反映了随机误差的作用，其大小用组内均方 $MS_{组内}$ 表示。

$$SS_{组内} = \sum_{i=1}^{k} \sum_{j=1}^{n_i} (x_{ij} - \bar{x}_i)^2 \qquad （公式 3-24）$$

$$MS_{组内} = SS_{组内} / v_{组内} \qquad （公式3-25）$$

$$v_{组内} = n - k \qquad （公式3-26）$$

其中，$v_{组内}$ 为组内的自由度。

（四）三种变异的关系

$$SS_{总} = SS_{组间} + SS_{组内} \qquad （公式3-27）$$

$$v_{总} = n - 1 = v_{组间} + v_{组内} \qquad （公式3-28）$$

（五）统计量 F 值

$$F = MS_{组间} / MS_{组内} \qquad （公式3-29）$$

如果处理因素有作用，则 $MS_{组间}$ 将明显大于 $MS_{组内}$，因此 F 值也明显大于 1。如果处理因素无作用，则 $MS_{组间}$ 与 $MS_{组内}$ 接近，F 值接近于 1。具体 P 值可查 F 界值表（方差分析用）确定。

（六）多个样本均数的两两比较

方差分析如果拒绝了 H_0，有时还需要进一步做组间的两两比较，也称为均数间的多重比较。两两比较的方法较多，常用的有：

1. SNK-q 检验　　适用于多个均数两两之间的全面比较。检验统计量为 q。

2. LSD-t 检验　　即最小显著差异 t 检验，适用于实验前确定的 k 组中某一对或某几对在专业上有特殊意义的均数间的比较。检验统计量为 LSD-t。

3. $Dunnett$-t 检验　　适用于 $k-1$ 个实验组均数 $\overline{x}_i$ 与对照组均数 $\overline{x}_0$ 差别的多重比较，检验统计量为 $Dunnett$-t。

第五节　秩和检验

秩和检验适用于：①总体分布为偏态或分布形式未知的计量资料（尤其在 $n < 30$ 的情况下）；②等级资料；③个别数据偏大或数据的一端无确定的数值；④各组数据离散程度相差悬殊，即各总体方差不齐。

秩和检验根据设计不同，包括：①配对资料的符号秩和检验；②两独立样本比较的秩和检验；③多个样本比较的秩和检验。

第六节 习题

一、单项选择题

1. 要减少抽样误差，通常的做法是
   A. 适当增加样本例数
   B. 将个体变异控制在一个范围内
   C. 严格挑选观察对象
   D. 增加抽样次数

2. 关于 t 分布，下列描述错误的是
   A. 当 $v=\infty$ 时，标准正态分布是 t 分布的特例
   B. 当 v 逐渐增大时，t 分布逐渐逼近标准正态分布
   C. v 越小，则 t 分布曲线的尾部越高
   D. t 分布是一条左右对称的曲线

3. 反映样本均数可靠性大小的指标是
   A. 标准差
   B. 标准误
   C. 变异系数
   D. 极差

4. 总体均数 95% 可信区间为
   A. $\overline{x} \pm t_{0.05(v)}S_{\overline{x}}$
   B. $\overline{x} \pm t_{0.01(v)}S_{\overline{x}}$
   C. $\mu \pm 1.96\sigma$
   D. $\mu \pm 1.96\sigma_{\overline{x}}$

5. 两样本均数比较的假设检验，差别有统计学意义时，P 越小，说明
   A. 两样本均数差别越大
   B. 两总体均数差别越大
   C. 越有理由认为两总体均数不同
   D. 越有理由认为两样本均数不同

6. 在两样本均数比较的 t 检验中，无效假设是
   A. 两总体均数相等
   B. 两样本均数相等
   C. 两总体均数不等
   D. 两样本均数不等

7. 方差分析中，当 $P < 0.05$ 时，可进一步做哪项检验
   A. t 检验
   B. u 检验
   C. F 检验
   D. q 检验

8. 方差分析不能用于
   A. 两个样本率的比较
   B. 两个样本均数的比较
   C. 回归系数的假设检验
   D. 两个样本方差的比较

9. 多个样本计量资料比较，当分布类型不清时选择
   A. 方差分析
   B. u 检验
   C. 秩和检验
   D. χ^2 检验

10. 非参数统计应用条件是
    A. 总体属于某种已知的分布类型
    B. 若两组比较，要求两样本方差相等
    C. 总体分布类型未知
    D. 要求样本例数很大

二、简答题

1. 统计推断包括哪些内容？
2. 标准差和标准误在应用上有何不同？
3. 假设检验包括哪些基本步骤？
4. 方差分析的基本思想是什么？
5. t 检验和方差分析的应用条件有何异同？
6. 非参数检验的优缺点和适用条件是什么？

第七节　电脑实验操作

【案例 3-1】

两组小白鼠分别饲以高蛋白质和低蛋白质饲料，4 周后记录小白鼠体重组间增加量（g）如表 3-2 所示，问两组动物体重增加量的均数是否相等？

表 3-2　两种饲料喂养小白鼠 4 周后体重增加（g）情况

高蛋白质组	50	47	46	43	45	51	49	48	51	44	46	43	
低蛋白质组	36	38	37	38	31	39	37	35	33	37	42	34	36

1. 具体操作步骤：

（1）输入统计数据并保存为文件 EG301.sav，文件内容见图 3-1，其中设置两个变量"分组"和"体重增重"。变量"分组"中：1 表示高蛋白质组，2 表示低蛋白质组。

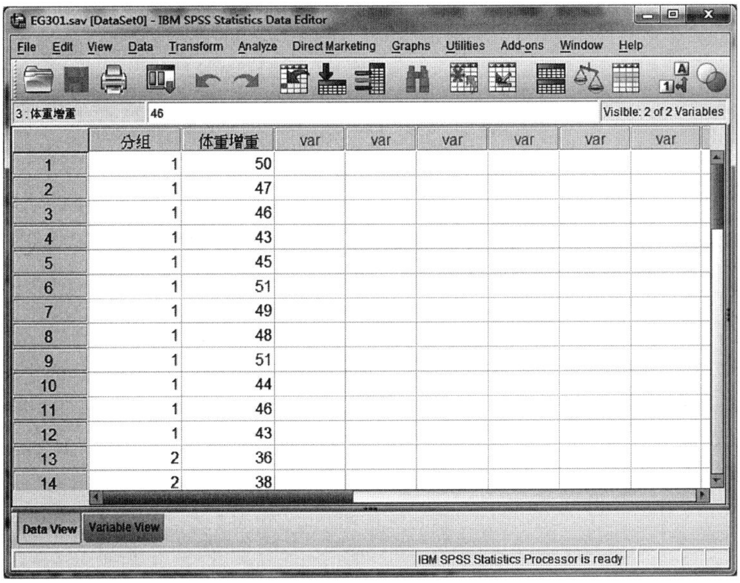

图 3-1　SPSS 数据文件

（2）打开 EG301.sav 文件，选择菜单 Analyze → Compare Means → Independent-Samples T Test，打开 Independent-Samples T Test 对话框，把要分析的变量"体重增重"选入 Test 框中，将分组变量"分组"选入 Grouping 框中。

（3）需对"分组（??）"进行定义，单击 Define Groups 按钮，打开 Define Groups 对话框，选择 Use specified values 单选项，在第一个 Group 文本框中输入 1，第二个 Group 文本框中输入 2，单击 Continue 按钮，返回 Independent-Samples T Test 对话框，单击 OK 按钮运行。

2. 对话框中各选项说明

（1）Independent-Samples T Test 对话框

Test 框：用于选入需要分析的变量。

Grouping 框：选入一个分组变量，以选入的变量作为分组，对 Test 中的变量进行分析。

Define Groups 按钮：用于对 Grouping 框中的分组变量进行定义。

（2）Define Groups 对话框

Use specified values 选项组：输入分组变量的两个值，进行相应两组的比较。如果分组变量的取值多于两个值，可以比较其中指定的某两个值，进行相应两个组的比较。

Cut point 单选框：表示分割点，可以在右侧的文本框中输入一个分界值，系统将小于界值和大于等于界值的两组进行比较。

3．统计结果及分析：

输出结果见图 3-2 和图 3-3 所示。表 3-2 中的内容为两组的基本信息描述。

Group Statistics

分组		N	Mean	Std. Deviation	Std. Error Mean
体重增重	高蛋白质组	12	46.92	2.906	0.839
	低蛋白质组	13	36.38	2.785	0.772

图 3-2　分组统计量（Group Statistics）

Independent Samples Test

		Levene's Test for Equality of Variances		t-test for Equality of Means							
		F	Sig.	t	df	Sig. (2-tailed)	Mean Difference	Std. Error Difference	95%Confidence Interval of the Difference	
									Lower	Upper
体重增重	Equal variances assumed	0.319	0.578	9.252	23	0.000	10.532	1.138	8.177	12.887
	Equal variances not assumed			9.235	22.640	0.000	10.532	1.140	8.171	12.893

图 3-3　独立样本 t 检验（Independent Samples Test）结果

在图 3-3 中有两部分内容，在表中首先对两组的体重增重变量进行了方差齐性检验，如果该结果显示方差是齐性，读取第一行的 t 检验结果。否则，读第二行结果。本例结果显示两组方差齐，因此，t 检验结果为：$t=9.252$，$P=0.000 < 0.05$，拒绝 H_0，接受 H_1，认为两组的体重增重水平不同。

【案例 3-2】

胃溃疡患者 12 人在实行胃次全切除术的前后，测定体重（kg）如表 3-3，问手术前、后体重变化如何？

表 3-3　胃溃疡患者手术前后体重（kg）变化

编号	1	2	3	4	5	6	7	8	9	10	11	12
术前	52.5	48.0	39.0	46.0	58.5	47.5	49.0	58.0	51.0	43.0	43.0	50.0
术后	72.5	51.5	40.0	52.5	49.0	55.0	52.0	52.0	50.5	50.0	41.0	54.0

1．具体操作步骤

（1）输入统计数据并保存为文件 EG302.sav，文件部分内容见图 3-4，其中设置两个变量"术前体重"和"术后体重"。

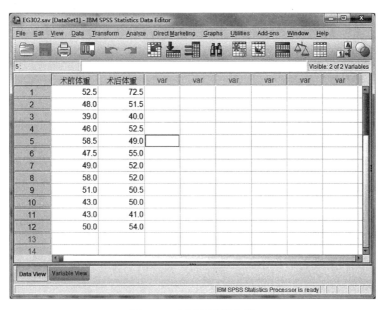

图 3-4　SPSS 数据文件

（2）选择菜单 Analyze → Compare Means → Paired-Samples t Test，弹出 Paired-Samples t Test 对话框，同时将两个变量"术前体重"和"术后体重"成对选入 Paired Variables 框中。单击 OK 按钮运行。

2．对话框中各选项说明

Paired-Samples t Test 对话框

Paired Variables 框：选入要分析的配对变量，选择变量时要同时将两个变量选中；或先后选入 Variable 1 和 Variable 2 中。

3．统计结果及分析：

输出结果见图 3-5 和图 3-6。

Paired Samples Statistics

		Mean	N	Std. Deviation	Std. Error Mean
Pair 1	术前体重	48.792	12	5.8171	1.6793
	术后体重	51.667	12	8.0491	2.3236

图 3-5　配对统计表（Paired Samples Statistics）

Paired Samples Test

		Paired Differences					t	df	Sig. (2-tailed)
		Mean	Std. Deviation	Std. Error Mean	95% Confidence Interval of the Difference				
					Lower	Upper			
pair 1	术前体重 – 术后体重	−2.8750	7.4898	2.1621	−7.6338	1.8838	−1.330	11	0.211

图 3-6　配对样本的 t 检验（Paired-Samples Test）

在检验结果中，所给出的均数、标准差、标准误和95%可信区间均是根据配对样本差值得出的。$t=-1.330$，$P=0.211$，即$P>0.05$，不拒绝H_0，还不能认为手术前、后体重的差别有统计学意义。

第八节　练习题

1. 某市2010年抽样调查20岁男学生160人的脉搏数（次/分），已知资料服从正态分布，并求得均数为76.1，标准差为9.32，估计该市20岁男学生脉搏数的95%可信区间。

2. 已知某水样中$CaCO_3$含量的真值为20.70（mg/L），现用某法重复测定该水样11次，$CaCO_3$含量为：20.99，20.41，20.10，20.00，20.91，22.60，20.99，20.41，20.00，23.00，22.00mg/L。问：用该法测$CaCO_3$含量所得的均值与真值有无差异？

3. 用某新药治疗10例高血压患者，治疗前、后各例舒张压测量结果见表3-4。问治疗前、后舒张压变化如何？

表3-4　10例高血压患者用某药治疗前、后的舒张压（kPa）

编号	1	2	3	4	5	6	7	8	9	10
治疗前	15.5	16.9	18.7	14.2	14.6	15.2	15.3	18.4	16.9	16.2
治疗后	16.4	14.4	16.0	14.2	13.3	13.0	13.6	20.2	13.8	14.2

4. 为探讨女性乳腺癌的发生与OB基因蛋白产物瘦素的关系，某医师以放射免疫分析法测定了12名健康妇女和13名乳腺癌妇女血清瘦素的含量（ng/ml），问患者和健康人血清瘦素含量是否有差异？

表3-5　12名健康妇女和13名乳腺癌妇女血清瘦素的含量（ng/ml）

正常妇女	8.56	7.92	11.33	8.02	11.39	7.73	11.47
（$n_1=12$）	7.93	7.61	7.42	7.84	11.23		
乳腺癌妇女	11.15	15.42	14.86	12.56	16.09	15.86	12.07
（$n_2=13$）	13.94	15.78	12.01	16.52	15.84	13.88	

5. 某地随机抽样调查了部分健康成人的红细胞数和血红蛋白含量，结果如表3-6。
（1）女性的红细胞数与血红蛋白的变异程度哪个大？
（2）男、女血红蛋白含量有无差异？

表3-6　某年某地健康成人的红细胞数和血红蛋白含量

指标	男			女		
	例数	均数	标准差	例数	均数	标准差
红细胞数（$\times 10^{12}$/L）	360	4.66	0.58	255	4.18	0.29
血红蛋白含量（g/L）	360	134.50	7.10	255	117.60	10.20

6. 为比较 3 种镇咳药的镇咳疗效，先以 0.2ml NH₄OH 对小鼠喷雾，测定其发生咳嗽的时间，然后分别用 3 种镇咳药给 3 组小鼠灌胃，在同样条件下再测定发生咳嗽的时间，并以"用药前时间减去用药后时间"为指标，计算延迟发生咳嗽的时间（s），数据如表 3-7。试比较 3 种药的镇咳作用。

表 3-7　3 种镇咳药延迟咳嗽发生的时间（s）

可待因	60	30	100	85	20	55	45	30	105				
复方 1 号	40	10	35	25	20	15	35	15	30	25	70	65	45	5
复方 2 号	50	20	45	55	20	15	80	10	75	10	60	45	40	30

7. 取 12 份血清样品，每份一分为二，用甲、乙两种方法分析测定血清中某种组分，结果（mmol/L）如表 3-8，问两种方法的分析结果有无差异？

表 3-8　甲、乙两种方法分析测定血清中某种组分结果（mmol/L）

编号	1	2	3	4	5	6	7	8	9	10	11	12
甲方法	4.2	3.8	3.5	2.7	3.2	3.7	2.8	3.3	4.1	3.1	3.4	4.4
乙方法	4.0	3.4	3.1	2.8	3.2	3.1	2.5	3.3	3.7	3.6	3.0	4.1

8. 用 3 种不同饲料喂养白鼠 8 周，白鼠的体重增加量如表 3-9 所示，试问 3 种不同饲料对白鼠体重增加量有无显著差异？

表 3-9　3 种饲料喂养白鼠 8 周后体重增加量（g）

甲饲料	乙饲料	丙饲料
110.5	110.0	120.0
100.1	116.0	125.0
115.0	125.0	130.0
120.0	135.0	150.0
116.0	140.5	165.0
120.5	124.0	134.0
114.0	126.0	140.5

（苏　俐　张星光）

第四章　计数资料的统计描述

第一节　相对数指标

一、三类相对数

（一）频率型指标

频率型指标是相对数最常见的一种，它表示某事件发生的频率。计算公式为：

$$率 = \frac{发生某现象的观察单位数}{可能发生某现象的观察单位总数} \times K \qquad （公式4-1）$$

（二）强度

强度型指标是指单位时间内某现象发生的频率。如人时发病率的分子是新发生的事件数，分母是人时数（观察人数乘以时间）的总和。它与频率型指标的区别在于"单位时间"的限定。计算公式为：

$$强度 = \frac{某事件发生的观察单位数}{\sum（可能发生某事件的观察单位数 \times 时间）} \times K \qquad （公式4-2）$$

（三）相对比

相对比型指标是指两个有关联的指标 A 与 B 之比，实际应用中简称比。A 与 B 可以是性质相同，如不同时期发病数之比；也可以性质不同，如医院的门诊人次与病床数之比。通常以倍数或百分数（％）表示，计算公式为：

$$\frac{A}{B} \times 100\% \qquad （公式4-3）$$

式中 A、B 两指标可以是绝对数、相对数或平均数。

二、应用相对数时的注意事项

（一）理解相对数的含义，不可望文生义

三种相对数的定义有明确的区别，但在实际应用中，常错误解释相对数的计算结果，尤其是频率型指标和强度型指标常被混淆。

（二）频率型指标的解释要紧扣总体与属性

要了解一个频率分布的意义，或要分辨两个频率分布的区别，我们必须注意两点：什么总体？什么属性？

（三）计算相对数时分母应有足够数量

确保研究结果的稳定性。例数很少的情况下最好不用相对数表示，应使用绝对数。

（四）正确计算合计率

要分别合计各组的分子和分母后再计算合计的指标，不能简单地由两组分别计算的率相加后求平均。

（五）注意资料的可比性

主要应注意观察的对象是否同质，研究的方法（如检测手段、抽样方法）是否相同，观察的时间是否一致等；在被比较的总体之间与研究指标有关的其他因素是否一致或接近。在比较相对数时，除了要对比的因素（如不同的药物），其余的影响因素应尽可能相同或相近。

（六）样本相对数的统计推断

在随机抽样的情况下，从样本估计值的差异推断总体的参数是否相等，必须考虑抽样误差，不能仅凭数字表面不同轻易地下结论，而应进行参数估计和假设检验。

第二节　率的标准化

一、标准化法的意义和基本思想

标准化法适用于两组粗率进行比较时，由于某因素在两组的内部构成不同并有可能影响到粗率的情况。标准化法的基本思想是：采用统一的标准构成以消除某因素的内部构成不同对粗率的影响，使通过标准化后的标准化率具有可比性。

二、标准的选择

1. 选定两组之一，将其作为"标准"。
2. 两组合并，作为"标准"。
3. 在两组之外另选一个群体，如采用全国、全省或全地区的对象，将其作为"标准"。

三、标准化率的计算

主要有直接法和间接法两种，现以死亡率的年龄构成标准化为例说明标准化率的计算，见表 4-1。

表 4-1　直接标准化率与间接标准化率的计算

	直接标准化法	间接标准化法
适用资料	已知各年龄组死亡率	各年龄组死亡率未知，已知总死亡数和年龄别人口数。
计算步骤	①选定标准人口；②分别计算"标准人口"的预期各年龄组的死亡人数；③分别计算各比较组的标准化死亡率。	①选择另一地区各年龄组的死亡率作为标准死亡率；②分别计算各比较组的预期死亡人数；③分别计算各比较组的实际死亡人数与预期死亡人数之比和标准化死亡率。

四、应用标准化法的注意事项

1. 标准化法的应用范围很广　当某个分类变量在两组中分布不同时，这个分类变量就成为两组频率比较的混杂因素，标准化法的目的就是消除这个混杂因素的影响。

2. 标准化后的标准化率，已经不再反映当时当地的实际水平，它只是表示相互比较的资料间的相对水平。

3. 选择不同的"标准"，算出的标准化率也会不同，比较的结果也未必相同，因此报告比较结果时必须说明所选用的"标准"和理由。

4. 两样本标准化率是样本值，存在抽样误差。比较两样本的标准化率，当样本含量较小时，还应做假设检验。

第三节　习题

一、名词解释

1. 计数资料
2. 相对数
3. 率
4. 构成比
5. 相对比
6. 率的标准化
7. 死因构成
8 死因顺位
9. 某病发病率
10. 某病患病率
11. 某病病死率

二、单项选择题

1. 若以舒张期血压 ≥ 90mmHg 为高血压，调查某地 100 人，其中有 36 名高血压患者，此资料为

    A．计量资料

    B．计数资料

    C．等级资料

    D．以上都不是

2. 在医学科研中，率的标准化经常要采用全国人口的性别、年龄构成，其理由是

    A．便于进行比较

    B．容易计算标准化率

    C．得到的标准化率比较合理

    D．算得的标准化率比较准确

3. 比较两地某病的死亡率，以两地合计的人口、构成作为标准。假设对某地而言，以各年龄组人口数为标准算得标准化率为 p_1，以各年龄组人口构成为标准算得标准化率为 p_2，则

    A．$p_1 > p_2$

    B．$p_1 = p_2$

C. $p_1 < p_2$

D. p_1、p_2无法比较

4. 某医生用两种药物治疗甲、乙两组相同疾病患者，其中甲组收治的患者是乙组的 10 倍。若两组治愈率相等，比较两总体治愈率的 95% 可信区间，则有

A. 甲组的较乙组的精密

B. 甲组的较乙组的准确

C. 乙组的较甲组的精密

D. 乙组的较甲组的准确

5. 男性某因素暴露率是女性的 10 倍，该指标是

A. 相对比

B. 定基比

C. 构成比

D. 标准化发病率

6. 相对比所具有的特点是

A. 各相对比的和为 100%

B. 各相对比的和大于 1

C. 各相对比的和小于 1

D. 各相对比的和可为任何数值

7. 下列哪一指标为相对比

A. 均数

B. 中位数

C. 变异系数

D. 几何均数

8. 对计数资料进行统计描述的主要指标是

A. 平均数

B. 相对数

C. 标准差

D. 变异系数

9. 经调查得知甲、乙两地的冠状动脉粥样硬化性心脏病（冠心病）粗死亡率同为 40/100 00，按年龄构成标化后，甲地冠心病标化死亡率为 45/10 000，乙地为 38/10 000，因此可认为

A. 甲地年龄别人口构成较乙地年轻

B. 乙地年龄别人口构成较甲地年轻

C. 甲地年轻人患冠心病较乙地多

D. 甲地冠心病的诊断较乙地准确

10. 计算某年某病的发病率的分母是

A. 该年平均患者人数

B. 该年年初人数

C. 该年年中人数

D. 该年年末人数

11. 欲比较两地肝癌的死亡率时，对两个率
    A. 应该对年龄和性别均进行标准化
    B. 应该对年龄进行标准化
    C. 应该对性别进行标准化
    D. 不需标准化，可直接进行比较

12. 要比较甲、乙两厂某工种工人中某职业病患病率的高低，采用标准化法的原理是
    A. 假设甲、乙两厂该工种的工人数相同
    B. 假设甲、乙两厂的工人数相同
    C. 假设甲、乙两厂患该职业病的工人数相同
    D. 假设甲、乙两厂该工种的工人的工龄构成比相同

13. 构成比用来反映
    A. 某现象发生的强度
    B. 表示两个同类指标的比
    C. 反映某事物内部各部分占全部的比重
    D. 表示某一现象在时间顺序的排列

14. 样本含量分别为 n_1 和 n_2 的两样本率分别为 p_1 和 p_2，则其合计率为
    A. $p_1 + p_2$
    B. $(p_1 + p_2)/2$
    C. $(n_1 \times p_1 + n_2 \times p_2)/(n_1 + n_2)$
    D. $(n_1 \times p_1 + n_2 \times p_2)/2$

15. 某病患者 120 人，其中男性 114 人，女性 6 人，分别占 95% 与 5%，则结论为
    A. 该病男性易得
    B. 该病女性易得
    C. 该病男性、女性易患程度相等
    D. 尚不能得出结论

16. 发展速度和增长速度的关系为
    A. 发展速度 = 增长速度 −1
    B. 增长速度 = 发展速度 −1
    C. 发展速度 = 增长速度 −100
    D. 增长速度 = 发展速度 −100

17. 定基比和环比属于
    A. 平均数
    B. 构成比
    C. 率
    D. 相对比

18. SMR 表示
    A. 标化组实际死亡数与预期死亡数之比
    B. 标化组预期死亡数与实际死亡数之比
    C. 被标化组实际死亡数与预期死亡数之比
    D. 被标化组预期死亡数与实际死亡数之比

19. 计算相对数时应注意
    A. 在一定条件下构成比可反映率的变化趋势
    B. 率和构成比是相同的相对数
    C. 计算相对数时分母必是绝对数
    D. 计算相对数时分母不能太小

20. 要比较甲、乙两地某病的患病率，应对年龄进行标准化，其标准构成的选择可以是
    A. 甲、乙两地合并的年龄构成
    B. 乙地的性别构成
    C. 甲、乙两地合并的性别构成
    D. 甲地的性别构成

21. 构成图是指
    A. 直条图
    B. 圆图
    C. 直方图
    D. 线图

22. 某病发病率和患病率中，理论上可能超过100%的是
    A. 发病率
    B. 患病率
    C. 发病率和患病率都会
    D. 发病率和患病率都不会

23. 计算两县宫颈癌标化死亡率，目的是
    A. 消除两县妇女人口年龄构成不同的影响
    B. 消除两县总人口不同的影响
    C. 消除两县妇女总人口不同的影响
    D. 为了能与其他地区比较

24. 标化后的总率，反映的是
    A. 实际水平
    B. 相对水平
    C. 更准确
    D. 以上都不是

25. 计算婴儿死亡率分母应是
    A. 当年活产数
    B. 当年活产数＋死产数
    C. 当年活产数＋死产数＋死胎数
    D. 当年孕妇数

26. 某部队夏季拉练，发生中暑21例，其中北方籍战士为南方籍战士的2.5倍，则结论为
    A. 北方籍战士容易发生中暑
    B. 南方籍战士容易发生中暑

　　　　C. 尚不能得出结论

　　　　D. 北方、南方籍战士都容易发生中暑

　27. 一项新的治疗方法可延长患者的生命，但不能治愈该病，则最有可能发生的情况是

　　　　A. 该病的患病率增加

　　　　B. 该病的患病率减少

　　　　C. 该病的发病率增加

　　　　D. 该病的发病率减少

　28. 计算麻疹疫苗接种后血清检查的阳转率，分母为

　　　　A. 麻疹易感儿童人数

　　　　B. 麻疹患儿人数

　　　　C. 麻疹疫苗接种人数

　　　　D. 麻疹疫苗接种后阳转人数

三、填空题

1. 对率进行标准化的方法有：_____、_____。

2. 对率进行标准化时，选择标准组有三种方法：_____、_____、

_____。

3. 率的标准化法的目的是：_____。

4. 当比较的两组资料其内部构成有明显差别，而且各率也明显不同时，直接比较两个总率是不合理的，需经过_____。

5. 填写下表

表 4-2　几个年龄段人口高血压病死率的情况分析

年龄（岁）	高血压人数	病死人数	病死人数比（%）	病死率（%）	各组病死率与"60~65岁组"病死率之比
60~65	255	（　　）	（　　）	（　　）	—
65~70	（　　）	84	54.17	（　　）	（　　）
70~75	117	（　　）	（　　）	53.00	（　　）
合计	559	（　　）	100.00	（　　）	—

四、简答题

1. 举例说明为什么不能以构成比代替率。

2. 试述应用标准化率进行比较时的注意问题。

3. 简述标准化法的意义和基本思想。

4. 试述应用相对数应注意的事项。

第四节　练习题

1. 某市抽样调查了 2012 年 1 月 1 日—2012 年 12 月 31 日部分城乡居民糖尿病发病与

死亡情况，年平均人口数为 1 923 224 人，其中城镇 976 087 人，农村为 947 137 人，在城镇的病例数为 1387 人，死亡人数 941 人，农村病例数为 816 人，死亡人数为 712 人。请计算城镇居民糖尿病年发病率、城镇居民糖尿病的病死率、农村居民糖尿病的年死亡率、该市城乡居民糖尿病的年死亡率。

2. 甲、乙两家医院对同一种疾病的治疗结果见表 4-3。甲医院治疗 240 例患者，治愈 120 例；乙医院治疗 160 例患者，治愈 80 例。由此算得两家医院对该病的治愈率都为 50%，能不能认为这两家医院对该病的治愈率相等或者说医疗水平相仿呢？

表 4-3　甲乙两家医院对同一种疾病的治疗效果比较

病情严重程度	甲 医 院			乙 医 院		
	患者数	治愈数	治愈率	患者数	治愈数	治愈率
轻	60	48	0.8	120	72	0.6
重	180	72	0.4	40	8	0.2
合计	240	120	0.5	160	80	0.5

3. 以病死率为考察指标，对两所医院某病的治疗水平进行比较，结果见表 4-4。由合计的病死率得出结论为乙医院治疗水平优于甲医院，请评述这个结论。

表 4-4　2013 年两所医院某病的病死率比较

病情严重程度	甲 医 院			乙 医 院		
	患者数	病死数	病死率（%）	患者数	病死数	病死率（%）
轻	100	8	8.0	650	65	10.0
中	300	36	12.0	250	40	16.0
重	600	90	15.0	100	18	18.0
合计	1000	134	13.4	1000	123	12.3

4. 审查表 4-5 中的资料计算方法是否正确。

表 4-5　某地区不同疾病病死率

疾 病	患者数	死亡数	病死率（%）
心脑血管疾病	1500	180	12.0
癌症	1000	300	30.0
交通意外	400	36	9.0
合 计	2900	516	17.0

（王学梅　闫　涛）

第五章　计数资料的统计推断

第一节　χ^2检验

一、成组独立四格表资料的χ^2检验

（一）目的

根据两独立样本的频率分布，检验两个样本的总体率（构成比）是否相同。

（二）统计量计算公式（表5-1）

表5-1　成组独立四格表资料的χ^2检验公式

名称	公式
通用公式	$\chi^2 = \sum \dfrac{(A-T)^2}{T}$
通用公式校正公式	$\chi^2 = \sum \dfrac{(|A-T|-0.5)^2}{T}$
专用公式	$\chi^2 = \dfrac{(ad-bc)^2 n}{(a+b)(c+d)(a+c)(b+d)}$
专用公式校正公式	$\chi^2 = \dfrac{(|ad-bc|-n/2)^2 n}{(a+b)(c+d)(a+c)(b+d)}$

自由度 $\nu = 1$。

（三）注意事项

1. n 不小于40，T 不小于5时，不需要校正。

2. 在 $n \geq 40$ 时，如果有某个格子出现 $1 \leq T < 5$，需用校正公式。

3. 当 $n < 40$ 或 $T < 1$ 时，用 Fisher 确切概率法。

4. χ^2 校正公式仅用于 $\nu = 1$ 的四格表资料，对 $\nu \geq 2$ 时的多组样本分布，一般不做校正。

二、独立样本 $R \times C$ 列联表资料的 χ^2 检验

（一）目的

根据 R 个独立样本的频率分布，检验 R 个总体率（构成比）是否相同。

（二）统计量计算公式

$$\chi^2 = n\left(\sum_{i=1}^{R}\sum_{j=1}^{C}\frac{A_{ij}^{2}}{n_i m_j} - 1\right) \hspace{3cm} （公式 5-1）$$

自由度 $\nu = (R-1)(C-1)$

（三）注意事项

1. 理论频数不宜太小，一般不宜有 1/5 以上格子的理论频数小于 5，或有一个理论频数小于 1；如果出现理论频数不满足此要求，可考虑增加样本含量，或结合专业知识将该格所在行或列与相邻的行或列合并，或改用 $R \times C$ 表的 Fisher 确切概率法。

2. 对于多个率或频率分布比较的 χ^2 检验，结论为拒绝 H_0 时，仅表示多组之间有差别，并不是任意两组之间都有差别。若要明确哪两组间不同，还需进一步做多组间的两两比较。

三、配对 2×2 列联表资料的 χ^2 检验

（一）目的

通过配对设计的两样本资料来推断两方法的阳性概率有无差别。

（二）统计量计算公式

$$\chi^2 = \frac{(b-c)^2}{b+c} \hspace{2cm} \nu = 1 \hspace{3cm} （公式 5-2）$$

当 $b+c < 40$ 时，需对公式进行校正，校正公式为

$$\chi^2 = \frac{(|b-c|-1)^2}{b+c} \hspace{2cm} \nu = 1 \hspace{3cm} （公式 5-3）$$

四、2×2 成组（独立）四格表资料的确切概率法

（一）适用条件

1. 样本含量 $n < 40$。

2. 理论频数 $T < 1$。

3. χ^2 检验后所得概率 P 接近检验水准 α。

（二）基本思想和步骤

1. 在四格表边缘合计固定不变的条件下，计算表内 4 个实际频数变动时的各种组合的概率 P_i。

$$P_i = \frac{(a+b)!(c+d)!(a+c)!(b+d)!}{a!\,b!\,c!\,d!\,n!} \hspace{3cm} （公式 5-4）$$

式中 a、b、c、d 为四格表中的四个频数，n 为总例数，其和 $\sum P_i = 1$。

2. 按检验假设计算单侧或双侧的累计概率 P。

3. 把 P 值与检验水准 α 比较，得出结论。

第二节 习题

一、单项选择题

1. 定性资料的统计推断常用
   A. t 检验
   B. 正态检验
   C. F 检验
   D. χ^2 检验

2. 两组二分类资料发生率比较，样本总例数 100，则 χ^2 检验自由度为
   A. 1
   B. 4
   C. 95
   D. 99

3. 四格表 χ^2 检验中，$\chi^2 < \chi^2_{0.05,1}$，可以认为
   A. 两总体率不同
   B. 不能认为两总体率不同
   C. 两样本率不同
   D. 不能认为两样本率不同

4. 等级资料比较宜采用
   A. t 检验
   B. 秩和检验
   C. F 检验
   D. χ^2 检验

5. 应是配对四格表检验的资料，误做一般四格表检验，则
   A. 两者检验目的不同
   B. 结果相同
   C. 可能加大第一类错误
   D. 第一类错误和第二类错误不变

6. $R \times C$ 表的 χ^2 检验应注意
   A. 任意格子的理论数如小于 5，则应该用校正公式
   B. 若有 1/5 以上格子的理论数小于 5，则要考虑合理并组
   C. 任意格子的理论数小于 5，就应并组
   D. 若有 1/5 以上格子的理论数小于 5，则应该用校正公式

7. 两个四格表资料，一个 $\chi^2 > \chi^2_{0.01,1}$，另一个 $\chi^2 > \chi^2_{0.05,1}$，可认为
   A. 前者两个率相差较大
   B. 后者两个率相差较大
   C. 前者结论更可靠
   D. 后者结论更可靠

8. 有 52 例可疑宫颈癌患者，分别用甲、乙两法进行诊断，其中甲法阳性 28 例，乙法阳性 25 例，两法均为阳性 20 例，欲比较两法阳性率有无差别，宜用

    A. 四格表 χ^2 检验

    B. 配对设计 χ^2 检验

    C. 行 × 列表 χ^2 检验

    D. t 检验

9. 假设对两个率差别的显著性检验同时用 u 检验和 χ^2 检验，则所得到的统计量 u 与 χ^2 的关系为

    A. u 值较 χ^2 值准确

    B. χ^2 值较 u 值准确

    C. $u=\chi^2$

    D. $u^2=\chi^2$

10. 四格表资料中的实际数与理论数分别用 A 与 T 表示，其基本公式与专用公式求 χ^2 的条件为

    A. $A \geqslant 5$

    B. $T \geqslant 5$

    C. $A \geqslant 5$ 且 $n \geqslant 40$

    D. $T \geqslant 5$ 且 $n \geqslant 40$

11. 三个样本率比较得到 $\chi^2 > \chi^2_{0.01, 1}$，可以为

    A. 三个总体率不同或不全相同

    B. 三个总体率都不相同

    C. 三个样本率都不相同

    D. 三个样本率不同或不全相同

12. 四格表 χ^2 检验的校正公式应用条件为

    A. $n \geqslant 40$ 且 $T > 5$

    B. $n \leqslant 40$ 且 $T > 5$

    C. $n \geqslant 40$ 且 $1 \leqslant T < 5$

    D. $n \leqslant 40$ 且 $1 < T < 5$

13. 样本率与总体率差别的假设检验可用

    A. 四格表的确切概率法

    B. χ^2 检验

    C. 不能进行检验

    D. 由样本率与总体率直接比较判断

14. 对维生素 E 治疗产后缺乳的疗效进行观测。维生素 E 组结果 12 例有效，6 例无效；对照组 3 例有效，9 例无效。问维生素 E 是否有效，应选择

    A. χ^2 检验

    B. t 检验

    C. F 检验

    D. Fisher 确切概率法

15. 四格表的周边合计不变时，如果实际频数有变化，则理论频数
    A. 增大
    B. 减小
    C. 不变
    D. 不确定

16. 四格表 χ^2 检验的无效假设是
    A. 两个构成比相等
    B. 两个样本率相等
    C. 两个总体率相等
    D. 两个总体构成比相等

17. 等级资料进行秩和检验时，如果 H 值没有校正，则
    A. 提高检验的灵敏度
    B. 会把无差别的总体推断为有差别
    C. 会把有差别的总体推断为无差别
    D. 第一、二类错误概率不变

18. 对 3×4 列联表资料做 χ^2 检验，自由度等于
    A. 1
    B. 2
    C. 6
    D. 12

二、填空题

1. 比较两个或多个样本间各部分构成不同时，可用＿＿＿＿＿＿＿＿＿＿检验。

2. 要分析某个资料是否属于二项分布，可用＿＿＿＿＿＿＿＿＿＿＿＿＿＿＿。

3. 四格表资料 χ^2 适用条件：$n \geqslant 40$ 且 $T \geqslant 5$ 时用＿＿＿＿＿＿＿＿＿＿＿＿＿，当 $P \approx \alpha$ 时用＿＿＿＿＿＿＿＿＿＿＿＿，$n \geqslant 40$ 且 $1 \leqslant T < 5$ 时用＿＿＿＿＿＿＿＿＿＿＿＿＿，$n < 40$ 或 $T < 1$ 时用＿＿＿＿＿＿＿。

4. $R \times C$ 列联表资料 χ^2 检验，如果有 $T < 1$，应该采取的措施有：＿＿＿＿＿＿＿＿，＿＿＿＿＿＿＿＿，＿＿＿＿＿＿＿＿。

5. 对于等级资料进行组间检验时，一般使用的方法为＿＿＿＿＿＿＿＿＿＿。

三、简答题

1. 简述 χ^2 检验的用途。

2. 两样本率的 u 检验和 χ^2 检验有何区别？

3. 简述 $R \times C$ 列联表资料的 χ^2 检验应注意的事项。

4. 两组或多组等级资料的比较，为何不用 χ^2 检验而用秩转换的非参数检验？

第三节　电脑实验操作

【案例 5-1】

某项调查 360 名 50 岁以上成人饮酒习惯和高血压病因关系的研究资料，如表 5-2 所示，试问饮酒与不饮酒两组人群的高血压患病率是否相同？

表 5-2　饮酒和高血压情况统计表

饮酒习惯	高血压	
	患病	健康
饮酒	51	116
不饮酒	28	165

1. 具体操作步骤

（1）建立数据，设置 3 个变量"饮酒习惯""高血压"和"例数"。在变量"饮酒习惯"中，1 表示饮酒，2 表示不饮酒；在变量"高血压"中，1 表示患病，2 表示健康。录入数据如图 5-1 所示。

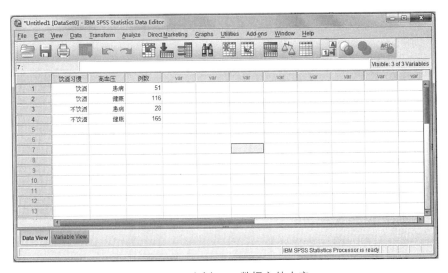

图 5-1　案例 5-1 数据文件内容

（2）首先要对数据进行加权处理。选择菜单 Data → Weight Cases，打开 Weight Cases 对话框。选中 Weight cases by 按钮，将左边列表框中的变量 count 选入 Frequency Variable 列表框中，如图 5-2 所示，单击 OK 按钮完成对数据的加权。

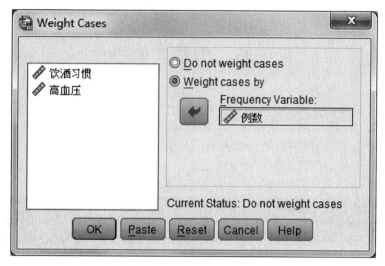

图 5-2　Weight Cases 对话框

（3）选择菜单 Analyze → Descriptive Statistics → Crosstabs 命令，弹出如图 5-3 所示的 Crosstabs 对话框。将 drinking 变量选入 Row(s) 文本框中作为行变量，再将 disease 变量选入 Column(s) 文本框中作为列变量。单击 Statistics 按钮，打开如图 5-4 所示的 Crosstabs：Statistics 对话框，选中 Chi-square 复选框，单击 Continue 按钮确认，然后返回主对话框，单击 OK 按钮完成设置。

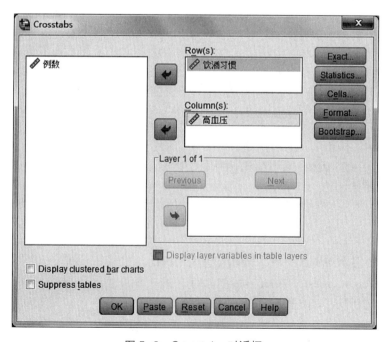

图 5-3　Crosstabs 对话框

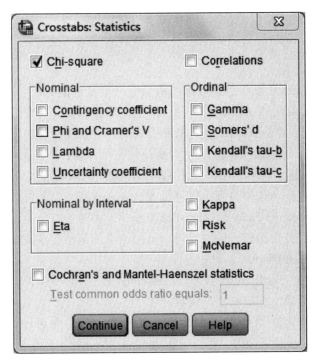

图 5-4　Crosstabs：Statistics 对话框

2．对话框中的各项内容说明

（1）Crosstabs 对话框

1）Row(s) 文本框：该文本框中选入的变量为列联表中的行变量。

2）Column(s) 文本框：该文本框中选入的变量为分布表中的列变量。

3）Layer 1 of 1 选项组：选入文本框中的变量是控制变量，决定频数分布表中的层。

4）Display clustered bar charts 复选框：选中时显示每组中各变量的分类条形图。

5）Suppress tables 复选框：选中时只输出统计量，不输出列联表。

（2）Crosstabs：Statistics 对话框

1）Chi-square 复选框：表示是否进行卡方检验。对于四格表资料会自动给出校正卡方检验（Continuity Correction）和确切概率法（Fisher's Exact Test）的结果。

2）Correlations 复选框：选中时将进行相关系数的检验，有两项结果显示：Pearson 相关系数用来检验两个变量的线性相关程度，Spearman 相关系数用来检验两个变量秩次之间的关联程度。

3）Nominal 选项组：用于定义分类变量的相关性指标，共有 4 个复选框。①Contingency coefficient 复选框：表示在卡方检验基础上对相关性的检验。②Phi and Cramer's V 复选框：也是用来描述相关性的检验。③Lambda 复选框：用来反映自变量预测因变量时这种预测降低错误的比率。④Uncertainty coefficient 复选框：用来显示不确定系数，表示用一个变量来预测其他变量时降低错误的比率。

4）Ordinal 选项组：适用于有序变量，用于定义有序变量的相关性系数，共有 4 个复选框。①Gamma 复选框：用于反映两个有序变量间的对称相关性，其值在 –1 ~ 1 之间。②

Somers'd 复选框：是 Gamma 检验的非对称推广。③ Kendall's tau-b 复选框：是对有序变量或秩变量相关性的非参数检验，把有相同值的观测量也列入计算过程中。④ Kendall's tau-c 复选框：也是对有序变量或秩变量相关性的非参数检验，不同之处在于选中此项时将相同的观测值从计算中去除。

5）Nominal by Interval 选项组：该选项组只有一个复选框 Eta，用于检验相关性，取值在 0～1 之间，该值为 0 时表示没有相关性，接近 1 时表示有很强的相关性。

6）Kappa 复选框：计算 Kappa 值，用来检验内部一致性，即对同一对象的两种评估是否具有一致性；取值在 0～1 之间，1 表示两种评估完全一致，0 表示两种评估没有共同点。

7）Risk 复选框：用于计算某事件发生和某因子之间的关联程度，即 OR 值和 RR 值。

8）McNemar 复选框：选中时表示将进行 McNemar 检验，即常用的配对 χ^2 检验。

9）Cochran's and Mantel-Haenszel statistics 复选框：为两个二分类变量进行分层 χ^2 检验，即层间的独立性检验和齐性检验，同时可进行分层因素的调整。系统默认 OR 值为 1。

（3）Crosstabs：Cell Display 对话框

1）Counts 选项组：输出的频数。① Observed 复选框：是否输出实际观测值。② Expected 复选框：是否输出相应的理论频数。

2）Percentages 选项组：百分比的输出。① Row 复选框：是否计算每个单元格例数占行合计的百分比。② Column 复选框：是否计算每个单元格例数占列合计的百分比。③ Total 复选框：是否计算每个单元格例数占总例数的百分比。

3）Residuals 选项组：残差结果的输出。① Unstandardized 复选框：是否输出未标准化的残差。② Standardized 复选框：是否输出标准化的残差。③ Adjusted standardized 复选框：是否输出被标准误调整后的残差。

4）Noninteger Weights 选项组：当所分析的数据为加权数据，且权重变量可能有小数取值时，会导致单元格内的观测频数也出现小数，该选项组用于确定此时对小数权重的处理，可选择取整、四舍五入或不调整进行处理。

3. 统计结果及分析　分析结果如图 5-5 至图 5-7 所示。

Case Processing Summary

	Cases					
	Valid		Missing		Total	
	N	Percent	N	Percent	N	Percent
饮酒习惯 * 高血压	360	100.0%	0	0.0%	360	100.0%

图 5-5　统计摘要

饮酒习惯 * 高血压 Crosstabulation Count

		高血压		Total
		患病	健康	
饮酒习惯	饮酒	51	116	167
	不饮酒	28	165	193
Total		79	281	360

图 5-6　频数分析

Chi-Square Tests

	Value	df	Asymp. Sig. （2-sided）	Exact Sig. （2-sided）	Exact Sig. （1-sided）
Pearson Chi-Square	13.433[a]	1	0.000		
Continuity Correction[b]	12.513	1	0.000		
Likelihood Ratio	13.503	1	0.000		
Fisher's Exact Test				0.000	0.000
Linear-by-Linear Association	13.396	1	0.000		
N of Valid Cases	360				

a. 0 个单元格的理论频数小于 5, 表中最小的理论频数为 36.65..

b. Computed only for a 2x2 table

图 5-7　卡方检验结果

由此可以得出检验结果：χ^2=13.433（因最小理论频数大于 5, 故选择 Pearson Chi-Square），P=0.000。由于 P ＜ 0.05, 可以认为饮酒与不饮酒两组人群高血压患病率的差异有统计学意义。

【案例 5-2】

用两种不同的方法对 114 例肺癌患者进行诊断，收集到的结果如表 5-3, 问两种方法的检验结果有无差别？

表 5-3　两种方法的肺癌诊断结果

甲法	乙法		合计
	+	−	
+	46	18	64
−	20	30	50
合计	66	48	114

1. 具体操作步骤

（1）建立数据，设置 3 个变量"甲法""乙法"和"例数"。在变量"甲法"中，1 表示阳性，2 表示阴性；在变量"乙法"中，1 表示阳性，2 表示阴性。录入数据如图 5-8 所示。

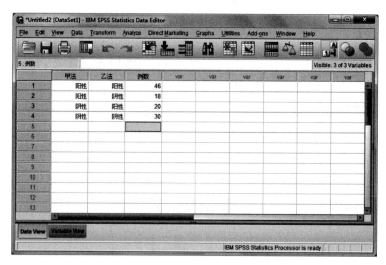

图 5-8 案例 5-2 数据文件内容

（2）由于是频数资料，因此要对数据进行加权处理。操作方法参考案例 5-1，如图 5-9 所示。

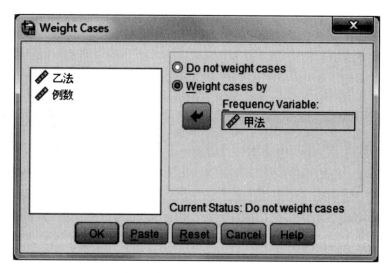

图 5-9 Crosstabs 对话框

（3）选择菜单 Analyze → Descriptive Statistics → Crosstabs 命令，弹出 Crosstabs 对话框，如图 5-11 所示，将变量"甲法"选入 Row(s) 文本框中作为行变量，将变量"乙法"选入 Column(s) 文本框中作为列变量。单击 Statistics 按钮，打开 Crosstabs：Statistics 对话框，如图 5-10 所示。选中 McNemar 复选框，单击 Continue 按钮确认，返回 Crosstabs 对话框。单击 OK 按钮确认，完成设置，显示分析结果。

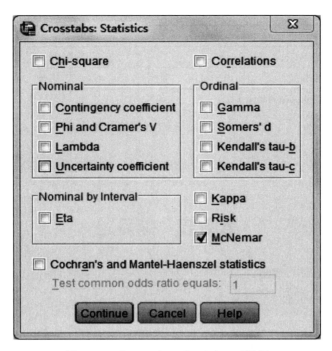

图 5-10　Crosstabs：Statistics 对话框

2. 统计结果及分析　分析结果如图 5-11～ 图 5-13 所示。

Case Processing Summary

	Cases					
	Valid		Missing		Total	
	N	Percent	N	Percent	N	Percent
甲法 * 乙法	114	100.0%	0	0.0%	114	100.0%

图 5-11　统计摘要

甲法 * 乙法 Crosstabulation Count

		乙法		Total
		阳性	阴性	
甲法	阳性	46	18	64
	阴性	20	30	50
Total		66	48	114

图 5-12　频数分析

Chi-Square Tests

	Value	Exact Sig.（2-sided）
McNemar Test		1.000[a]
N of Valid Cases	114	

a. Binomial distribution used.

图 5-13　卡方检验结果

由此可以得出检验结果：$P=0.871$，说明两种方法检验结果的差异无统计学意义。

第四节　练习题

1. 某卫生防疫站对某市的 A、B 两个区猪肉的表层沙门菌带菌情况进行检查，如表 5-4，问两区猪肉带菌率有无差别？

表 5-4　A、B 两区猪肉表层沙门菌检查结果

采样地点	检查例数	阳性例数
A 区	28	2
B 区	14	5
合计	42	7

2. 某医院对 100 名患者同时用 A、B 两种试验进行血清学诊断，结果如表 5-5，试比较用两种方法检验的阳性率有无差别？

表 5-5　两种方法的检验结果比较

A 试验	B 试验		合计
	+	−	
+	66	11	77
−	6	17	23
合计	72	28	100

3. 某市对甲、乙两个居民区的住户进行甲状腺抽样调查，得资料如表 5-6。问两个居民区各型甲状腺患者构成比的差别有无显著性？

表 5-6 甲、乙两居民区住户甲状腺检查结果

地区	弥漫型	结节型	混合型	合计
甲区	486	2	4	492
乙区	133	260	51	444
合计	619	262	55	936

4. 研究两种不同减肥药对肥胖患者的减肥效果情况，结果见表5-7，问这两种减肥药对肥胖患者的减肥效果是否相同？

表 5-7 甲、乙两种减肥药的减肥效果比较

减肥药	效果较好	效果一般	效果较差	合计
甲	16	22	8	46
乙	28	17	5	50
合计	44	39	13	96

5. 用两种方法检查已确诊的肺癌患者 120 名。甲法的检出率为 60%，乙法的检出率为 50%，甲、乙两法一致的检出率为 35%，两种方法的检出率是否相同？

6. 某医院运用新、旧两种方法治疗支气管哮喘，结果见表5-8，试比较新、旧疗法的疗效是否不同。

表 5-8 两种疗法治疗支气管哮喘的效果

疗法	例数		合计
	有效	无效	
新疗法	25	6	31
旧疗法	30	5	35
合计	55	11	66

（王学梅 闫 涛）

第六章　直线相关与回归

在医学科研与实践中，经常需要探讨变量间的关系，如人的身高与体重、年龄与疾病、药物剂量与反应等之间的关系。可以通过适当的统计指标将这种关系的密切程度和数量关系表示出来，即相关分析与回归分析过程。事物间有相关关系，不一定是因果关系，有时只是伴随关系，如果事物之间存在因果关系，则必然相关。进行相关分析或回归分析一般可借助散点图，初步了解变量间的关系。

第一节　直线相关

当两变量在数量上的变化趋势呈直线时，称为直线相关（linear correlation），又称简单相关，表示这两变量间相关密切程度和相关方向的指标是相关系数（correlation coefficient），又称为 Pearson 积矩相关系数（Pearson's product moment correlation）。计算相关系数要求双变量正态分布。

一、相关系数

样本相关系数用符号 r 表示，总体相关系数用符号 ρ 表示。相关系数没有单位，其数值 $-1 \leqslant r \leqslant 1$。$r$ 为正值时称为正相关，r 为负值时称为负相关。当 $|r|$ 愈接近 1，表示两变量的相关程度愈强；当 $|r|$ 愈接近 0 时，表示两变量相关程度愈弱。

相关系数 r 的计算公式为：

$$r = \frac{\sum(x-\bar{x})(y-\bar{y})}{\sqrt{\sum(x-\bar{x})^2}\sqrt{\sum(y-\bar{y})^2}} = \frac{l_{xy}}{\sqrt{l_{xx}}\sqrt{l_{yy}}} \qquad (\text{公式 6-1})$$

式中 l_{xx} 与 l_{yy} 分别为 x 与 y 的离均差平方和，l_{xy} 为 x、y 的离均差积和，n 为样本含量。l_{xx}、l_{yy}、l_{xy} 的计算可按以下公式：

$$l_{xx} = \sum x^2 - \frac{(\sum x)^2}{n} \qquad (\text{公式 6-2})$$

$$l_{yy} = \sum y^2 - \frac{(\sum y)^2}{n} \qquad (\text{公式 6-3})$$

$$l_{xy} = \sum xy - \frac{(\sum x)(\sum y)}{n} \qquad (\text{公式 6-4})$$

二、相关系数的假设检验

r 为样本相关系数，是总体相关系数 ρ 的估计值。常用的方法为 t 检验和查表法（r 界值表）。

t 检验法：

$$t_r = \frac{|r-0|}{S_r} = \frac{|r|}{S_r}，\text{自由度} v = n-2，\qquad（公式 6-5）$$

$$S_r = \sqrt{\frac{1-r^2}{n-2}} \qquad（公式 6-6）$$

S_r 为相关系数的标准误，n 为样本含量。

三、总体相关系数 ρ 的（$1-\alpha$）可信区间

相关系数 r 的抽样分布呈偏态分布，需要对其进行变量变换。

$$z = \frac{1}{2}\ln\left(\frac{1+r}{1-r}\right) \qquad（公式 6-7）$$

z 值的（$1-\alpha$）可信区间：$z \pm z_{\alpha/2} / \sqrt{n-3}$ 　　　　（公式 6-8）

将 z 值的上限和下限值代入总体相关系数 ρ 的（$1-\alpha$）可信区间公式：

$$\rho = \frac{e^{2z}-1}{e^{2z}+1} \qquad（公式 6-9）$$

四、秩相关

Pearson 相关分析适用于双变量正态分布资料。对于分布类型不明的资料、偏态分布计量资料和等级资料，都不宜用积矩相关系数，可采用秩相关（rank correlation）来分析两个变量相关方向与密切程度，亦称等级相关，属于非参数统计方法。常用统计量为 Spearman 秩相关系数 r_s，r_s 亦称等级相关系数，其取值范围为 $-1 \leqslant r_s \leqslant 1$。秩相关系数 r_s 计算方法：先将 X、Y 分别由小到大编秩次，相同秩次求平均秩，以 p_i 表示 X_i 的秩次，q_i 表示 Y_i 的秩次；将 p_i、q_i 直接代入 Pearson 相关系数公式，即用秩次作为分析变量替代变量 X 和 Y，计算 Spearman 秩相关系数 r_s。

$$r_s = \frac{l_{pq}}{\sqrt{l_{pp}l_{qq}}} \qquad（公式 6-10）$$

$$l_{pq} = \sum pq - (\sum p \sum q)/n，\quad l_{pp} = \sum p^2 - (\sum p)^2/n，\quad l_{qq} = \sum q^2 - (\sum q)^2/n \qquad（公式 6-11）$$

秩相关系数的假设检验可采用查表法；当样本例数足够大时，采用 t 检验。

第二节　线性回归

一、直线回归方程

直线回归分析是指拟合一条最能代表样本数据关系的直线方程，以说明两变量数量上的依存关系。直线回归方程为：

$$\hat{Y} = a + bX \qquad\qquad （公式 6-12）$$

$\hat{Y}$：当 X 为某值时所对应的应变量 Y 的平均估计值；a 为常数项，为回归直线 Y 轴上的截距（intercept）；b 为回归系数（regression coefficient），即当 X 变化一个单位时，Y 平均改变的估计值。

根据最小二乘法原则，a、b 的计算公式为：

$$b = \frac{\sum(x-\bar{x})(y-\bar{y})}{\sum(x-\bar{x})^2} = \frac{l_{xy}}{l_{xx}} \qquad\qquad （公式 6-13）$$

$$a = \bar{y} - b\bar{x} \qquad\qquad （公式 6-14）$$

二、回归系数的假设检验

假设检验常用方差分析和 t 检验。

（一）方差分析

$$F = \frac{MS_{回归}}{MS_{残差}} \qquad\qquad （公式 6-15）$$

$$式中：MS_{回归} = \frac{SS_{回归}}{V_{回归}}, \quad MS_{残差} = \frac{SS_{残差}}{V_{残差}} \qquad\qquad （公式 6-16）$$

$$SS_{总} = l_{yy}, \quad SS_{回归} = bl_{xy} = l_{xy}^2/l_{xx}, \quad SS_{残差} = SS_{总} - SS_{回归} \qquad\qquad （公式 6-17）$$

（二）t 检验

$$t_b = \frac{|b-0|}{S_b} = \frac{|b|}{S_b} \qquad\qquad （公式 6-18）$$

$$式中：S_b = \frac{S_{y\cdot x}}{\sqrt{l_{xx}}}, \quad S_{y\cdot x} = \sqrt{\frac{\sum(y-\hat{y})^2}{n-2}} = \sqrt{\frac{SS_{残}}{n-2}} = \sqrt{\frac{l_{yy} - l_{xy}^2/l_{xx}}{n-2}} \qquad （公式 6-19）$$

S_b 是 b 的标准误，$S_{y \cdot x}$ 为剩余标准差。

三、总体回归系数 β 的（$1-\alpha$）可信区间

β 的双侧（$1-\alpha$）可信区间计算公式为：$b \pm t_{\alpha/2, v} S_b$ 　　　　　（公式 6-20）

四、直线回归方程的用途

1. 描述两变量间的依存关系。
2. 利用回归方程进行预测。
3. 利用回归方程进行统计控制。

第三节　习题

一、单项选择题

1. 对 X、Y 两个随机变量做 Pearson 直线相关分析时，对 X、Y 两个随机变量要求是
   A. 要求 X、Y 呈双变量正态分布
   B. 只要求 X 正态分布
   C. 只要求 Y 正态分布
   D. 不要求 X 和 Y 分别服从正态分布

2. 进行回归和相关分析时，回归系数 b 较小时，其相应的 r 取值为
   A. r 也较大
   B. r 较小
   C. 两变量没关系
   D. r 可能大也可能小

3. Spearman 相关分析对资料的要求是
   A. X 和 Y 服从双变量正态分布
   B. 对资料无任何要求
   C. 观察单位之间要独立
   D. X 和 Y 必须为有序多分类变量

4. 用最小二乘法确定直线回归方程的原则是
   A. 各观测点距回归直线的纵向距离和最小
   B. 各观测点距回归直线的纵向距离的平方和最小
   C. 各观测点距回归直线的垂直距离和最小
   D. 各观测点距回归直线的垂直距离的平方和最小

5. 直线回归系数的假设检验中，自由度为
   A. n
   B. n-1
   C. n-2
   D. 2n-1

6. 对应变量 Y 的离均差平方和，下列哪个分解原理是正确的

A．$SS_{剩} = SS_{回}$

B．$SS_{总} - SS_{回} = SS_{剩}$

C．$SS_{总} = SS_{回}$

D．$SS_{总} + SS_{剩} = SS_{回}$

7．对 r 进行假设检验后，$P < 0.05$，可认为

A．相关程度较弱

B．有直线相关关系

C．还不能认为有直线相关关系

D．相关关系密切

二、简答题

1．直线相关分析的条件是什么。

2．简述直线相关系数与回归系数的定义。

3．在进行相关分析时，为什么要对 r 进行假设检验?

4．线性回归分析的应用条件是什么?

5．秩相关分析适合什么资料?

三、计算题

1．从男青年总体中随机抽取 11 名男青年组成样本，分别测量每个男青年的身高和前臂长，均以 cm 为单位，数据见表 6-1。试计算身高与前臂长之间的相关系数，并对其进行检验。

表 6-1　男青年的身高和前臂长数据

测试者	身高（cm） X	前臂长（cm） Y	X^2	Y^2	XY
1	170	47	28900	2209	7990
2	173	42	29929	1764	7266
3	160	44	25600	1936	7040
4	155	41	24025	1681	6355
5	173	47	29929	2209	8131
6	188	50	35344	2500	9400
7	178	47	31684	2209	8366
8	183	46	33489	2116	8418
9	180	49	32400	2401	8820
10	165	43	27225	1849	7095
11	166	44	27556	1936	7304
合计	1891	500	326081	22810	86185

2．某地方病研究所调查了 8 名正常儿童的年龄和尿肌酐含量（ mmol/24h ），见表 6-2。试估计尿肌酐含量对其年龄的回归方程。

表6-2　8名正常儿童的年龄和尿肌酐含量

测试者	年龄 X	尿肌酐 Y	X^2	XY
1	13	3.54	169	46.02
2	11	3.01	121	33.11
3	9	3.09	81	27.81
4	6	2.48	36	14.88
5	8	2.56	64	20.48
6	10	3.36	100	33.6
7	12	3.18	144	38.16
8	7	2.65	49	18.55
合计	76	23.87	764	232.61

第四节　电脑实验操作

【案例6-1】

以计算题1为例，从男青年总体中随机抽取11名男青年组成样本，分别测量每个男青年的身高和前臂长，均以cm为单位，输入统计数据并保存为文件EG601.sav，如图6-1所示。试计算身高与前臂长之间的相关系数。

样本线性关系考察：

经分析，以"身高"为横坐标，"前臂长"为纵坐标，绘制散点图。从前臂长和身高的散点图得知，两变量存在线性关系。

正态性条件考察：

	Kolmogorov-Smimov[a]			Shapira-Wilk		
	Statistic	df	Sig.	Statistic	df	Sig.
身高 (cm)	0.093	11	0.200*	0.987	11	0.992
前臂长 (cm)	0.159	11	0.200*	0.958	11	0.751

*This is a lower bound of the significance.

a. Lilliefors Significance Correction

图6-1　正态性检验（Tests of Normality）

从两个变量正态性检验看，两个变量分别服从正态分布，符合线性相关分析的条件。

1.具体操作步骤

（1）打开文件EG601.sav，文件部分内容见图6-2，其中设置3个变量"object"（样本）、"x"（身高，cm）和"y"（前臂长，cm）。

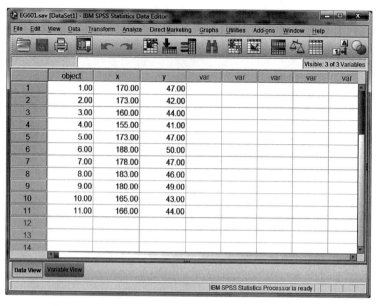

图 6-2　SPSS 数据文件的格式

（2）选择菜单 Analyze → Correlate → Bivariate，弹出 Bivariate Correlations 对话框，将变量"x"和变量"y"选入 Variables 框。

（3）单击 Options 按钮，弹出 Bivariate Correlation : Options 对话框，选择 Statistics 选项组中的 Means and standard deviations 和 Cross-product deviation and covariances 复选框。单击 Continue 按钮，回到 Bivariate Correlations 对话框，单击 OK 按钮，设置完毕。

2. 对话框中各选项说明

（1）Bivariate Correlations 对话框

Variables 列表框：用于估计相关关系的变量，至少需要两个变量。

Correlation Coefficients 选项组：Pearson 复选框为积矩相关系数，适合正态分布变量或连续分布变量，系统默认；Kendall's tau-b 复选框为 Kendall 相关系数，描述两个有序分类变量的一致性；Spearman 复选框为 Spearman 等级相关系数，为秩相关分析。

Test of Significance 选项组：用于定义总体相关系数的双侧检验或是单侧检验。

Flag significant correlations 复选框：标记有统计学意义的相关系数，以 * 号标记 $P<0.05$，以 ** 号标记 $P<0.01$。

（2）Bivariate Correlation : Options 对话框

Statistics 选项组：输出相关统计量，Means and standard deviations 单选项指相关变量的均数与标准差；Cross-product deviations and covariances 单选项为相关变量的离均差积和与协方差。

Missing Values 选项组：在前面章节已有解释，不再重复。

3. 统计结果及分析　实例输出结果如图 6-3 和图 6-4 所示。

在相关系数矩阵中，身高与前臂长变量的 Pearson 相关系数为 0.801，$P=0.003$，身高与前臂长的离均差积和为 230.455，协方差为 23.045；而身高自身的相关系数为 1，因自身完全相关，离均差积和为 1000.909，即为离均差平方和，协方差为 100.091，即为方差。

	Mean	Std. Deviation	N
身高 (cm)	171.9091	10.00454	11
前臂长 (cm)	45.4545	2.87623	11

图 6-3　相关变量描述性统计量（Descriptive Statistics）

		身高 (cm)	前臂长 (cm)
身高 cm	Pearson Correlation	1	0.801**
	Sig. (2-tailed)		0.003
	Sum of Squares and Cross-products	1000.909	230.455
	Covariance	100.091	23.045
	N	11	11
前臂长 cm	Pearson Correlation	0.801**	1
	Sig. (2-tailed)	0.003	
	Sum of Squares and Cross-products	230.455	82.727
	Covariance	23.045	8.273
	N	11	11

*Correlation is significant at the 0.01 level (2-tailed).

图 6-4　变量间相关系数矩阵（Correlations）

【案例 6-2】

以计算题 2 为例，某地方病研究所调查了 8 名正常儿童的年龄和尿肌酐含量（mmol/24h），试估计尿肌酐含量对其年龄的回归方程。

1. 具体操作步骤

（1）输入统计数据并保存为文件 EG602.sav，文件部分内容见图 6-5，其中设置 2 个变量"x"（年龄）和"y"（尿肌酐含量）。

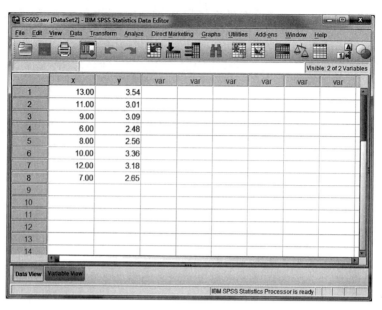

图 6-5　SPSS 数据文件

（2）选择菜单 Analyze → Regression → Linear，弹出 Linear Regression 对话框，把变量"x"选入 Independent 框中，将变量"y"选入 Dependent 文本框；在自变量筛选方法 Method 右侧的下拉列表中选择 Enter 法。

（3）单击 Statistics 按钮，打开 Linear Regression：Statistics 对话框，在 Regression Coefficients 选项组中选择 Estimates 和 Confidence interval 复选框；在 Residuals 选项组中选择 Durbin-Watson 和 Casewise diagnostic 复选项的 All cases 项；选择 Model fit 和 Descriptives 复选项，单击 Continue 按钮，返回 Linear Regression 对话框，单击 OK 按钮运行。

2. 对话框中各选项说明

（1）Linear Regression 对话框

Dependent 文本框：用于选入回归分析的应变量，只能选入一个，因此也属于一元分析的范畴。

Block 设置项：与 Independent 框结合，将自变量分层，由 Previous 和 Next 控制层转换。可对自变量的选入方式进行不同的设定。

Independent(s) 列表框：用于选入回归分析的自变量，可以是多个变量。如果选入一个变量，进行的回归分析属于简单直线回归分析。

Method 列表框：可以选择不同的自变量筛选方法。

◆　Enter 法是系统默认的选项，表示将所有选择的自变量纳入回归模型。

◆　Stepwise 为逐步法，根据所设定的纳入和排除标准对变量进行筛选，首先计算出每个自变量对 y 的贡献，即 F 统计量值，按照大小顺序选择贡献较大的变量进入方程；之后再重新计算各自变量对 y 的贡献，同时对方程中的变量进行检验。如果方程中有无统计学意义的变量，要从方程中剔除，把方差外贡献较大的其他变量纳入方程，直到方程内没有排除的变量，方程外没有引入的变量为止。其特点是可进可出。

◆　Remove：强制去除法，不能单独使用，一般与 Enter 法结合起来使用，以 Block 为单位，去除 Enter 法中的某些变量。

◆ Backward：向后法，将所有选择的自变量纳入回归方程，根据各自变量对 y 的贡献大小，删除贡献较小的自变量，之后重新计算其余自变量对 y 的贡献，直到方程内的自变量均满足排除标准（低于设定的排除概率值或高于设定的排除 F 界值）为止。其特点是只出不进。

◆ Forward：向前法，逐一让满足（低于设定的概率值）标准的自变量进入回归方程，直到方程外没有满足入选标准的自变量为止。其特点是只进不出。Selection Variable 框：用于指定满足条件的记录设定。如选入了某个变量，利用右侧 Rule 按钮设定条件，equal to（等于）、not equal to（不等于）、less than（小于）、less than or equal to（小于或等于）、greater than（大于）、greater than or equal to（大于或等于）某个值。与 Select Case 功能相同。

Case Labels 框：用某个变量的取值作为记录的标签。

WLS Weight 框：指定权重变量。

（2）Linear Regression：Statistics 对话框

Regression Coefficients 复选框组：回归系数的相关信息设置。Estimate 复选项：输出回归系数、标准误、标准化的回归系数、t 值及其 P 值；Confidence interval 复选项：输出回归系数的 95% 可信区间；Covariance matrix 复选项：输出协方差和相关矩阵。

Model fit 复选项：拟合过程的变量进入、退出的信息表，输出复相关系数 R、决定系数 R^2、调整的 R^2、标准误及方差分析表，在方差分析表中显示平方和、自由度、均方、F 统计量及 P 值。

R squared change 复选项：表示从模型中删除或纳入自变量时复相关系数 R^2 改变量及其相应的 F 值和 P 值。若 R^2 改变量较大，可解释为该变量对应变量的预测作用较大。

Descriptives 复选项：输出一些描述统计量，如均数、标准差及样本例数，同时输出了自变量的相关矩阵。

Part and partial correlation 复选项：输出零阶相关系数、部分相关系数及偏相关系数。

Collinearity diagnostics 复选项：输出共线性诊断的统计量，如 Tolerance（容忍度）、VIF（方差膨胀因子）、Eigenvalues（特征根）及 Condition Index（条件指数）等。

Residuals 复选框组：输出残差分析的信息。Durbin-Watson 复选项：残差的 Durbin-Watson 统计量、残差和预测值的相关统计量；Casewise diagnostic 复选项：输出超出设定的 n 倍标准差的残差或全部观测值的残差。

（3）Linear Regression：Options 对话框

Stepping Method Criteria 单选框组：用于设置纳入和排除标准，可选择 P 值或 F 值方式。纳入变量时所得 P 值小于设定标准（或 F 值大于设定值），该变量进入模型；排除变量时所得 P 值大于设定概率值（或 F 值大于设定值），变量从模型排除。

Include constant in equation 复选项：模型是否包含常数项。

Missing Values 单选框组：缺失值的处理方式。

3．统计结果及分析　根据操作过程中选择的项目，输出以下结果。

图 6-6 为引入或剔除自变量的信息，本例进入模型变量为年龄，无剔除变量，选入变量的方法是 Enter 法（强制引入法）。

Model	Variables Entered	Variables Removed	Method
1	年龄 [a]		enter

a. All requested variables entered.
b. Dependent Variable: 尿肌酐含量 (mmol/24h)

图 6-6　自变量筛选信息表（Variables Entered/Removed）

在图 6-7 中，给出模型拟合后的相关系数 $R=0.882$，决定系数 $R^2=0.778$，调整决定系数为 0.740，估计值的标准误是 0.197，Durbin-Watson 统计量为 3.342，当统计量值在 2 左右，说明残差间相互独立。

Model	R	R Square	Adjusted R Square	Std. Error of the Estimate	Durbin-Watson
1	0.882[a]	0.778	0.740	0.19696	3.342

a. Predictors: (Constant)，年龄
b. Dependent Variable: 尿肌酐含量 (mmol/24h)

图 6-7　模型拟合摘要（Model Summary）

图 6-8 给出了模型的方差分析表，$F=20.968$，$P=0.004$，此回归模型有统计学意义。

Model		Sum of Squares	df	Mean Square	F	Sig
1	Regression	0.813	1	0.813	20.968	0.004[a]
	Residual	0.233	6	0.039		
	Total	1.046	7			

a.Predictors:(Constant), 年龄
b.Dependent Variable: 尿肌酐含量 (mmol/24h)

图 6-8　方差分析表（ANOVA）

图 6-9 给出了常数项、自变量的回归系数及其检验结果，对回归系数进行检验的方法是 t 检验。回归方程：$\hat{Y} = 1.662 + 0.139X$

Model		Unstandardized Coefficients		Standardized Coefficients			95%Confidence Interval for B	
		B	Std. Error	Beta	t	Sig.	Lower Bound	Upper Bound
1	（Constant）	1.662	0.297		5.595	0.001	0.935	2.388
	年龄	0.139	0.030	0.882	4.579	0.004	0.065	0.214

a. Dependent Variable：尿肌酐含量 (mmol/24h)

图 6-9　回归系数表（Coefficients）

第五节　练习题

1. 已知样本相关系数 $r=0.8$，能否说明两变量存在高度密切的相关关系？为什么？

2. 对某省不同地区水质的碘含量及其甲状腺肿的患病率调查后得到表6-3的数据，计算出 Pearson 相关系数，得 $r=-0.712$，经检验 $P<0.002$，据此认为甲状腺肿的患病率与水质的碘含量之间有负相关关系，且关系较密切。该结论是否正确？为什么？

表6-3　某省不同地区水质碘含量（$\mu g/L$）与甲状腺肿患病率（%）

地区	碘含量	患病率	地区	碘含量	患病率
1	1.0	40.5	10	7.7	6.3
2	2.0	37.7	11	8.0	7.1
3	2.5	39.0	12	8.0	9.0
4	3.5	20.0	13	8.3	4.0
5	3.5	22.0	14	8.5	4.0
6	4.0	37.4	15	8.5	5.4
7	4.4	31.5	16	8.8	4.7
8	4.5	15.6	17	24.5	0.0
9	4.6	21.0			

3. 某医院在研究胎盘早剥者的出血情况时，将妊娠时间分为三个阶段，失血量分为三个等级，共调查了224例，结果见表6-4。问失血量的多少与妊娠阶段之间有无关联？

表6-4　妊娠各阶段胎盘早剥者的出血人数分布

妊娠阶段	失血量			合计
	较少	中等	较多	
早期	23	4	6	33
中期	47	29	23	99
晚期	51	19	22	92
合计	121	52	51	224

4. 15名儿童的身高与肺死腔容积的观测数据如表6-5所示。

表 6-5　儿童的身高与肺死腔容积的观测数据

对象号	身高（cm）	肺死腔容积（ml）
1	110	44
2	116	31
3	124	43
4	129	45
5	131	56
6	138	79
7	142	57
8	150	56
9	153	58
10	155	92
11	156	78
12	159	64
13	164	88
14	168	112
15	174	101

试用该资料进行相关与回归分析：

（1）计算基本统计量。

（2）计算相关系数、进行相关系数等于零的假设检验。

（3）计算样本回归方程的截距与回归系数，进行回归系数等于零的假设检验。

（张星光　苏　俐）

第二篇
卫 生 学

预防医学是现代医学的三大组成之一，卫生学则是预防医学的重要核心内容。随着人们对科学认知的不断加深和科学技术的不断进步，临床医师不仅需要认识疾病机制和具备治病疗伤的技能，同时也应具有预防保健的知识和技术，了解环境和社会因素对疾病和健康的影响，促进人类健康。

人类生存的环境是多种环境介质和环境因素构成的统一体，为人类提供空气、食物、水，提供了人类在智力、道德、社会和精神等方面获得发展的基础和机会。但是环境因素的变化也随时作用于人体。当前，随着人类利用和改造自然能力的提高和需求的膨胀，人类过度开发和获取资源，带来了环境污染等诸多影响和问题，危害人类进一步生存和健康发展。本章的目的就是帮助临床专业学生理解预防疾病、促进健康的理论与技能，改变"重治疗轻预防"和"重个体轻群体"的旧观念，提高保障人类健康水平的能力。

第七章 室内空气中甲醛含量的测定与卫生评价

人类一生中80%以上的时间是在室内度过的，尤其是老、弱、病、残、幼、孕等人群在室内活动的时间更长。室内空气质量的优劣直接影响人们的健康。

现今居室建筑装修、装饰和家具更新材料中脲醛树脂和酚醛树脂等黏合剂以及泡沫塑料与壁纸等被广泛应用于房屋的防热、御寒、隔音与装饰，这些材料深部的甲醛可逐渐逸散挥出，长期污染室内空气，加之不断提高的建筑物密闭化，使之成为室内空气的主要污染物质，也使其成为21世纪公共卫生关注的焦点。

甲醛是一种挥发性有机化合物，人类甲醛暴露可导致多系统的健康损害，人的甲醛嗅觉阈为 $0.06 \sim 0.07mg/m^3$，但个体差异很大。甲醛有刺激性，$0.15mg/m^3$ 可引起眼红、眼痒、流泪、咽喉干燥发痒、喷嚏、咳嗽、气喘、声音嘶哑、胸闷、皮肤干燥发痒、皮炎等。甲醛还可引起变态反应，主要是过敏性哮喘，大量时可引起过敏性紫癜；长期接触 $1.34mg/m^3$ 甲醛，即可出现神经衰弱症状；有的还可引起肝功能异常，出现中毒性肝炎；也可出现呼气性肺功能障碍。遗传毒性研究还发现甲醛能引起基因突变和染色体损伤。因此为保障居民健康，开展居室内空气中甲醛含量的检测是十分必要的公共卫生工作。

室内空气中甲醛含量的测定方法较多，常见有酚试剂分光光度法和液相色谱法等。通过本次试验，要求同学们掌握酚试剂分光光度法分析测定室内空气中甲醛的原理和方法，了解室内空气中甲醛测定的高效液相色谱分析法的分析原理和方法，熟悉室内空气中有害气体样品采集方法和大气采样器的使用方法；熟悉实验过程中的操作方法，了解实验的操作步骤及注意事项。熟悉室内空气卫生标准和相关指标的意义，根据《室内空气质量卫生标准》的要求，正确评价室内空气环境。

第一节　酚试剂分光光度法测定室内空气中甲醛

一、实验原理

空气中的甲醛与酚试剂反应生成嗪，嗪在酸性溶液中被高铁离子氧化形成蓝绿色化合物。根据颜色深浅，比色定量。

二、仪器设备

1. 小流量气体采样器（流量范围 0.1 ~ 1.0 L/min）。恒流误差小于 2%，采样前和采样后应用皂膜流量计校准采样系列流量，误差小于 5%。

2. 721/722 分光光度计。

3. 10 ml 大泡吸收管或 U 形多孔玻板吸收管。出气口内径为 1 mm，出气口至管底距离等于或小于 5 mm。

4. 10 ml 具塞比色管。

5. 刻度吸管若干支。

6. 空盒气压计。

三、实验试剂

本法中所用水均为重蒸馏水或去离子交换水；所用试剂纯度为分析纯。

1. 吸收液原液　称量 0.10 g 酚试剂 [$C_6H_4SN(CH_3)C : NNH_2 \cdot HCl$，简称 MBTH]，加水溶解，倾于 100 ml 具塞量筒中，加水到刻度。放冰箱中保存，可稳定 3 日。

2. 吸收液　量取吸收原液 5 ml，加 95 ml 水。临用前现配。

3. 1% 硫酸铁铵溶液　称量 1.0 g 硫酸铁铵 [$NH_4Fe(SO_4)_2 \cdot 12H_2O$]，用 0.1 mol/L 盐酸溶解，并稀释至 100 ml。

4. 0.10 mol/L 碘溶液　称量 30 g 碘化钾，溶于 25 ml 水中，加入 12.7 g 碘。待碘完全溶解后，用水定容至 1000 ml。移入棕色瓶中，暗处贮存。

5. 1.00 mol/L 氢氧化钠溶液　称量 40 g 氢氧化钠，溶于水中，并稀释至 1000 ml。

6. 0.50 mol/L 硫酸溶液　取 28 ml 浓硫酸缓慢加入水中，冷却后，稀释至 1000 ml。

7. 0.10 mol/L 碘酸钾标准溶液　准确称量 3.5667 g 经 105℃烘干 2h 的碘酸钾（优级纯），溶解于水，移入 1L 容量瓶中，再用水定容至 1000 ml。

8. 0.10 mol/L 盐酸溶液　量取 82 ml 浓盐酸加水稀释至 1000 ml。

9. 1.00% 淀粉溶液　将 1 g 可溶性淀粉，用少量水调成糊状后，再加入 100 ml 沸水，并煮沸 2 ~ 3 min 至溶液透明。冷却后，加入 0.1 g 水杨酸或 0.4 g 氯化锌保存。

10. 硫代硫酸钠标准溶液 [$c(Na_2S_2O_3) = 0.100$ mol/L]　称量 25 g 硫代硫酸钠（$Na_2S_2O_3 \cdot 5H_2O$），溶于 1000 ml 新煮沸并已放冷的水中，此溶液浓度约为 0.10 mol/L。加入 0.2 g 无水碳酸钠，贮存于棕色瓶内，放置 1 周后，再标定其准确浓度。可用从试剂商店购买的当量试剂。

11. 甲醛标准贮备溶液　取 2.8 ml 含量为 36% ~ 38% 甲醛溶液，放入 1L 容量瓶中，加水稀释至刻度。此溶液 1 ml 约相当于 1 mg 甲醛。其准确浓度用碘量法标定（见附注）。

12. 甲醛标准溶液　临用时，将甲醛标准贮备溶液用水稀释成 1.00 ml 含 10 µg 甲醛，立即再取此溶液 10.00 ml，加入 100ml 容量瓶中，加入 5 ml 吸收液原液，用水定容至 100 ml，此液 1.00 ml 含 1.00 µg 甲醛，放置 30 min 后，用于配制标准色列管。此标准溶液可稳定 24 h。

四、实验样品

1. 采样点设置　居室面积小于 10 m² 的设一个采样点，10 ~ 25 m² 设 2 个采样点，25 ~ 50 m² 设 3 ~ 4 个采样点。2 点之间相距 5 m 左右，采样点离墙距离大于 1 m。采样点应均匀分布，与门窗要有一定距离。采样高度为 1.5 m，同时应在室外设对照点。

2. 样品采集　用一个内装 5 ml 吸收液的大型气泡吸收管，以 0.5 L/min 流量，采气 10 L。并记录采样点的温度和大气压力。

3. 采集样品后　将样品溶液全部转入比色管中，用少量吸收液洗吸收管，合并使总体积为 5 ml，混匀。采集的样品应在室温条件下 24 h 内分析。

五、操作步骤

1. 标准曲线的绘制　取 10 ml 具塞比色管，用甲醛标准溶液按下表制备标准系列。

表 7-1　甲醛溶液标准系列

管　号	0	1	2	3	4	5	6	7	8
标准溶液 (ml)	0	0.10	0.20	0.40	0.60	0.80	1.00	1.50	2.00
吸收液 (ml)	5.0	4.9	4.8	4.6	4.4	4.2	4.0	3.5	3.0
甲醛含量 (µg)	0	0.1	0.2	0.4	0.6	0.8	1.0	1.5	2.0

各管中，加入 0.4 ml 1% 硫酸铁铵溶液，摇匀。放置 15 min。用 1 cm 比色皿，在波长 630 nm 下，以水作参比，测定各管溶液的吸光度。以甲醛含量为横坐标，吸光度为纵坐标，绘制曲线，并计算回归线斜率，以斜率倒数作为样品测定的计算因子 Bg［微克 (µg)/ 吸光度］。

2. 样品测定　将比色管中移入并充分冲洗的 5 ml 样品溶液按照甲醛标准系列的测定方法，同时用 5 ml 未采样的吸收液作试剂空白，测定试剂空白和样品的吸光度。

六、浓度计算

1. 将采样体积按公式 7-1 换算成标准状态下采样体积。

$$V_0 = V_t \frac{T_0}{273+t} \cdot \frac{P}{P_0}$$
（公式 7-1）

式中：V_0——标准状态下的采样体积，L；

V_t——采样体积 L，为采样流量与采样时间乘积；

t——采样点的气温，℃；

T_0——标准状态下的绝对温度 273 K；

P——采样点的大气压，kPa；

P_0——标准状态下的大气压，101 kPa（或者 760 mmHg）。

2. 空气中甲醛浓度按公式 7-2 计算。

$$C = \frac{(A - A_0) \times Bg}{V_0}$$ （公式 7-2）

式中：C——空气中甲醛浓度，mg/m^3；

　　A——样品溶液的吸光度；

　　A_0——空白溶液的吸光度；

　　Bg——由 5.1 项得到的计算因子，微克 / 吸光度；

　　V_0——换算成标准状态下的采样体积，L。

七、测量范围

1. 测量范围和检出下限　用 5 ml 样品溶液，本法测定范围为 0.1～1.5 µg；采样体积为 10 L 时，可测浓度范围为 0.01～0.15 mg/m^3。本法检出 0.056 µg 甲醛。

2. 灵敏度和回收率　本法灵敏度为 2.8 微克 / 吸光度。当甲醛含量为 0.4～1.0 µg/5ml 时，样品加标准的回收率为 93%～101%。

3. 再现性　当甲醛含量为 0.1、0.6、1.5 µg/5ml 时，重复测定的变异系数为 5%、5%、3%。

八、干扰因素和注意事项

20 µg 酚、2 µg 醛以及二氯化氮对本法无干扰。二氧化硫共存时，使测定结果偏低。因此对二氧化硫干扰不可忽视，可将气样先通过硫酸锰滤纸过滤器，予以排除。

九、附注

1. 甲醛标准贮备溶液准确浓度的标定　精取 20.00 ml 待标定的甲醛标准贮备溶液，置于 250 ml 碘量瓶中。加入 20.00 ml 碘溶液（0.1000 mol/L）和 15 ml 氢氧化钠溶液（1 mol/L），放置 15 min，加入 20 ml 硫酸溶液（0.5 mol/L），再放置 15 min，用标定后的硫代硫酸钠标准溶液滴定，至溶液呈现淡黄色时，加入 1 ml 淀粉溶液（5 g/L），此时呈蓝色，继续滴定至蓝色刚刚褪去为止。记录滴定所用硫代硫酸钠溶液体积。同时用水作试剂空白滴定，操作步骤完全同上，记录空白滴定所用硫代硫酸钠溶液的体积。二次平行滴定，误差应小于 0.05 ml，否则重新标定。

标定后甲醛溶液的浓度按公式 7-3 计算：

$$甲醛溶液浓度（mg/mL）= \frac{(V_1 - V_2) \times c_1 \times 15}{20.00}$$ （公式 7-3）

式中：V_1——试剂空白消耗标定后的硫代硫酸钠溶液的体积，ml；

　　V_2——甲醛标准贮备溶液消耗标定后的硫代硫酸钠溶液的体积，ml；

　　c_1——硫代硫酸钠溶液的准确物质的量浓度，mol/L；

　　15——甲醛的摩尔浓度；

　　20.00——所取甲醛标准贮备溶液的体积，ml。

第二节 高效液相色谱分析法测定室内空气中甲醛

一、原理

空气中的甲醛（HCHO）与取样固体担体中的 2,4- 二硝基苯肼（dinitrophenylhydrazine，DNPH）结合生成 HCHO-DNPH 衍生物，DNPH 可在 $\lambda = 345$ 的特定波长有较强的紫外线吸收特性，而被紫外可见吸光探测器检出。

二、仪器设备

1. 液相色谱仪。

2. 色谱柱 ZORBAX SB-Phenyl（Agilent），4.6 mm × 250 mm × 5 μm；或 C_{18} 分析柱（5 μm，250 × 4mm）。

3. 紫外可见吸光探测器。

4. CODE 8015-75 二硝基苯肼（DNPH）浸透硅胶（silica gel）填充的自动气体采样器（日本柴田科学株式会社）。

5. 0.45 μm 冲灌式聚四氯乙烯个体过滤器（ADVANTEC 制）。

6. 万分之一电子天平。

7. 800 型常规离心机（上海金术机械厂）。

8. 10 ml 具塞比色管。

9. 刻度吸管若干支。

10. 空盒气压计。

11. 温度计。

三、试剂

本法中所用水均为重蒸馏水或去离子交换水，所用的试剂纯度为分析纯。

1. 1.00 mg/ml 甲醛标准贮备溶液 取 2.8 ml 含量为 36% ~ 38% 甲醛溶液，放入 1L 容量瓶中，加水稀释至刻度。此溶液 1 ml 约相当于 1mg 甲醛。其准确浓度用碘量法标定（见附注）。

2. 10.00 μg/ml 甲醛标准溶液 临用时，将甲醛标准贮备溶液用 2% 的三乙醇胺（TEA）缓冲液稀释成含甲醛 10 μg/ml 的标准溶液待用。放置 30 min 后，用于配制标准色列管。此标准溶液可稳定 24 h。

3. 5.00mg/ml AHMT 溶液 取 0.5 g AHMT 加入 0.2 mol/L 盐酸溶液 100 ml 中，温浴溶解（AHMT：4-amino-3-hydrazine-5-clear base-1,2,4-three benzodiazepines Mau，4- 氨基 -3- 联氨 -5- 疏基 -1,2,4- 三氮杂茂，日本 tci）。

4. 2.00% 三乙醇胺（TEA，美国 CHEMSERVICE）。

5. 0.20 mol/L 高碘酸钾（KIO_4）标准溶液 准确称量 0.71334 g 经 105℃ 烘干 2 h 的碘酸钾（优级纯），定溶于 0.2 mol/L 氢氧化钠溶液 100 ml。温浴溶解。

6. 5.00 mol/l 氢氧化钠（NaOH）溶液 称量 200 g 氢氧化钠，溶于水中，并稀释至

1000 ml。

7．0.10 mol/L 碘溶液　称量 30 g 碘化钾，溶于 25 ml 水中，加入 12.7 g 碘。待碘完全溶解后，用水定容至 1000 ml。移入棕色瓶中，暗处贮存。

8．1.00 mol/L 氢氧化钠溶液　称量 40 g 氢氧化钠，溶于水中，并稀释至 1000 ml。

9．0.50mol/L 硫酸溶液　取 28 ml 浓硫酸缓慢加入水中，冷却后稀释至 1000 ml。

10．5.00 g/L（0.5%）的淀粉溶液　称取 0.5 g 可溶性淀粉放入小烧杯中，加水 10 ml，呈糊状，在搅拌下导入 90 ml 沸水中，微沸 2min 至溶液透明。冷却后转入 100 ml 容量瓶中即可。

11．0.10 mol/L 硫代硫酸钠标准溶液　称量 25 g 硫代硫酸钠（$Na_2S_2O_3 \cdot 5H_2O$），溶于 1000 ml 新煮沸并已放冷的水中，加入 0.1～0.2 g 无水碳酸钠，贮存于棕色瓶内，放置 1 周后，再标定其准确浓度。

12．乙腈，色谱纯。

四、实验操作步骤

1．配制甲醛标准溶液系列与绘制标准曲线　备 10 ml 刻度管 7 只，按表 7-2 配制标准管系列。

取 5 μl、25 μl、50 μl、100 μl、0.15 ml、0.2 ml 甲醛标准溶液（10 μg/ml）于 10 ml 刻度管中，加水至 2 ml，加入 5 mol/L NaOH 溶液 2 ml，再加入 AHMT 溶液 2 ml，放置 20 min，再加入 KIO_4 溶液 2 ml，加水至 10 ml 刻度线，混匀，放置 10 min，进行高效液相色谱法（high-performance liquid chromatography，HPLC）分析，分析条件见表 7-3 和表 7-4。

测定各管面积，绘制标准曲线。

表 7-2　甲醛标准溶液系列

管　号	0	1	2	3	4	5	6
甲醛标准溶液（μl）	0	5	25	50	100	150	200
水（ml）	2.0	1.995	1.975	1.950	1.900	1.850	1.800
5mol/L NaOH 溶液（ml）	2.0	2.0	2.0	2.0	2.0	2.0	2.0
AHMT 溶液（ml）	2.0	2.0	2.0	2.0	2.0	2.0	2.0
放置 20min							
KIO_4 溶液（ml）	2.0	2.0	2.0	2.0	2.0	2.0	2.0
甲醛含量（μg）	0	0.05	0.25	0.50	1.0	1.5	2.0
加水至 10ml 刻度线，混匀，放置 10min，进行 HPLC 分析							

2．样品采集、处理、检测

（1）选择 CODE 8015-75 自由扩散吸附采集室内空气样品，采样高度为距地面 1.2 m，距墙壁 1.0 m 以上，避开通风口，采集 24h（9 时至次日 9 时）。采样后样品密封回收送实验室冷藏保存（2～8 ℃）。

（2）样品洗脱：采用 10ml 玻璃注射器，注入 3 ml 乙腈 1 min 内缓慢洗脱萃取，提取液经孔径 0.45 μm 冲灌式聚四氯乙烯个体过滤器滤过，收集滤液进行 HPLC 分析。

表 7-3　HPLC 分析检测条件

项目	条件
色谱柱	ZORBAX SB-Phenyl（Agilent），4.6 mm × 250 mm × 5 μm
柱温	40℃
流动相	A：水；B：乙腈；C：四氢呋喃；D：甲醇
流速	1.0 ml/min
进样量	20 μl
波长	345/360 nm

表 7-4　梯度洗脱条件

Time（min）	B%	C%	D%
0	32	4	3
10	36	4	3
15	40	7	14
31	40	7	14

3. 记录采样点的温度和大气压力。萃取后样品在室温下应在 24 h 内分析。本实验条件在 ZORBAX SB-Phenyl 色谱柱上 HCHO-DNPH 衍生物可以较好分离。保留 12s 时间定性，以峰面积与标准系列比较定量。

五、浓度计算

1. 将采样体积换算成标准状态下采样体积，按公式 7-4 计算

$$V_0 = V_t \times \frac{273 \times P}{(273+t) \times 760}$$
（公式 7-4）

式中：V_t——采样体积（L）；

P——采样点的大气压力（mmHg）；

t——采样点的气温（℃）。

2. 空气中甲醛浓度，按公式（7-5）计算

$$空气中甲醛浓度（mg/m^3）= \frac{C}{V_0}$$
（公式 7-5）

式中：C——相当标准系列甲醛的含量（μg）；

V_0——换算成标准状态下的采样体积（L）。

六、测量范围

1. 本法甲醛浓度上限值为 0.10 mg/m³，超过此值则判定为超标。

2. 测定校正因子　在测定范围内，可用单点校正法求校正因子。在样品测定同时，分别取试剂空白溶液和与样品浓度相接近的标准管溶液，按液相色谱最佳测试条件进行测定，重复做三次，得峰高的平均值和保留时间。按公式 7-6 计算校正因子：

$$f = \frac{C_0}{h-h_0}$$
（公式 7-6）

式中：f —— 校正因子，$\mu g/(ml \cdot mm)$；

　　　C_0 —— 标准溶液浓度，$\mu g/ml$；

　　　h —— 标准溶液平均峰高，mm；

　　　h_0 —— 试剂空白溶液平均峰高，mm。

七、附注

甲醛标准贮备溶液准确浓度的标定：同酚试剂分光光度法。

第三节　室内空气质量卫生评价

一、常用室内空气质量卫生评价指标及其意义

（一）常用室内空气质量的卫生评价意义

人们要确定室内空气质量状况对生存和发展的适宜性，就必须进行室内空气质量的评价。其意义在于：

1. 以室内空气质量标准为依据，根据室内环境监测数据，对室内空气质量现状做出评价。

2. 开展室内环境污染的预测工作，掌握室内空气质量的变化趋势，评价室内空气污染对室内人员健康的影响；

3. 研究污染源（如建筑材料、室内用品等）与室内空气质量的关系，为建筑设计、卫生防疫、控制污染及建材生产提供依据。

总之，进行室内空气质量研究的根本目的是要保护居住者的健康与生活的舒适，切实提高人们的生活质量，使人们的生活从舒适型向健康型发展。

（二）常用室内空气质量的卫生评价指标

国家质量监督检验检疫总局、国家环境保护总局、原卫生部制定的我国第一部《室内空气质量标准》于 2003 年 3 月 1 日正式实施。标准中明确要求："室内空气应无毒、无害、无异常嗅味"，规定控制项目不仅包括化学性污染物，还包含了物理性、生物性和放射性污染物，化学性污染物共有甲醛等 13 种常见污染物质。

表 7-5　GB/T18883-2002《室内空气质量标准》

序号	参数类别	参数	单位	标准值	备注
1	物理性	温度	℃	22～28	夏季空调
				16～24	冬季采暖
2		相对湿度	%	40～80	夏季空调
				30～60	冬季采暖
3		空气流速	m/s	0.3	夏季空调
				0.2	冬季采暖
4		新风量	$m^3/(h \cdot p)$	30[a]	
5	化学性	二氧化硫 (SO_2)	mg/m^3	0.50	1h 均值
6		二氧化氮 (NO_2)	mg/m^3	0.24	1h 均值
7		一氧化碳 (CO)	mg/m^3	10	1h 均值
8		二氧化碳 (CO_2)	%	0.10	日平均值
9		氨 (NH_3)	mg/m^3	0.20	1h 均值
10		臭氧 (O_3)	mg/m^3	0.16	1h 均值
11		甲醛 (HCHO)	mg/m^3	0.10	1h 均值
12		苯 (C_6H_6)	mg/m^3	0.11	1h 均值
13		甲苯 (C_7H_8)	mg/m^3	0.20	1h 均值
14		二甲苯 (C_8H_{10})	mg/m^3	0.20	1h 均值
15		苯并 [a] 芘 [B(a)P]	mg/m^3	1.0	日平均值
16		可吸入颗粒 (PM_{10})	mg/m^3	0.15	日平均值
17		总挥发性有机物 (TVOC)	mg/m^3	0.60	8h 均值
18	生物性	菌落总数	cfu/m^3	2500	依据仪器定
19	放射性	氡^{222}Rn	Bq/m^3	400	年平均值（行动水平[b]）

[a] 新风量要求 ≥ 标准值，除温度、相对湿度外的其他参数要求 ≤ 标准值
[b] 达到此水平建议采取干预行动以降低室内氡浓度。

　　《室内空气质量标准》规定 PM_{10} 日平均浓度值 ≤ 0.15mg/m³。检测结果依据 GB/T18883-2002《室内空气质量标准》进行评价。

二、室内空气污染相关问题

（一）室内空气的污染物来源

　　分为室外来源和室内来源。

　　1. 室外来源　主要有室外污染空气交换进入（SO_2、NO_x、颗粒物等）、房基地地质中挥发物与逸出物污染（氡及其子体、农药、重金属等）、人为活动带入的职业环境污染物。

　　2. 室内来源　主要有室内生活炉灶和烹调油烟的废气（CO、CO_2、PAHs、甲醛、烃类、SO_2、NO_2、氟化物、颗粒物等）、烟草燃烧污染［焦油、CO、烟碱（尼古丁）、多环芳

烃、甲醛、氮氧化物、亚硝胺、丙烯腈、氟化物、氰氢酸、颗粒物以及含砷、镉、镍、铅等的物质 3000 余种，有致癌作用的为 40 多种]、建筑装潢材料 [甲醛、挥发性有机化合物（VOC）、二甲胺、乙醚、三氯甲烷、硫化氢、氨及其子体]、家用化学品（化妆品、洗涤剂、清洁剂、消毒剂、杀虫剂、纺织品、油墨）、家用电器用品 [臭氧（O_3）] 电磁辐射、室内不清洁滋生致敏性生物（真菌和尘螨）以及人类呼气（CO_2 成人约 22.6L/d，以及少量氨、二甲胺、二乙胺、二乙醇、甲醇、丁烷、丁烯、二丁烯、乙酸、丙酮、氮氧化物、CO、H_2S、酚、苯、甲苯、CS_2 等），即代谢产物和吸入后以原形呼出的污染物。

（二）室内空气的污染物形态

主要以气态和蒸气、气溶胶等形态存在于空气中。不但可以引起接触者的过敏反应，长期暴露还能造成重要组织器官的病理改变，甚至致癌、致畸。

（三）室内空气污染引发的常见病症

1. 不良建筑物综合征（sick building syndrome，SBS）　是由于采用新型建筑材料、封闭的建筑结构和通风不良而引起人群的不良反应。其主要症状（WHO）如下：

（1）眼、鼻、咽喉部刺激症状。

（2）皮肤、黏膜干燥感觉。

（3）精神疲劳。

（4）红斑、头痛和高频率的上呼吸道感染及非特异性变态反应。

2. 与建筑有关的疾病（building-related illness，BRI）。

3. 多种化学污染物过敏症（multiple chemical sensitivity，MCS）。

（四）住宅室内环境卫生因素和人类健康密切相关

1. 良好的卫生状况有利人类健康　这是机体的良性刺激，能增强生理功能，提高防御疾病的能力。

2. 不良的居住环境影响人类健康　恶劣的微小气候和有害化学物质是机体的恶性刺激，能降低机体的生理功能和防病能力。

3. 住宅卫生状况影响数代人和众多家庭。

4. 住宅环境对健康产生影响的特点具有长期性和复杂性。

（五）保证居室空气清洁度的卫生措施

1. 合理选择居住区用地。

2. 合理选择建筑材料和装饰材料。

3. 合理的住宅平面配置。

4. 合理的住宅卫生规模。

5. 采用改善空气质量的措施。

6. 改进个人卫生习惯。

7. 防止空调产生的问题。

8. 加强卫生宣传，健全卫生法制。

三、室内空气质量评价

（一）分类

1. 室内空气质量现状评价　根据建筑物现有的情况，应用科学方法，分析当前危害室内环境空气质量的因素和危害程度，以及室内环境空气质量产生的化学性和物理性影响变化情况，提出科学的、可行的对策和措施。

2. 室内空气质量预评价　是根据建筑物特点和室内装修装潢工程设计方案的内容，运用科学方法来分析、预测装修装潢设计方案施工完成后可能存在的危害室内空气质量的因素和危害程度，以及室内环境空气质量产生的化学性和物理性影响变化情况，提出科学的、可行的对策和措施，及有害气体的特性和参数，为改善工程设计方案和材料选择提供依据。

（二）室内空气评价因子种类

室内空气评价有多种污染物，即评价因子，其可能来源如表 7-6。

表 7-6　室内空气污染物种类

项目	污染物种类
燃烧产物	CO、NO_x、SO_2、PM_{10}、苯并 [a] 芘
人呼出气体	CO_2
空气微生物	溶血性链球菌、白喉杆菌、肺炎球菌、金黄色葡萄球菌、流感病毒
建筑材料释放物	甲醛、氡气、石棉、氨、VOC
光化学烟雾、复印机等	O_3

（三）在空气质量标准允许范围内的装修选材试算

11.5 m^2（室高 2.61m）的室内空间约 30 m^3，根据 GB/T18883《室内空气质量标准》甲醛卫生标准为 0.10 mg/m^3，该室内空间允许甲醛含量为：

0.10 mg/m^3 × 30 m^3 = 3 mg

若选用甲醛释放限量为 0.12 mg/m^2 的板材，该室内这种板材最多使用量为：

3 mg ÷ 0.12 mg/m^2 = 25 m^2

第四节　习题

一、名词解释

1. 二次污染物　　2. 光化学烟雾　　3. 酸雨　　4. 温室效应
5. 可吸入颗粒物　6. 挥发性有机化合物

二、单项选择题

1. 二次污染物是指
   A. 直接从污染源排入环境中的污染物
   B. 比一次污染物毒性变小的污染物
   C. 空气中长期存在的难于降解的污染物
   D. 一次污染物受某些因素作用后，转变成理化性状完全不同的新污染物
   E. 一次污染物沉降后，再次造成环境污染的污染物
2. 形成煤烟型烟雾事件的主要污染物是
   A. 烟尘和 NO_x
   B. 汽车废气和 SO_x

C. 烟尘和过氧乙酰硝酸酯类（PAN）

D. 烟尘和 O_3

E. 烟尘和 SO_2

3. 发生光化学烟雾事件的主要污染物是

    A. SO_2 和颗粒物

    B. SO_2 和 NO_x

    C. CO 和 NO_x

    D. 颗粒物和烃类

    E. 烃类和 NO_x

4. 引起光化学烟雾事件的初始污染物主要来自

    A. 燃烧排放的烟尘

    B. 工厂排放的废气

    C. 汽车尾气

    D. 生产事故排出的毒气

    E. 火灾事故排出的烟气

5. COPD 是下列哪三种疾病的统称

    A. 慢性支气管炎、肺气肿、肺水肿

    B. 慢性肺结核、支气管哮喘、肺气肿

    C. 支气管哮喘、肺气肿、肺水肿

    D. 慢性支气管炎、支气管哮喘、肺气肿

    E. 慢性支气管炎、支气管哮喘、慢性支气管扩张

6. 室内空气质量评价最常用的指标是

    A. NO

    B. O_3

    C. SO_2

    D. CO_2

    E. 可吸入颗粒物（IP）

7. 评价室内空气质量指标中，细菌指标多采用

    A. 肺炎球菌总数

    B. 结核分枝杆菌总数

    C. 细菌总数

    D. 溶血性链球菌

    E. 金黄色葡萄球菌总数

8. 室内空气污染的甲醛主要来自

    A. 装饰材料

    B. 建筑材料

    C. 吸烟

    D. 燃料燃烧

    E. 烹调油烟

9. 光化学烟雾引起的主要症状是
    A. 支气管哮喘
    B. 眼、上呼吸道刺激症状
    C. 血液 COHb 升高
    D. 肺癌发病率增高
    E. 慢性阻塞性呼吸道疾患

三、简答题

1. 室内空气污染物的主要来源是什么？
2. 室内空气人为污染物有哪些？
3. 如何减少室内空气污染物的浓度？
4. 简述室内空气污染物的健康危害。

（戴　红）

第八章　饮用水消毒与卫生评价

　　水是人体构成的主要成分，是生命所需六大营养素之一。水中常含有多种无机盐类，是供给机体所需盐类的主要来源之一。人体内几乎所有的生化过程与生理活动，如体温调节、营养输送、废物排泄等都需要水的参加，成人每日水的生理需要量为 2~3 L。为维持人体内环境的稳定，发挥水在生理和卫生上的作用，需要有充足的水量和良好的水质。水质不良或受到污染，不仅降低其饮用价值，还可引起各种健康损害及疾病。据调查，我国约 70% 的人口未能饮用水质完全符合国家卫生标准的饮用水，还有 0.47 亿人口严重缺水，因而给水卫生是保障人民的生活质量、维持和促进健康的有效途径，应进一步加强。

　　为保证饮用水达到水质标准要求，必须采取相应的卫生措施。主要包括水源的选择、水源的卫生防护、饮用水的净化与消毒三个环节。

　　通过本章学习，要求学生熟悉漂白粉中有效氯含量、饮水消毒及余氯测定的原理；熟悉有效氯的概念，影响氯化消毒的因素及余氯测定的意义；熟悉实验过程中的操作方法及其准确性；熟悉饮用水卫生标准和卫生学评价的意义；了解本次实验的操作步骤及注意事项。

第一节　漂白粉中有效氯含量的测定

　　漂白粉是一种成分复杂的化合物，其中有效成分 Ca(OCl)Cl 具有杀菌和氧化作用，其中的氯称之为有效氯，即含氯化合物中氯的价数大于 −1 者就是有效氯。商品漂白粉含有效氯在 25%~35% 之间，商品漂白粉精含有效氯在 60%~70% 之间。有效氯最初的意义是用来表示漂白粉中有效成分，指漂白粉与盐酸反应后所生成的氯量，用百分数表示。但实际有效氯是用含氯化合物所起氧化反应的强度来表示的。漂白粉中有效氯的测定，一般可用碘量法，在要求不是非常精确时可采用蓝墨水快速测定法。

一、碘量法

（一）原理

　　漂白粉中的有效氯在酸性溶液中可氧化碘化钾而释放出碘，再用硫代硫酸钠标准溶液滴定析出的碘，根据硫代硫酸钠标准液的消耗量计算出漂白粉中有效氯的含量。

$$2KI + 2CH_3COOH \rightarrow 2CH_3COOK + 2HI$$

$$2HI + Ca(OCl)Cl \rightarrow CaCl_2 + 2H_2O + I_2$$

$$I_2 + 2Na_2S_2O_3 \rightarrow Na_2S_4O_6 + 2NaI$$

（二）器材

1. 250 ml 碘量瓶 / 三角烧瓶。

2. 500 ml 容量瓶。

3. 研钵。

4. 150 ml 烧杯。

5. 25 ml 移液管。

6. 小药匙 1 个。

7. 碱性滴定管 1 支。

（三）试剂

1. 0.050 mol/L 硫代硫酸钠（$Na_2S_2O_3 \cdot 5H_2O$）标准溶液（1 ml ≈ 有效氯 1 mg）

2. 漂白粉。

3. 1.0% 淀粉溶液。

4. 0.5% 淀粉溶液。

5. 结晶碘化钾。

6. 冰醋酸。

（四）操作步骤

1. 配制 1% 漂白粉样品悬液　称取 1.00 g 漂白粉样品，加入研钵中磨碎后，用蒸馏水溶解转移入 100 ml 容量瓶中，洗研钵 3 次，定容至 100 ml 制成 1% 悬液。

2. 在 250 ml 碘量瓶中加入碘化钾（KI）1 小药匙（约 200 mg），加 88 ml 蒸馏水溶解后加入 2 ml 冰醋酸。

3. 加入 1% 漂白粉样品悬液 10 ml 摇匀。此时溶液呈红色或棕黄色。振荡混匀，置于暗处避光 5 min。

4. 0.050 mol/L 硫代硫酸钠标准溶液滴定到溶液转淡黄色，再加入 10 滴 1% 淀粉溶液（或 1 ml 0.5% 淀粉溶液），溶液即呈蓝色，继续滴定至蓝色刚消失即为终点。记录所用硫代硫酸钠标准溶液总量（V）。

（五）计算有效氯（$Cl_2\%$）

$$有效氯(\%)= \frac{V \times 0.0500 \times 70.91/2000 \times 100/25 \times 100}{0.71} = V \qquad （公式 8-1）$$

式中：V——0.050 mol/L 硫代硫酸钠标准溶液用量（ml）。

因此，滴定时用去的 0.050 mol/L 硫代硫酸钠的毫升数，即直接代表该种漂白粉所含有效氯的百分数。

（六）注意事项

1. 注意各种仪器的正确操作方法，配制试剂浓度要准确。

2. 滴定时快到终点时一定要慢，边滴边摇。

（七）硫代硫酸钠标准溶液的配制及标定方法

1. 配制硫代硫酸钠滴定液（0.10 mol/L）　取硫代硫酸钠（$Na_2S_2O_3 \cdot 5H_2O$）26 g 与无水碳酸钠 0.20 g，加新沸过的冷却蒸馏水适量使溶解成 1000 ml，摇匀，放置 1 个月后滤过，再标定。

2. 标定　取在 120℃ 干燥至恒重的基准重铬酸钾 0.15 g 两份，精密称定，置碘瓶中，加水 50 ml 使溶解，加碘化钾 2.0 g，轻轻振摇使溶解，加稀硫酸 40 ml，摇匀，密塞；在暗处避光放置 10min 后，加水 250 ml 稀释，用本液滴定至近终点时，加 1% 淀粉指示液 3 ml，继续滴定至蓝色消失而显亮绿色终止。标定中每 1 ml 硫代硫酸钠滴定液（0.1 mol/L）相当于 4.903 mg 的重铬酸钾。根据本液的消耗量与重铬酸钾的取用量，算出本液的浓度，最后以两份平行滴定结果的均值表示滴定浓度。之后将已经标定的 0.100 mol/L 硫代硫酸钠溶液用煮沸冷却后的蒸馏水稀释成 0.050 mol/L，备用。

二、快速测定法

（一）原理

蓝墨水能被漂白粉中的有效氯漂白，所以可以根据消耗蓝墨水的体积计算漂白粉中有效氯的含量。

（二）器材

1. 250 ml 碘量瓶 / 三角烧瓶。
2. 研钵。
3. 10 ml 移液管。
4. 滴管

（三）试剂

各种品牌的蓝墨水均可。

（四）操作步骤

取 0.5 g 漂白粉样品置于玻璃瓶中，加 10 ml 清水，连续搅动 1min（约 200 次），放置 5min，倒出上清液，摇匀，吸出 38 滴于白瓷皿中，洗净吸漂白粉溶液的吸管，再吸蓝墨水滴加于白瓷皿中，搅拌，直至出现稳定的蓝绿色为止，消耗蓝墨水的滴数即为该漂白粉中有效氯的百分数。

第二节 余氯的测定

一、基本概念

采用氯化法对饮用水进行消毒时，应明确下列三个概念，即余氯、加氯量及需氯量。

1. 余氯 是指水经过加氯消毒，接触一定时间后（一般指接触 30min 后），水中所余留的有效氯，其作用是保证持续杀菌，以防止水受到再次污染。我国生活饮用水卫生标准中规定集中式给水出厂水的游离性余氯含量不低于 0.3 mg/L，管网末梢水不得低于 0.05 mg/L。余氯有以下三种形式：

（1）总余氯：包括 HOCl、OCl⁻ 和 $NHCl_2$ 等。

（2）化合性余氯：包括 NH_2Cl、$NHCl_2$ 及其他氯胺类化合物。

（3）游离性余氯：包括 HOCl 及 OCl⁻ 等。

2. 加氯量 是指加入水样中的氯量。

3. 需氯量 需氯量是指在一定的条件（如温度、pH、接触时间）下因杀灭细菌、氧化有机物质以及某些氯化反应所消耗的氯量，水中加氯量除了满足需氯量的要求外，应该留有一定的余氯。进行氯化消毒时应注意的问题是，需氯量 = 加氯量 - 余氯量。

余氯的测定常采用下述两种方法，N.N- 二乙基对苯二胺（DPD）分光光度法和邻联甲苯胺比色法，前者可测定游离余氯和各种形态的化合余氯，后者可分别测定总余氯及游离余氯。

二、邻联甲苯胺比色法测定余氯

（一）原理

在 pH 小于 1.8 的酸性溶液中，水中余氯与邻联甲苯胺（甲土立丁）作用产生黄色的联苯醌化合物，根据其颜色的深浅进行比色定量。

（二）器材

1. SLS-2 型立式余氯比色测定器 1 个。

2. 25 ml 比色管 2 支。

3. 2 ml 刻度吸管 1 支。

（三）试剂

0.135% 邻联甲苯胺溶液：称邻联甲苯胺 1.35 g，用少量水调成糊状，再加纯水至 500 ml，继而在不停搅拌下缓慢加入 3：7（盐酸：水）盐酸液至 1000 ml，完全溶解存于棕色试剂瓶中，在室温下保存可使用半年。

（四）操作步骤

1. 对照管　加 26.3 ml 蒸馏水于 25 ml 比色管，不加试剂。

2. 样品管　先取 0.135% 邻联甲苯胺溶液 1.3 ml 加入 25 ml 比色管，再加入待检水网末梢水至 25 ml 刻度处，混匀。5min 后，如双管立即进行对照比色，所得结果为游离性余氯，浓度为 mg/L。如放置 10 min 使其产生最高色度再比色，所得结果为总余氯（总余氯 − 游离性余氯 = 化合性余氯）。

若无余氯比色测定器，则在余氯比色含量表（表 8-1）中进行估计，找出与表中相近颜色的含量，即为此溶液中余氯的含量（mg/L）。

表 8-1　余氯含量估计表

估计余氯量（mg/L）	呈色	氯嗅程度
0.3	淡黄色	刚能嗅出
0.5	黄色	容易嗅出
0.7 ~ 1.0	深黄色	明显嗅出
2.0 以上	棕黄色	有强烈刺激味

（五）永久性余氯标准比色溶液的配制

1. 试剂

（1）氯化钾 - 盐酸缓冲溶液（pH 2.2）：称取 3.7 g 经 100 ~ 110℃干燥至恒重的氯化钾，用纯水溶解，再加 0.56 ml 盐酸（$\rho 20 = 1.19$ g/ml），用纯水稀释至 1000 ml。

（2）重铬酸钾 - 铬酸钾溶液：称取 0.155 g 经 120℃干燥至恒重的重铬酸钾（$K_2Cr_2O_7$）及 0.465 g 经 120℃干燥至恒重的铬酸钾（K_2CrO_4），溶于氯化钾 - 盐酸缓冲溶液中，并稀释至 1000 ml。此溶液所产生的颜色相当于 1 mg/L 余氯与四甲基联苯胺所产生的颜色。

2. 配制方法

永久性余氯标准比色管（0.005 ~ 1.0 mg/L）的配制：按表 8-2 所列用量分别吸取重铬酸

钾 - 铬酸钾溶液注入 50 ml 具塞比色管中，用氯化钾 - 盐酸缓冲溶液稀释至 50 ml 刻度，在冷暗处保存可使用 6 个月。

表 8-2　0.005 ~ 1.0 mg/L 永久性余氯标准比色溶液配制表

余氯（mg/L）	重铬酸钾 - 铬酸钾溶液（ml）	余氯（mg/L）	重铬酸钾 - 铬酸钾溶液（ml）
0.005	0.25	0.40	20.00
0.010	0.50	0.50	25.00
0.030	1.50	0.60	30.00
0.050	2.50	0.70	35.00
0.100	5.00	0.80	40.00
0.200	10.00	0.90	45.00
0.300	15.00	1.00	50.00

（六）注意事项

1. 水样温度在 15 ~ 20℃时显色最好，如水温较低时，可适当加温再进行比色。

2. 如产生淡蓝绿色，可能由于水样碱度过高所致，可加入 1：2 的稀盐酸 1 ml 再进行比色。

3. 如无余氯比色测定器，可根据表 8-1 估计水样中余氯的含量。

第三节　漂白粉加入量的测定

一、原理

取一定体积的水样数份，分别加入不同量的已知浓度的漂白粉稀释液，半小时后，测定余氯，取其余氯最合适（0.3 mg/L）的水样，计算出漂白粉的加入量（或根据需氯量曲线求出合适的加氯量）。

二、器材

1. 250 ml 碘量瓶 5 个。

2. 1 ml 移液管一支。

3. 5 ml 移液管一支。

三、试剂

1. 0.10% 有效氯标准液　根据上述实验测定结果，吸取适量该漂白粉溶液，用需氯量为零的蒸馏水稀释至 100 ml（或取 10 mg 漂白粉，加入 10 ml H$_2$O），配成标准的 0.10% 有效氯标准溶液。因此液易分解，需临用前配制（以有效氯 ≥ 15% 漂白粉配制）。

2. 需氯量为零的蒸馏水　用不含氨及亚硝酸盐的蒸馏水煮沸 5 min，放冷后即可。

四、操作步骤

1. 将 5 个 250 ml 碘量瓶依次排好并编号，每杯加入 100 ml 水样。

2. 于各瓶中依次加入 0.5、1.0、1.5、2.0、2.5 ml（或根据水样情况酌定）0.10% 有效氯标准液，盖好瓶塞，摇匀，静置半小时。加标准液时，每瓶相隔 2～3 min，以便有充分的时间测定余氯。

3. 半小时后，用邻联甲苯胺比色法测定各杯中余氯含量（见余氯的测定）。

4. 以余氯值为纵坐标，加氯量为横坐标绘制需氯量曲线，根据预期氯化消毒后所需的余氯量，如余氯为 0.3 mg/L，从需氯量曲线中查得加氯量（如以上各杯都不含有余氯，即不显色，说明水的需氯量较大，应按比例加大漂白粉的加入量，然后重复上述试验，找出合适的余氯）。

5. 计算 水样漂白粉需要加入量（mg/L）＝ 余氯为 0.3 mg/L 的水样中所加入的漂白粉溶液 ml 数 ×10。

五、注意事项

1. 如果各杯都不含余氯，说明水样需氯量较大，重做时应按比例再次增加漂白粉加入量，寻找适宜余氯的样品。

2. 0.1% 漂白粉溶液易分解，需临用前配制。0.1% 漂白粉溶液配制：取有效氯 ≥ 15% 漂白粉 0.1 g，加蒸馏水研磨后调至 100 ml，即 1 ml ≈ 1 mg 漂白粉。迅速过滤一次后，用于测定有效氯的含量。

3. 结果报告中应注明水温和接触时间。研究饮水消毒时应在不同的接触时间和温度下比较各种加氯量所产生的结果，同时必须配合细菌检验才能得到可靠的结果。

4. 水样中的还原性无机物、氨、氰化物以及许多能与氯反应的有机物对测定有干扰。

第四节　饮用水卫生评价

生活饮用水卫生标准是从保护人群身体健康和保证人类生活质量出发，对饮用水中与人群健康有关的各种因素（物理、化学和生物），以法律形式所做的量值规定，以及为实现量值所做的有关行为规范的规定，经国家有关部门批准，以一定形式发布的法定卫生标准。2006 年底，原卫生部会同各有关部门完成了对 1985 年版《生活饮用水卫生标准》的修订工作，并正式颁布了新版《生活饮用水卫生标准》（GB5749-2006），规定自 2007 年 7 月 1 日起全面实施。

一、制定水质标准的原则

1. 为防止介水传染病的发生和传播，要求生活饮用水不含病原微生物。

2. 水中所含化学物质及放射性物质不得对人体健康产生危害，要求水中的化学物质及放射性物质不引起急性和慢性中毒及潜在的远期危害（致癌、致畸、致突变作用）。

3. 水的感官性状是人们对饮用水的直观感觉，是评价水质的重要依据。生活饮用水必须确保感官良好，为人民所乐于饮用。

二、生活饮用水常规水质标准

生活饮用水常规水质标准共 38 项。其中感官性状和一般化学指标 17 项，主要为了保证饮用水的感官性状良好；毒理学指标 15 项、放射指标 2 项，是为了保证水质对人不产生毒性和潜在危害；细菌学指标 4 项，是为了保证饮用水在流行病学上安全而制定的。常见的常规指标具体要求及检测方法见表 8-3。

表 8-3 生活饮用水常规指标限制、检测方法及卫生学意义

指标	限制	检测方法 / 仪器	卫生学意义
1. 微生物指标			
总大肠菌群（cfu/100ml）	不得检出	细菌培养	饮用水是否被人畜粪便污染
耐热大肠菌群（cfu/100ml）	不得检出	细菌培养	
大肠埃希菌（cfu/100ml）	不得检出	细菌培养	
菌落总数（cfu/ml）	100	细菌培养	受到微生物污染
2. 毒理学指标			
砷（mg/L）	0.01	原子荧光光度计	超标会引发慢性砷中毒
镉（mg/L）	0.005	原子荧光光度计	超标会引发慢性镉中毒
铬（六价）（mg/L）	0.05	可见分光光度计 /721	目前未发现其对人体的危害
铅（mg/L）	0.01	原子吸收	过量会引起铅中毒、肾病、神经痛、麻风
汞（mg/L）	0.001	原子荧光 PF6-2 或电感耦合等离子体质谱仪	汞为剧毒物质，可致急、慢性中毒
硒（mg/L）	0.01	原子荧光光度计	人体和动物摄入过量的硒均会发生中毒，硒可以在体内蓄积
氰化物（mg/L）	0.05	紫外可见分光光度计 TU1901	氰化物是毒性很强的物质，会使过氧化氢酶活性增高
氟化物（mg/L）	1.0	离子色谱仪、全自动离子分析仪、HC800 全自动离子分析仪	作用是双重的，低浓度预防龋齿，高浓度氟中毒
硝酸盐（以 N 计，mg/L）	10	离子色谱仪、全自动离子分析仪、HC800 全自动离子分析仪	会引发高铁血红蛋白症
三氯甲烷（mg/L）	0.06	气相色谱仪	可引发小鼠的肝癌及肾肿瘤
四氯甲烷（mg/L）	0.002	气相色谱仪	引发小鼠肝细胞癌
3. 感官性状及一般化学指标			
色度	15	色度仪	影响饮用水感官
浑浊度	1	实验室浊度仪	影响饮用水感官，同时浑浊度高还影响氯化消毒效果
pH	6.5～8.5	实验室 pH 计、全自动离子分析仪、HC800 全自动离子分析仪	pH 与心血管疾病成负相关。饮用偏碱性水有利于身体健康
溶解性总固体（mg/L）	1000	电子分析天平	

表 8-3 生活饮用水常规指标限制、检测方法及卫生学意义（续）

指标	限制	检测方法 / 仪器	卫生学意义
总硬度（以 $CaCO_3$ 计，mg/L）	450	滴定管、全自动离子分析仪、HC800 全自动离子分析仪或专用玻璃仪器	总硬度与心血管疾病的发病率成负相关
耗氧量（以 O_2 计，mg/L）	3	电热恒温水浴锅	反映水体有机物污染的重要指标之一
挥发苯酚类（以苯酚计，mg/L）	0.002	紫外可见分光光度计 TU1901	其具有恶臭气味
4．放射性指标			
总 α 放射性（Bq/L）	0.5	低本底 α、β 测量仪 FYFS-400X	预防放射性危害
总 β 放射性（Bq/L）	1	低本底 α、β 测量仪 FYFS-400X	预防放射性危害

第五节　习题

一、名词解释

1．有效氯

2．硬度

二、单项选择题

1．温室效应是由于大气中何种物质增加引起的

　　A．SO_2

　　B．CO

　　C．CO_2

　　D．NO_2

　　E．NO

2．水体富营养化与下述何种物质增加有关

　　A．氟、磷

　　B．氮、磷

　　C．碘、磷

　　D．氟、氮

　　E．碘、氮

3．水俣病是由于食入被下列哪种物质污染的水体中生长的鱼贝类所致

　　A．砷

　　B．甲基汞

　　C．有机铅

　　D．酚

　　E．有机氯

4. 饮用水卫生要求在流行病学上安全，主要是为了确保不发生
   A. 消化道疾病
   B. 介水传染病
   C. 食物中毒
   D. 急慢性中毒
   E. 水型地方病

5. 汞污染水源的严重危害是
   A. 使鱼贝类产生特殊臭味
   B. 水体出现富营养化现象
   C. 引起某些介水传染病的流行
   D. 使水体产生金属涩味或浑浊
   E. 可能引起水俣病的发生

6. 饮用水净化的主要目的是为了
   A. 杀灭水中的病原微生物
   B. 除去水中的有毒物质
   C. 使水质达到细菌学检验项目的限值
   D. 降低水中的悬浮物质和胶体物质
   E. 使水质达到卫生学要求

7. 饮用水消毒的主要目的是
   A. 保持水中有一定量的余氯
   B. 改善水质的感官性状
   C. 除去水中有毒物质
   D. 杀灭病原菌，预防介水传染病
   E. 预防水型地方病的发生

8. 我国集中式给水最常用的消毒方法是
   A. 氯化消毒
   B. 紫外线消毒
   C. 臭氧消毒
   D. 碘消毒
   E. 煮沸消毒

9. 评价氯化消毒效果的简便指标是
   A. 加氯量
   B. 有效氯
   C. 余氯量
   D. 水的浑浊度
   E. 细菌学指标

10. 比较理想的饮用水水源是
    A. 降水
    B. 江、河水
    C. 泉水

    D．深层地下水

    E．水库水

11.《生活饮用水卫生标准》规定细菌总数应低于

    A．3 CFU/ml

    B．100 CFU/ml

    C．1000 CFU /ml

    D．3 CFU /L

    E．100 CFU /L

12.《生活饮用水卫生标准》规定管网末梢水的游离余氯不低于

    A．0.01 mg/L

    B．0.02 mg/L

    C．0.03 mg/L

    D．0.04 mg/L

    E．0.05 mg/L

三、简答题

1．生活饮用水对人体的重要意义是什么？

2．进行饮用水氯化消毒时影响其效果的因素有哪些？

3．制定生活饮用水水质标准的原则是什么？

4．常规水质标准分哪四类？

（方　鑫）

第九章 尘肺诊断与 X 线胸片阅读

尘肺病是我国最主要的职业病，约占职业病总数的 80%，近几年平均每年报告新发病例 1 万多例，而且有年轻化的趋势，是严重降低患者劳动能力、致残和影响寿命的疾病，在一些地方已成为影响社会和谐稳定的公共卫生问题。

我国尘肺病的发生主要集中在煤炭产业、有色金属、石棉、水泥生产等行业中。据统计，2009 年新发职业病中尘肺病占 79.96%，2010 年此项比例上升至 87.42%。在 2010 年 23 812 例尘肺病新病例中，94.21% 的病例为煤工尘肺和矽肺，分别为 12 564 例和 9870 例，57.75% 的病例分布在煤炭行业。并且，尘肺病发病工龄有缩短的趋势，超过半数的病例分布在中、小型企业。目前在我国尘肺病危害最为严重的两种企业分别是煤矿企业和非煤矿山企业。

尘肺病属于我国法定职业病，我国原卫生部、劳动保障部于 2002 年 4 月 18 日（卫法监发 [2002]108 号）颁发了《职业病名单》，其中规定法定尘肺病有 13 种，分别为矽肺、煤工尘肺、石墨尘肺、炭黑尘肺、石棉尘肺、滑石尘肺、水泥尘肺、云母尘肺、陶工尘肺、铝尘肺、电焊工尘肺、铸工尘肺，以及根据"尘肺病诊断标准"和"尘肺病理诊断标准"可以诊断的其他尘肺。

通过本章学习，要求学生基本掌握我国尘肺 X 线诊断标准的分级，胸片分区、分带，典型矽结节的显微镜下形态观；了解小阴影的分类及相应符号、密集度，尘肺 X 线诊断的基本记录；基本掌握我国矽肺病的诊断及分级标准；了解尘肺病诊断的操作程序；了解尘肺病并发症的 X 线表现。

第一节 尘肺 X 线诊断标准片阅片

一、仪器设备

1. 我国尘肺诊断标准片（1/4 胸片 GBZ70-1985，标准片光盘 GBZ70-2002）。
2. 阅片机若干台。
3. 多媒体教室。

二、尘肺病诊断原则及诊断程序

（一）尘肺病诊断原则

1. 尘肺诊断的前提条件是必须有确切的职业性粉尘接触史。
2. 尘肺患者虽可有不同程度的呼吸系统症状和体征及某些实验室检查的异常，但均不具有明确的特异性，因此只能作为尘肺诊断的参考。
3. 临床检查和实验室检查重点是排除其他肺部疾病，如肺结核、肺癌及其他各种弥漫性肺纤维化、结节病、含铁血红素沉着症等。
4. 对照尘肺病诊断标准片，小阴影总体密集度至少达到 1 级，分布范围至少达到 2 个肺区，方可做出尘肺病的诊断。

（二）尘肺病诊断程序

1. 申请职业病诊断需要提供必要的材料。

2. 临床检查

（1）建病历。

（2）内科检查（职业史、职业病危害接触史、心、肺等）。

（3）心电图。

（4）化验。

（5）肺功能、血气分析。

（6）高千伏胸片（DR）。

（7）鉴别诊断。

3. 集体阅片

（1）做好集体会诊记录。

（2）尘肺病诊断标准（GBZ70-2009）及标准片。

（3）根据职业史、技术质量合格的胸片、动态胸片、现场劳动卫生学调查资料、同工种发病情况、临床表现、实验室检查结果、鉴别诊断，对照标准片做出尘肺病的诊断和X线分期。

1）确切可靠的生产性粉尘接触史是诊断尘肺病的基本条件，应包括工作单位、工种、不同时间段接触生产性粉尘的起止时间、接触粉尘的名称和性质等。

2）X线后前位胸片表现是诊断的主要依据，胸片质量与评定见附录C。

3）现场职业卫生学调查主要是指接触粉尘的性质、粉尘中游离二氧化硅含量、粉尘分散度、粉尘浓度的检测和监测结果、作业场所防尘降尘设施、个人防护情况等，以判断接触程度和累计接触量。

4）尘肺流行病学调查资料主要是指该企业既往尘肺病发病和患病情况。

5）尘肺患者虽可有不同程度的呼吸系统症状和体征及某些实验室检查的异常，但均不具有特异性，因此只能作为诊断尘肺病的参考。临床检查和实验室检查的重点是排除其他X线胸片表现与尘肺病相类似的疾病和进行鉴别诊断。

4. 开具职业病诊断证明书　按原卫生部的格式要求，一式四份。由三名及以上有诊断资格的医师签字。

5. 诊断章

6. 诊断材料归档（易于检索）

（1）应归档的材料：诊断证明书、诊断过程记录、用人单位和劳动者提供的材料、临床检查与实验室检查结果报告单、现场调查笔录及分析评价报告等。

（2）诊断用X线胸片应归档。

三、尘肺X线诊断标准片阅片

参考中华人民共和国尘肺诊断标准片说明，见附录1。

四、我国尘肺X线诊断标准

（一）无尘肺（代号O）

1. O　X线胸片无尘肺表现。

2．O+　胸片表现尚不够诊断为"Ⅰ"者。

（二）一期尘肺（代号Ⅰ）

1．Ⅰ　有总密集度1级的小阴影，分布范围至少达到2个肺区。

2．Ⅰ+　有总密集度1级的小阴影，分布范围超过4个肺区；或有总密集度2级的小阴影，分布范围达到4个肺区。

（三）二期尘肺（代号Ⅱ）

1．Ⅱ　有总密集度2级的小阴影，分布范围超过4个肺区；或有总密集度3级的小阴影，分布范围达到4个肺区。

2．Ⅱ+　有总密集度3级的小阴影，分布范围超过4个肺区；或有小阴影聚集；或有大阴影，但尚不够定为"Ⅲ"者。

（四）三期尘肺（代号Ⅲ）

1．Ⅲ　有大阴影出现，其长径不小于20 mm，短径不小于10 mm。

2．Ⅲ+　单个大阴影的面积或多个大阴影的面积总和超过右上肺区面积者。

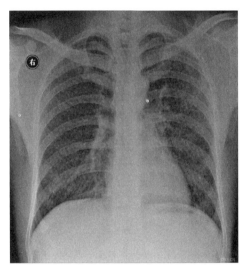

图 9-1　二期尘肺 X 线胸片

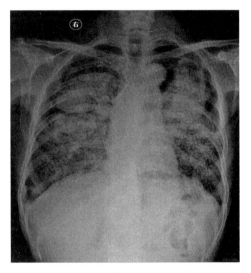

图 9-2　三期尘肺 X 线胸片

五、其他

（一）肺区及带的划分

1．肺区划分　将肺尖至膈顶的垂直距离等分为三，用等分点的水平线将每侧肺野各分为上、中、下三区，总共六个肺区。

2．肺带划分　按肺野内 1/3 部分、中 1/3 部分、外 1/3 部分，将两侧肺野分成内、中、外三带。

（二）大、小阴影的划分

1．小阴影是指直径或宽径不超过 10 mm 的阴影。

2．大阴影是指最长径 10 mm 以上的均匀而致密的团块状阴影。

（三）标准片记录符号及其含义（表9-1）

表9-1　小阴影在标准片中的记录符号

小阴影	大小（mm）		
	< 1.5	≥1.5，≤3	>3，≤10
类圆形（直径）	p	q	r
不规则形（宽径）	s	t	u

（四）小阴影密集度

小阴影密集度指一定范围内小阴影的数量。小阴影密集度的判定应以标准片为准，文字部分只起说明作用。

小阴影密集度的判定：标准规定的尘肺X线分期中小阴影的总体密集度，是在对小阴影密集度分肺区判定的基础上对全肺小阴影密集度的一个总体判定。

判定方法：是以最高肺区的密集度作为总体密集度，以4大级分级表示。根据需要，肺区小阴影密集度判定时可使用4大级分级或12小级分级

1. 类圆形小阴影

（1）1级：一定量的、肯定的类圆形小阴影，肺纹理清晰可见。

（2）2级：多量的类圆形小阴影，肺纹理一般尚可辨认。

（3）3级：很多量的类圆形小阴影，肺纹理部分或全部消失。

2. 不规则形小阴影

（1）1级：相当量的不规则形小阴影，肺纹理一般尚可辨认。

（2）2级：多量的不规则形小阴影，肺纹理通常部分消失。

（3）3级：很多量的不规则形小阴影，肺纹理通常全部消失。

（五）不够定为"Ⅲ"的大阴影

1. 小阴影聚集，尚未形成均匀致密的块状影。

2. 大阴影出现尚未达到2 cm × 1 cm。

3. 出现"斑片条"或"发白区"。

（六）胸膜改变

1. 尘肺可有不同程度胸膜增厚、粘连及钙化等改变。

2. 胸膜斑系指厚度大于3mm的局限性胸膜增厚。

3. "蓬发心""胸膜斑"遇Ⅰ+、Ⅱ+时可加半期。

（七）附加代号

bu 肺大泡	ca 肺癌	cp 肺心病	cv 空洞
ef 胸腔积液	em 肺气肿	px 气胸	es 淋巴结蛋壳样钙化
pc 胸膜钙化	pt 胸膜增厚	rp 类风湿性尘肺	tb 活动性肺结核

六、矽结节病理切片镜下观示教（显微镜低倍镜下）

（一）实验仪器和材料

1. 显微镜2~4台。

2. 矽肺的肺病理组织切片。

3. 正常肺组织切片。

（二）矽结节病理表现

我国尘肺病中最常见的为矽肺。矽肺是指在生产过程中长期吸入游离二氧化硅含量较高的粉尘引起的以肺纤维化为主的疾病。影响矽肺发病的因素有粉尘（浓度、分散度）、游离 SiO_2（含量、类型）和个体（接尘工龄、个体素质、防护措施）。矽肺的特征性病理改变即肺内矽结节形成。结节境界清楚，直径 $2 \sim 5$ mm，圆或椭圆形，灰白色，质硬，砂样感。结节融合，中央坏死、液化可形成矽肺性空洞。

矽结节病理表现：

1. 早期矽结节　为细胞性结节，胶原纤维细而疏松，间有大量尘细胞和成纤维细胞；结节愈成熟，胶原纤维愈粗大密集，细胞成分愈少。

2. 典型矽结节　胶原纤维发生玻璃样变（透明性变），由多层呈同心圆排列的胶原纤维构成，中心或偏侧有一闭塞的小血管或小支气管，整个结节似葱头状。

对于少数生前有较长时间接尘职业史、未被诊断为尘肺者，根据本人遗愿或死后家属提出申请，进行尸体解剖。根据详细可靠的职业史，由具有尘肺病理诊断权的病理专业人员按照《尘肺病理诊断标准》（GBZ25-2002）提出尘肺的病理诊断报告，患者历次X线胸片、病历摘要或死亡日志及现场劳动卫生学资料是诊断必需的参考条件。该诊断可作为享受职业病待遇的依据。

七、尘肺诊断与鉴别诊断

（一）尘肺病鉴别诊断的意义和必要性

1. 间质性肺部病变种类繁多　尘肺病的主要病理改变为肺的弥漫性纤维化，在临床上属于间质性肺部病变的范畴。间质性肺病（interstitial lung disease，ILD）是以肺泡壁为主要病变的一组疾病，除肺间质本身外，还包含上皮细胞、血管内皮细胞等肺实质。其病变不仅限于肺泡壁，还常波及肺泡腔和细支气管等部位。

2. 结节性和肿块性病变需要定性

（1）由于X线检查的局限性，对肺内孤立性团块影在定位诊断上容易，定性上难。

（2）尘肺患者在综合医院就诊，常忽略对职业史的收集。

（3）对非典型尘肺进展的认识缺乏经验。

（4）尘肺大阴影属大块纤维化病灶，其边缘可出现粗毛刺状影，大阴影随病程发展可向肺门和纵隔靠拢。

（5）结节性和肿块性病变主要与结核及肿瘤性病变鉴别。

（二）尘肺病的鉴别诊断要结合原因、注重方法

1. 有职业暴露者不一定发病。

2. X线表现虽有特征性，但不一定有特异性。

3. 应综合考虑职业接触史、临床病史、影像学表现和必要的实验室检查。

第二节　习题

一、名词解释

1. 矽肺　　2. 尘肺　　3. 矽结节　　4. 尘细胞　　5. 圆形小阴影
6. 速发型矽肺　　7. 晚发型矽肺

二、单项选择题

1. 粉尘是指能够较长时间浮游在空气中的

   A. 液滴

   B. 固体微粒

   C. 烟

   D. 雾

   E. 细菌

2. 在矽肺的发生发展中

   A. 进入肺内的粒子大小起绝对重要作用

   B. 进入肺内的粉尘量起绝对重要作用

   C. 上述二项意义都不大

   D. 上述二项意义一样

   E. 粒子大小虽有一定意义，但进入肺内粉尘的量则起重要的作用

3. 呼吸性粉尘是指直径多大的粉尘

   A. ＞15μm

   B. ＞10μm

   C. ＝10μm

   D. ＜5μm

4. 胸膜斑是以下哪种尘肺的病理特点

   A. 矽肺

   B. 煤肺

   C. 石棉肺

   D. 石墨尘肺

   E. 以上全部

5. 石棉小体是石棉肺的

   A. 病理特征

   B. 诊断依据

   C. 接触指标

   D. X 线表现

   E. 无意义

6. 痰中检出石棉小体，说明

   A. 患有石棉肺

   B. 患肺癌

  C. 患胸膜间皮瘤

  D. 石棉作业工人

  E. 接触过石棉

7. Caplan 综合征是

  A. 矽肺患者的并发症之一

  B. 石棉肺的并发症之一

  C. 煤矿工人尘肺的并发症之一

  D. 铸工尘肺的并发症之一

  E. 滑石尘肺的并发症之一

8. 下列粉尘的理化特性何者致纤维化作用的意义最大

  A. 粉尘的化学成分和粉尘浓度

  B. 粉尘的硬度

  C. 粉尘的溶解度

  D. 粉尘的荷电性

  E. 粉尘的爆炸性

9. 下列哪一种不属于我国现行法定职业性尘肺

  A. 矽肺

  B. 石棉肺

  C. 炭黑尘肺

  D. 铍尘肺

  E. 云母尘肺

10. 尘肺 X 线诊断标准中"q"阴影是指

  A. 直径在 1.5mm 以下的类圆形小阴影

  B. 直径在 1.5～3mm 的类圆形小阴影

  C. 直径在 3～10mm 以下的类圆形小阴影

  D. 宽度在 1.5mm 以下的不规则形小阴影

  E. 宽度在 1.5～3mm 的不规则形小阴影

三、简答题

1. 三期尘肺诊断的基本要求是什么？

2. 典型矽结节的镜下观是什么？

3. 案例分析

  男，41 岁，2003 年 8 月起无明显诱因咳嗽、咳少量白色黏痰，活动后胸闷、气短，为明确是否患有尘肺病而入院。发病以来无结核中毒症状。查体：咽红，右下肺呼吸音减弱，余无明显异常。血、尿常规正常，连续 3 次痰检未查到抗酸杆菌，血清 CEA 34 ng/ml，血气分析 pH 7.402，PaO_2 76.6mmHg，$PaCO_2$ 37.8mmHg。肺功能为混合性通气功能障碍，重度小气道功能障碍。纤维支气管镜检查患者不能配合，灌洗液仅用 50 ml，灌洗液中未查到瘤细胞及结核分枝杆菌。仅单次痰查到异型增生细胞。X 线胸片示双肺弥漫分布结节状阴影（直径 3～5 mm），密度较高，边缘清楚，右下肺片状高密度影，边缘较清。肺 HRCT 提示双肺弥漫结节影，右肺下叶实变影。彩超定位示实变影表面覆盖肺组织，不适宜经皮肺活检。现场调查，患者 1980—2003 年在某船舶公司钢料分厂任气割工，使用自动和手动气割机进行钢板切割及切割后用砂轮打磨，接触的主要职业病危害因素为其粉尘和砂轮磨尘；气割岗位降尘中游离二氧化硅的含量为 4.9%，粉尘总浓度为 2.8 mg/m³（国家规定工作场所其他粉尘和砂轮磨尘的短时间接触容许浓度为 10 mg/m³），该岗位空气中粉尘粒径以 <5 μm 为主。同工种 40 人无尘肺病诊断病例。

请根据上述病例情况做出尘肺病的诊断或鉴别诊断。

（李海玲）

第十章　职业中毒相关案例分析讨论

通过本章学习，要求学生掌握职业中毒的诊断及处理原则，熟悉职业中毒危害调查与评价的方法，掌握职业中毒案例的分析方法。

第一节　职业中毒的诊断及处理原则

一、职业中毒的定义及分类

职业中毒（occupational poisoning）是指劳动者在生产劳动过程中由于接触生产性毒物而引起的中毒。毒物是指在一定条件下较小剂量即可引起人体暂时或永久性病理改变，甚至危及生命的化学物质。生产性毒物是指生产过程中产生的、存在于工作环境空气中的毒物。由于生产性毒物的毒性、接触时间和接触浓度、个体差异等因素的不同，职业中毒可分为三种类型。

（一）急性中毒（acute poisoning）

指毒物一次或短时间内（几分钟或数小时）大量进入人体后所引起的中毒，如急性苯中毒等。

（二）慢性中毒（chronic poisoning）

指毒物少量长期进入人体后所引起的中毒，如慢性铅中毒等。

（三）亚急性中毒（subacute poisoning）

指发病情况介于急性中毒和慢性中毒之间，如亚急性铅中毒。

二、职业中毒的主要临床表现

由于毒物本身的毒性和作用特点、接触剂量等各不相同，职业中毒的临床表现各异，可累及全身各个系统，出现多个脏器损害，同一毒物可累及不同的靶器官，不同毒物可损害同一靶器官而出现相同或类似症状。

（一）神经系统表现

慢性轻度中毒早期多有类神经症，甚至精神障碍，脱离接触后可逐渐恢复。有些毒物可损害运动神经的神经肌肉接点，产生感觉和运动神经损害的周围神经病变。有的毒物可损伤锥体外系，出现肌张力增高、震颤麻痹等症状。铅、汞、窒息性气体、有机磷农药等严重中毒可引起中毒性脑病和脑水肿。

（二）呼吸系统表现

可引起气管炎、支气管炎、化学性肺炎、化学性肺水肿、成人呼吸窘迫综合征、吸入性肺炎、过敏性哮喘、呼吸道肿瘤等。

（三）血液系统表现

可引起造血功能抑制、血细胞损害、血红蛋白变性、出凝血机制障碍、急性溶血、白血病、碳氧血红蛋白血症等。

（四）消化系统表现

可引起口腔炎、急性胃肠炎、慢性中毒性肝病、腹绞痛等。

（五）泌尿系统表现

可引起急性中毒性肾病、慢性中毒性肾病、泌尿系统肿瘤、化学性膀胱炎及其他中毒性泌尿系统疾病等。

（六）循环系统表现

可引起急慢性心肌损害、心律失常、房室传导阻滞、肺源性心脏病、心肌病和血压异常等。

（七）生殖系统表现

毒物对生殖系统的毒性作用包括对接触者本人和对其子女发育过程的不良影响，即所谓生殖毒性和发育毒性。

（八）皮肤表现

可引起光敏感性皮炎、接触性皮炎、职业性痤疮、皮肤黑变病等。

三、职业中毒的诊断

职业中毒在职业病中种类最多，其诊断要符合职业病诊断的一般原则。应在职业史、现场职业卫生调查、相应的临床表现和必要的实验室检测的基础上，全面综合分析，并排除非职业性因素所致的类似疾病，才能做出切合实际的诊断。

四、职业中毒的治疗原则

职业中毒的治疗可分为病因治疗、对症治疗和支持疗法三类。

急性中毒的主要治疗原则包括现场急救（立即脱离诊断环境、去除毒物污染、及时对症处理）、阻止毒物继续吸收、解毒和排毒（应用特效解毒药，如依地酸钙钠等）、对症治疗等。而对于慢性职业中毒，应早诊断、早处理，脱离接触，及早应用有关特效解毒剂，及时进行合理对症治疗，适当营养和休息，促进患者康复。

五、预防措施

根除毒物，降低毒物浓度，工艺、建筑布局合理，做好职业卫生服务，做好个人防护，安全卫生管理等。

第二节　职业中毒突发事件调查处理的基本原则

1. 迅速采取保护人群免受侵害的措施，抢救和治疗患者及受侵害者，包括撤离现场、封存可疑危险物品，佩戴防护用具，进行化学和药物性保护等。

现场处理人员的防护服可分为四种级别。

A级：可对周围环境中的气体与液体提供最完善保护。它是一套完全封闭的、防化学品的服装、手套及靴子，以及一套隔绝式呼吸防护装置。

B 级：在有毒气体对皮肤危害不严重时，仅用于呼吸防护。与 A 级不同，它包括一套不封闭的、防溅洒的、抗化学品的服装，它可以对液体提供如 A 级一样的保护，但不是密封的。

C 级：它包括一种防溅洒的服装，配有面部完全被覆盖过滤式防护装置。

D 级：仅限于衣裤相连的工作服或其他工作服、靴子及手套。

2. 控制职业卫生突发事件进一步蔓延，阻止危害进一步延伸。

根据事件性质，迅速划出不同的控制分区和隔离带，明确设立红线、黄线、绿线隔离区，即污染区、半污染区、清洁区，提出人群撤离和隔离控制标准。在污染区和半污染区要穿戴隔离服，隔离防护关键不在多，而在于每个隔离区内，都要有相应的一层隔离防护服装，保证隔离防护到位。穿隔离服时要按要求穿戴，里外层顺序不乱，脱隔离服时也要按要求顺序脱，外面朝里，慢脱轻放。

3. 迅速查清职业卫生突发事件的原因、动因和危害。

（1）职业卫生突发事件大部分是由于化学性或物理性因素引起的，所以要及时查明事件性质是化学性还是物理性原因；事件后果是化学性危害，还是物理性危害，或是二者兼有。

（2）查明事件发生来源是化学性还是物理性的污染源或危害源。

（3）查明事件扩展途径。如果事件是化学性的，化学物质是如何进入人体的，是通过空气、皮肤，还是通过食物、饮水，进入体内的剂量有多大。如果事件是物理性的，需查明对人体作用的方式和作用的剂量。

（4）判定危害程度，估计持续时间。分出受累人群和高危人群，进行留验、医学观察和监测。

（5）消除原因，控制动因。提出消除事件原因、动因和切断传播环节的措施，并组织实施。

（6）预防同类事件再次发生。提出同类职业卫生突发事件预防控制策略，包括制度预防、设施预防、原材料替代预防、预测预防、化学预防、安全和健康教育等。

第三节　职业中毒案例分析

【案例 10-1】

患者肖某，男性，35 岁，于 1988 年以来常感头痛、头晕、失眠、记忆力减退、全身乏力、关节酸痛、食欲缺乏，近 2 年来上述症状加重，并出现经常性脐周、下腹部无固定的绞痛，用手压腹部可使其缓解，于 1993 年入院。查体：神志清楚，一般情况尚可，体温 37.2 ℃，脉搏 72 次/分，呼吸 20 次/分，血压 120/70 mmHg，心肺（-），肝脾不大，腹软，脐周有轻微压痛，无反跳痛，四肢痛触觉未见异常，未引出病理反射，血、尿常规正常；肝功能、心电图正常。胸部 X 线片未见异常改变。

问题：

1. 上述资料中，你认为病史还应补充什么内容？

2. 当你遇到腹绞痛患者时，应考虑哪些病症？

3. 引起腹绞痛常见的毒物是什么？哪些工种的工人可接触该毒物？

4. 慢性铅中毒的临床表现有哪些？

5. 要证实患者是铅中毒，还应做何临床检验？

6. 对患者的工作场所应进行哪些职业病危害调查？

7. 常用的慢性铅中毒的解毒剂是什么？其作用机制是什么？用药时应注意哪些事项？

8. 除戒毒治疗外，还应给以哪些辅助治疗？

【案例 10-2】

患者张某，女性，36 岁，某皮鞋厂仓库保管员。因头痛、头昏、乏力、失眠、多梦、记忆力减退、月经过多、牙龈出血而入院。入院检查：神志清楚，呈贫血面容，皮肤黏膜无淤点，体温 37℃，呼吸 21 次 / 分，血压 110/65 mmHg，心肺（－），腹部平软，肝在肋下 1.5cm。血象检查：白细胞计数 2.5×10^9/L，中性粒细胞计数 1.3×10^9/L，血小板 50×10^9/L，红细胞 3×10^{12}/L，血红蛋白 60g/L。尿常规检查（－）；肝功能检查正常，骨髓检查诊断为再生障碍性贫血。

问题：

1. 引起再生障碍性贫血的常见毒物是什么？其接触机会有哪些？

2. 要确定其为职业性中毒，还应做何调查？

3. 试述慢性苯中毒的临床表现及毒作用机制。比较急、慢性苯中毒的临床表现有何不同？

4. 指出造成患者慢性苯中毒的原因是什么？

5. 如何防止此类事件的发生？

6. 简述慢性苯中毒的治疗和处理措施。

7. 患者为什么再次入院？其后果如何？

8. 此患者经治疗出院后，应注意哪些事项？

【案例 10-3】

2004 年 4 月 6 日某市卫生监督所接到某省卫生厅职业病防治领导小组《关于请求协查该市某金属有限公司浸浆工序有何职业病危害》的函。4 月 7 日该市卫生监督所派出监督委员会同市疾病预防控制中心有关人员到该厂调查取证。

某市某金属有限公司位于该市某管理区，是一家生产五金配件的台资企业，存在的职业危害有高温、噪声、三氯乙烯等因素。卫生监督员在现场检查时发现该厂未组织劳动者进行职业卫生培训；与劳动者订立劳动合同时，未告知劳动者职业病危害真实情况；未组织工人进行职业健康体检；工作场所无有效的职业病防护措施；无有效的职业病个人防护用品。卫生监督员制作了现场笔录，发出了卫生监督意见书，责令其限期 20 天内改正违法行为。市疾病预防控制中心在该厂射腊车间（含浸浆工序）空气采集了两个样本，三氯乙烯浓度分别为 150.8 mg/m³ 和 85.2 mg/m³，都超过了标准值 30 mg/m³。4 月 12 日该省卫生厅职业病防治院诊断该厂一名工人为职业性急性重度三氯乙烯中毒。经过初步调查认为有证据表明该厂违反《职业病防治法》的规定，应予行政处罚，市卫生局于 4 月 15 日立案。4 月 22 日卫生监督员对该厂经理制作了询问笔录。卫生监督员于 4 月 29 日到该厂检查其落实卫生监督意见书情况，发现该厂没有落实整改意见，卫生监督员制作了卫生行政控制决定书，责令该厂射腊车间停产整顿。5 月 9 日，市卫生局组织有关人员合议，做出了给予该厂责令改正其违法行为、罚款人民币 5 万元的行政处罚。并于 5 月 20 日将行政处罚听证告知书直接送达当事人，该厂 3 日内没有提出要求听证，自动放弃听证权利。5 月 28 日，市卫生局向当事人直接送达了行政处罚决定书。6月14日，该厂缴纳了5万元的罚款。

请就该事件的适用法律法规、程序、处理过程等进行分析。

第四节　习题

一、名词解释

1. 职业性有害因素　　2. 职业病　　3. 工作有关疾病　　4. 工伤
5. 生产性毒物　　6. 职业中毒　　7. 毒蕈碱样作用

二、单项选择题

1. 职业性接触苯者所患白血病属于
   A. 工作有关疾病
   B. 职业性外伤
   C. 职业病
   D. 职业特征

2. 接触联苯胺可引起
   A. 肺癌
   B. 肾癌
   C. 胃癌
   D. 膀胱癌

3. 可接触到铅的主要作业是
   A. 吹玻璃
   B. 蓄电池制造
   C. 电镀作业
   D. 喷漆作业

4. 沉积在骨骼中的铅的存在形式是
   A. 磷酸氢铅
   B. 甘油磷酸铅
   C. 氧化铅
   D. 磷酸铅

5. 慢性铅中毒急性发作的典型症状是
   A. 类神经综合征
   B. 腹绞痛
   C. 贫血
   D. 中毒性脑病

6. 职业性慢性铅中毒的二级预防措施是
   A. 控制熔铅温度
   B. 上岗前健康检查
   C. 在岗期间健康检查
   D. 定期检测空气中的铅浓度

7. 在生产环境下，苯胺和三硝基甲苯进入机体最主要的途径是
    A. 呼吸道
    B. 呼吸道和皮肤
    C. 皮肤
    D. 消化道

8. 具有溶血作用的毒物是
    A. 苯
    B. 二甲苯
    C. 甲苯
    D. 苯的氨基和硝基化合物

9. 预防刺激性气体所致肺水肿的关键是
    A. 静脉补液
    B. 注射强心剂
    C. 早期、短期应用肾上腺皮质激素
    D. 控制感染

10. 抢救刺激性气体中毒的关键措施是
    A. 阻止毒物继续吸收
    B. 吸氧
    C. 镇静、解痉
    D. 防止心肌受损

11. 吸入高浓度可产生"电击样死亡"的有害气体是
    A. 氮氧化物、H_2S
    B. H_2S、HCN
    C. HCN、光气
    D. NO_2、HCN

12. 可接触到硫化氢气体的主要作业是
    A. 喷漆
    B. 灯管制造
    C. 下水道疏通
    D. 过重金属的提炼

13. 急性氰化物中毒的主要机制是
    A. 血红蛋白的运氧功能障碍
    B. 形成高铁血红蛋白
    C. 与细胞色素氧化酶的二价铁结合
    D. 与细胞色素氧化酶的三价铁结合

14. 进入空气中毒物浓度很高的生产场所时宜使用
    A. 防毒口罩
    B. 防护服
    C. 隔离式防毒面具
    D. 过滤式防毒面具

15. 治疗镉中毒禁用的药物是
    A. 含锌制剂
    B. 维生素 D
    C. 二巯丙醇
    D. 依地酸钙钠

16. 国内生产和使用量最大的一类农药是
    A. 有机磷
    B. 有机氯
    C. 有机氮
    D. 氨基甲酸酯类

17. 急性有机磷农药中毒诊断分为
    A. 5 级
    B. 4 级
    C. 3 级
    D. 2 级

18. 下列不属于有机磷农药的是
    A. 马拉硫磷
    B. 乐果
    C. 美曲膦酯
    D. 卡巴立

19. 拟除虫菊酯类农药急性中毒的主要临床表现为
    A. 皮肤、黏膜刺激和全身症状
    B. 肺水肿
    C. 中毒性肝炎
    D. 中毒性肾炎

20. 对大多数有机磷农药而言，喷洒时为减少其经皮肤吸收，涂抹皮肤最有效的肥皂类型是
    A. 碱性肥皂
    B. 酸性肥皂
    C. 中性肥皂
    D. 营养护肤皂

三、简答题

1. 何谓职业性有害因素？试述职业性有害因素的分类？
2. 《职业病防治法》中的职业病定义是什么？
3. 职业健康检查包括哪几类？
4. 生产性毒物主要通过哪些途径进入人体？
5. 影响毒物毒作用的因素有哪些？

6. 何谓毒物的联合作用？联合作用可分为几类？

7. 引起职业中毒的常见原因有哪些？

8. 预防职业中毒的措施有哪些？

（迟宝峰）

第十一章 膳食调查分析与评价

通过本章学习，要求学生掌握膳食调查的目的、意义和方法；学习膳食计算的一般步骤和方法；初步掌握膳食评价的方法，并能提出适当的膳食改进意见。

第一节 膳食调查常用方法

营养调查是运用各种手段准确了解某人群或特定个体各种营养指标的水平，以判断其当前的营养和健康状况，是公共营养的基本方法和内容，而膳食调查是营养调查的重要组成部分。

膳食调查是了解被调查对象在一定时间内通过膳食摄取的能量、各种营养素的数量和质量，据此来评价被调查对象能量和营养素需求获得满足的程度。膳食调查方法有称重法、记账法、膳食回顾法、化学分析法和食物频率法等。

一、称重法

称重法可用于个人、家庭或集体单位。该方法细致准确，但比较耗费人力、物力，一般可调查 3~7 天。如果被调查对象在年龄、性别、劳动强度上差别较大，则必须折算成相应"标准人（指轻体力劳动的 60 kg 成年男子）"的每人每日各种食物的摄入量。

二、记账法

记账法适用于有详细账目的集体单位，过程相对简单，节省人力、物力。一般可统计 1 个月，一年四季各进行一次。如果被调查对象在年龄、性别、劳动强度上差别较大时，与称重法一样，也要折算成"标准人"每人每日各种食物的摄入量。

三、膳食回顾法

又称膳食询问法，对被调查者连续 3 天（一般由最后一餐向前推 24h）的各种主、副食摄入情况进行回顾调查。由于工作日和休息日的膳食常常有很大差异，因此，3 天 24h 回顾法通常选择 2 个工作日和 1 个休息日。成人对 24h 内所摄取的食物有较好的回忆，一般认为 24h 膳食的回顾调查最易取得可靠资料，简称 24h 回顾法。该方法简便易行，但所得资料比较粗略，有时需借助食物模具或食物图谱来提高其准确性。

四、化学分析法

通过实验室化学分析方法来测定被调查者一日膳食中所摄入食物的营养素含量，该方法准确，但比较耗费人力。

五、食物频率法

食物频率法可快速得到平时各种食物摄入的种类和数量，反映长期膳食行为，其结果可作为研究慢性病与膳食模式关系的依据，也可供膳食咨询指导之用。

第二节　按照给定的食谱进行膳食调查

按照下列给定的 18 岁大学生食谱进行膳食调查。

一、食物摄入量

早餐：牛奶（约 150 ml），馒头一个（面粉约 100 g）。

中餐：大米饭（大米 200 g）；猪肉炒芹菜：猪肉（瘦）50 g，芹菜 250 g，酱油 10 g，植物油 6 g，盐 2 g。

晚餐：大米饭（大米 200 g）；菠菜豆腐汤：菠菜 50 g，豆腐 50 g，虾皮 5 g，植物油 3 g，盐 2 g；鱼片：草鱼 150 g，葱 5 g，淀粉 3 g，糖 2 g，酱油 3 g，醋 3 g，姜末 1 g。

二、计算能量和营养素的膳食供给量

1. 将摄取食物的餐次、种类（指原材料）记入表 11-1。

2. 查表 11-2 食物成分表，计算摄入各种类食物的能量和营养素的含量。食物成分表通常是指可食部每 100 g 食物的营养素含量，所以必须根据摄入量进行折算，再将相关数据记入表 11-1 中。

3. 小计和总计　小计是按每餐分别汇总各类营养素，尤其是能量的摄入量；总计是将全天的能量和营养素摄入量计算出来。

三、进行膳食评价

1. 填写表 11-3 ~ 表11-6，进行膳食评价。

2. 蛋白质营养评价　蛋白质摄入量按占总能量的 10% ~ 15% 评价；优质蛋白质应不少于总蛋白质摄入量的 1/3，若总摄入量不足，则比例应更高。

3. 维生素和矿物元素营养评价　按推荐摄入量（recommended nutrient intake，RNI）或适宜摄入量（adequate intake，AI）进行评价。

四、给出建议

指出膳食供给存在的主要问题，并具体提出改善膳食供给的有效措施。

表 11-1 食物营养成分计算表

餐次	食物名称	摄入量（g）	蛋白质（g）	脂肪（g）	碳水化合物（g）	能量（kcal）	钙（mg）	磷（mg）	铁（mg）	视黄醇当量（μg）	VitB₁（mg）	VitB₂（mg）	烟酸（mg）	VitC（mg）	VitD（mg）
早餐															
小计															
中餐															
小计															
晚餐															
小计															
总计															

表 11-2　食物成分表

食物名称	食部(%)	能量(kcal)	蛋白质(g)	脂肪(g)	碳水化合物(g)	钙(mg)	磷(mg)	铁(mg)	视黄醇当量(μg)	VitB₁(mg)	VitB₂(mg)	烟酸(mg)	VitC(mg)	VitD(mg)
大米	100	346	7.4	0.8	77.9	13	110	2.3	—	0.11	0.05	1.9	—	—
馒头	100	221	7.0	1.1	47.0	38	107	1.8	—	0.04	0.05	—	—	—
豆腐	100	81	8.1	3.7	4.2	164	119	1.9	—	0.04	0.03	0.2	—	—
菠菜	89	24	2.6	0.3	4.5	66	47	2.9	487	0.04	0.11	0.6	32	—
大葱	82	30	1.7	0.3	6.5	29	38	0.7	10	0.03	0.05	0.5	17	—
芹菜	66	14	0.8	0.1	3.9	48	50	0.8	10	0.01	0.08	0.4	12	—
猪肉	100	143	20.3	6.2	1.5	6	189	3.0	44	0.54	0.10	5.3	—	—
牛奶	100	54	3.0	3.2	3.4	104	73	0.3	24	0.03	0.14	1	0.1	—
草鱼	58	113	16.6	5.2	0	38	203	0.8	11	0.04	0.11	2.8	—	—
虾皮	100	153	30.7	2.2	2.5	991	582	6.7	19	0.02	0.14	3.1	—	—
油	100	898	…	99.8	0	18	1	1.7	—	…	…	微	—	—
白糖	100	396	0.1	…	98.9	6	3	0.2	—	微	…	0.2	—	—
淀粉	100	345	1.2	0.1	84.9	18	25	4.0	—	0.03	0.04	1.1	—	—
醋	100	31	2.1	0.3	4.9	17	96	6.0	—	0.03	0.05	1.4	—	—
酱油	100	63	5.6	0.1	10.1	66	204	8.6	—	0.05	0.13	1.7	—	—
盐	100	0	…	…	0	22	—	1.0	—	—	—	—	—	—
姜	95	41	1.3	0.6	10.3	27	25	1.4	28	0.02	0.03	0.8	4	—

表 11-3　膳食评价表

营养素	蛋白质(g)	脂肪(g)	碳水化合物(g)	能量(kcal)	钙(mg)	铁(mg)	视黄醇当量(μg)	VitB₁(mg)	VitB₂(mg)	烟酸(mg)	VitC(mg)
每日供给量	75	—	—	2400	800	15	800	1.4	1.4	14	100
每日摄入量											
摄入量/供给量(×100%)											

表 11-4　蛋白质来源与优质蛋白比例

来源	蛋白质（g）	优质蛋白（%）
动物食物		
豆 类		
谷类		

表 11-5　能量来源分配

来源	能量（kcal）	占总能量的百分比（%）
蛋白质		
脂肪		
碳水化合物		
合计		—

表 11-6　一日三餐能量分配

来源	能量（kcal）	占总能量的百分比（%）
早餐		
中餐		
晚餐		

第三节　习题

一、名称解释

1. 营养调查　　2. DRI　　3. 膳食结构

二、单项选择题

1. 下列关于 24h 回顾法说法正确的是

　　A. 婴幼儿膳食调查不能用 24h 回顾法，因婴幼儿无法准确回忆所吃的食物

　　B. 3 天 24h 回顾法不必包括休息日

　　C. 24h 回顾法既可用来评价人群的膳食摄入量，也适合描述不同个体的膳食平均摄入量

　　D. 24h 回顾法不存在人日数计算的问题

2. 记账法的优点是

　　A. 操作简单

　　B. 费用高

　　C. 所需人力多

　　D. 不可分析个体膳食摄入量

3. 李某一天摄入的蛋白质为 50.6g，脂肪 65.0g，碳水化合物 2230.3g，则李某全天总能量的摄入量是＿＿＿kcal。

　　A. 1560

    B．1669

    C．1778

    D．1789

4．已知鸡蛋的可食部为88%，蛋白质13.3%，如需9 g蛋白质，则需____g鸡蛋。

    A．76.9

    B．68.4

    C．82.4

    D．58.9

5．如果要了解一所幼儿园幼儿的膳食情况，应采用下列哪种调查方法

    A．24 h回顾法

    B．称重法

    C．记账法

    D．面对面调查法

6．下列关于膳食调查方法的表述不正确的是

    A．回顾法是询问调查对象过去24 h实际摄食情况

    B．对家庭调查不适合采用记账法

    C．记账法是通过称量记录一定时期内的食物消耗总量，并根据同时期的进餐人数，计算每人每天各种食物的平均摄入量

    D．食物频率法可以反映摄食者的膳食结构

7．假定一天摄入的蛋白质为42.6 g，脂肪为63.0 g，碳水化合物为218.3 g，则膳食中脂肪的能量比例为

    A．35%

    B．36%

    C．36.2%

    D．37%

8．记账法的工作程序包括

    A．了解食物结存和进餐人数

    B．了解食物购进数量和食物消耗量

    C．计算总人日数

    D．以上都是

9．目前获得个人膳食摄入量最常用的调查方法是

    A．24 h回顾法

    B．记账法

    C．食物频率法

    D．称重法

10．记账法调查的优点是

    A．可以调查较长时期的膳食

    B．操作简单

    C．费用低，人力少

    D．以上都是

11. 记账法调查的缺点是
    A. 调查较长时期的膳食
    B. 操作简单
    C. 费用低，人力少
    D. 只能得到人均膳食摄入量

12. 膳食模式评价的依据是
    A. 膳食营养素参考摄入量
    B. 膳食推荐摄入量
    C. 中国居民平衡膳食宝塔
    D. 平均需要量

13. 膳食营养素摄入量结果分析和评价的主要依据是
    A. DRI
    B. EAR
    C. RNI
    D. AI

14. RNI 是指可以满足某一特定性别、年龄及生理状况群体中____个体需要量的摄入水平
    A. 90% ~ 95%
    B. 97% ~ 98%
    C. 50% 以上
    D. 100%

15. 早餐、中餐、晚餐的适宜餐次比是
    A. 20%、50%、30%
    B. 30%、40%、30%
    C. 30%、50%、20%
    D. 20%、60%、20%

16. 关于称重法下列说法错误的是
    A. 能测定食物份额的大小或重量
    B. 此方法准确、细致
    C. 能准确反映被调查对象的食物摄取情况
    D. 适合大规模的营养调查

17. 膳食调查的目的是
    A. 了解体内营养素水平，早期发现营养不足和缺乏
    B. 理解有无营养缺乏症
    C. 了解膳食组成及营养素摄取情况
    D. 了解机体营养状况

18. 对某学生的膳食调查表明，全天总蛋白质的摄入量为80 g，其中来源于粮谷类的为42 g，动物性食物为30 g，豆类食物为6 g，其他食物来源为2 g，该学生膳食中优质蛋白质的比例是
    A. 47.5%
    B. 52.5%
    C. 45%

D. 60%

19. 我国居民的膳食结构属于

 A. 动植物食物平衡的膳食结构

 B. 以植物性食物为主的膳食结构

 C. 以动物性食物为主的膳食结构

 D. 地中海膳食结构

20. 关于 24 h 回顾法的优点描述错误的是

 A. 所用时间短，应答者不需要较高文化

 B. 能得到个体的膳食营养素摄入状况，便于与其他相关因素进行分析比较

 C. 调查员不需要严格培训

 D. 其结果对于人群营养状况分析非常有价值

三、判断题

1. 如果一天摄入的脂肪为 50 g，则脂肪提供的能量是 200kcal。 （　）
2. 膳食调查结果计算和分析不包括计算蛋白质食物来源。 （　）
3. 使用记账法调查时，对进餐人数应统计准确，并要求按年龄、性别、工种和生理
   状态等分别登记。 （　）
4. 食物的生熟比与食物的种类和烹调方法等有关。 （　）
5. 24 h 回顾法的优点是所用时间短，被调查者不需要较高的文化程度。 （　）
6. 群体膳食营养素评价是分析群体中各种营养素达到中国居民膳食营养素参考
   摄入量要求的人数百分比。 （　）
7. 平衡膳食宝塔建议的各类食物摄入量是一个平均值和比例，每日生活无需样样
   照比，但要经常遵循宝塔各层各类食物的大体比例。 （　）
8. 记账法的优点是适合于进行全年不同季节的调查，并能分析个体膳食摄入情况。（　）
9. 称重法中食物生熟比的计算是必需的。 （　）
10. 记账法不需要考虑零食的摄入。 （　）

四、计算题

某成年男子体重 70 kg，从事轻体力劳动，全天需要能量 2500 kcal，蛋白质 75 g。该男子早餐的食物称重记录如表 11-7：

表 11-7　某成年男子早餐的食物称重记录

餐别	饭菜名称	原料名称	食物重量（g）	可食重量（g）	熟食重量（g）	熟食余重（g）
早餐	红豆二米粥	粳米	35	35	726	126
		小米	30	30		
		红小豆	10	10		

查食物成分表可知，每 100g 食物原料中能量和蛋白质的含量如表 11-8。

表 11-8　每 100g 食物原料中能量和蛋白质的含量

原料名称	可食部（%）	能量（kcal）	蛋白质（g）
粳米	100	343	7.7
小米	100	358	9.0
红小豆	100	309	20.2

该男子早餐提供多少能量和蛋白质？该早餐安排得合理吗？如果不合理，如何改进？

五、简答题

1. 简述营养调查的内容。

2. 简述世界膳食结构模式的种类。

3. 简述膳食调查的方法。

（刘　颖）

第十二章 食谱编制

第一节 食谱编制的目的和原则

一、食谱编制的目的

根据合理膳食的原则，把一天或一周各餐中主、副食的品种、数量、烹调方式、进餐时间做详细的计划，并编排成表格形式，称为食谱编制。

编制食谱是为了把膳食营养素参考摄入量（dietary reference intakes，DRI）和膳食指南的原则和要求具体化，并落实到用膳者的一日三餐中，使其按照人体的生理需要摄入适宜的热能和营养素，以达到合理营养、促进健康的目的。食谱编制是社会营养的微观和具体的体现，对正常人而言，可达到保证其合理营养的目的；对营养性疾病或其他疾病患者而言，可作为重要的治疗或辅助治疗措施之一。同时，食谱也是炊事人员和膳食制备者配餐的依据。

根据人体对营养素的需要，结合当地食物的品种、生产供应情况、经济条件和个人饮食习惯等合理选择各类食物，编制符合营养原则与要求的食谱，可达到使用有限的经济支出取得最佳营养效果的目的，并起到节约食物资源，提高人民生活质量和健康水平的作用。

二、食谱编制的原则

编制食谱总的原则是满足平衡膳食及合理营养的要求，并同时满足膳食多样化的原则和尽可能照顾进餐者的饮食习惯和经济能力。

1. 满足营养素及热能供给量　根据用膳者的年龄、性别、劳动性质与强度、生理状况和营养素摄入量标准，计算各种食物用量，使平均每天的热能及营养素摄入量能满足人体需要。

2. 各营养素之间比例适宜　除全面达到热能和各种营养素的需要量外，还应考虑到营养素之间的适宜比例和平衡，使不同食物中的各种营养素能发挥最佳协同作用。

3. 食物多样化　《中国居民膳食指南》中将食物分为谷类、豆类、蔬菜、水果、肉类、乳类、蛋类、水产品、油脂类等9类，每天应从每类食物中选用1~3种适量食物，组成平衡膳食。对同类食物可更换不同品种和烹调方法，尽量做到主食粗细搭配，粮豆混杂，有米有面，副食荤素兼备，有菜有汤，还应注意菜肴的色、香、味、形。

4. 选用新鲜和清洁卫生的食物。

5. 尽量多选择营养素损失较少的烹调和加工方法。

6. 其他因素　考虑用膳者饮食习惯、进餐环境、用膳目的和经济能力，结合季节、食物供应情况、食堂或家庭的设备条件和炊事人员的烹调技术等因素，编制切实可行的食谱。

7. 及时更换调整食谱　每1~2周应调整或更换一次食谱。食谱执行一段时间后应对其效果进行评价，不断加以调整和完善。

第二节　食谱编制的方法

编制食谱的方法有营养成分计算法和食物交换份法。

一、营养成分计算法

实例，如为一位 20 岁的男大学生设计食谱。

1. 查出热能供给量　从《中国居民膳食营养素参考摄入量》中找出 20 岁轻体力劳动成年男性热能供给量为 2400 kcal（10.03MJ）。

2. 计算蛋白质、脂肪、碳水化合物供给量　蛋白质供热比为 12%，脂肪供热比为 25%，碳水化合物供热比为 63%。

蛋白质（g）= 2400 × 12% ÷ 4 = 72（g）

脂肪（g）= 2400 × 25% ÷ 9 = 67（g）

碳水化合物（g）= 2400 × 63% ÷ 4 = 378（g）

3. 计算主食用量　主食以粮谷类为主，一般每 100 g 米、面等主食产热 350 kcal 左右，故可根据所需的碳水化合物量大致计算出主食用量为：2400 × 63% ÷ 3.5 = 432 g。可暂定为 400 g。

4. 计算副食用量　先确定每日牛奶、鸡蛋、肉类等主要副食的用量，牛奶 250 ml，鸡蛋 1～2 个（每个 50 g 左右），肉类（或鱼类）100 g 左右，用每日蛋白质、脂肪和能量的推荐摄入量（RNI）减去主食及以上几种主要副食提供的相应数量，即可得到其他食物应提供的蛋白质、脂肪和能量的量。通过查阅食物成分表中豆类、蔬菜、水果、蛋类、油脂的营养素和能量含量，可粗略计算其他食物的适宜用量。

5. 以上两步计算出来的主、副食用量为基础，粗配一日食谱，见表 12-1。

6. 调整食谱　根据粗配食谱中各种食物及其用量，通过查阅食物成分表，计算该食谱所提供的各种营养素的量，并与食用者的营养素推荐摄入量标准进行比较，如果某种或某些营养素的量与 RNI 偏离（不足或超过）较大，则应进行调整，直至基本符合要求。

经计算，该食谱可提供热能 2447.8 kcal，蛋白质 81.4 g（其中优质蛋白质占 40% 以上），脂肪 68.7 g，碳水化合物 376.3 g，视黄醇当量 760.7 μg，维生素 B_1 1.3 mg，维生素 B_2 1.6 mg，烟酸 15.8 mg，维生素 C 111.8 mg，维生素 E 15.5 mg，铁 20.4 mg，锌 13.0 mg，钙 806.8 mg。除维生素 C、维生素 E 和铁的供给量较高外，热能和其他营养素基本满足 RNI 要求。

一般而言，三餐供能比应为 3：4：3 较适宜，该食谱三餐热能比为 2.6：3.9：3.5，基本符合要求。

7. 编排一周食谱　一日食谱确定以后，可根据食用者饮食习惯、食物供应情况等因素在同类食物中更换品种和烹调方法，编排一周食谱。

二、食品交换份法

将常用食品分为四个组共九类（表 12-2）。每类食品交换份的食品所含的热能相似（一般定为 90 kcal，即 377 kJ），每个交换份的同类食品中蛋白质、脂肪、碳水化合物等营养素含量相似。因此，在制订食谱时同类的各种食品可以相互交换（表 12-3～表 12-9）。

表 12-1   20 岁男大学生一日食谱

餐次	饭菜名称	食物名称	重量(g)	蛋白质(g)	脂肪(g)	碳水化物(g)	热能(kcal)
早餐	馒头	小麦标准粉	100	11.2	1.5	71.5	344.0
	牛奶	纯鲜牛奶	250	7.5	8.0	8.5	135.0
		白糖	10			9.9	39.6
	鸡蛋	鸡蛋	50	5.6	4.9	0.6	68.6
	水果	苹果	100	0.2	0.2	9.3	39.5
		小计		24.5	14.6	99.8	626.7
午餐	米饭	大米	150	11.1	1.2	115.8	519.0
	青椒肉丝	青椒	100	0.8	0.2	3.3	18.0
		猪肉	50	6.6	18.5	1.2	197.5
		色拉油	5		5.0		44.9
	番茄蛋花汤	番茄	100	0.9	0.2	3.4	18.4
		鸡蛋	50	5.6	4.9	0.6	68.6
		色拉油	5		5.0		44.9
	水果	梨	150	0.5	0.1	8.2	36.0
		小计		25.5	35.1	132.5	947.3
晚餐	米饭	大米	150	11.1	1.2	115.8	519.0
	青笋炒鸡丁	莴笋	100	0.6	0.1	1.4	8.7
		鸡肉	50	9.7	4.7	0.7	84.0
		色拉油	5		5.0		44.9
	小白菜豆腐汤	小白菜	100	1.2	0.2	1.3	12.2
		豆腐	50	2.5	1.0	1.5	25.0
	零食	酸奶	250	6.3	6.8	23.3	180.0
		小计		31.4	19.0	144.0	873.8
		合计		81.4	68.7	376.3	2447.8

食品交换份法编制食谱举例：同样为 20 岁男大学生编制食谱，其每天所需热能为 2400 kcal。从表 12-10 可知，2400 kcal 共需 27 个交换份，其中谷类 19 份，蔬果类 2 份，肉蛋类 3 份，供热食品 3 份。具体到每类食品中则应吃谷类食品 475 g，蔬果类可安排蔬菜 500 g、水果 200 g，肉蛋类可选择鸡蛋 1 个、瘦肉 50 g、牛奶 250 g，供热食品可用植物油 20 g、糖类 20 g。将这些食品安排到一日三餐中，即可制成食谱。

表 12-2 各类食品交换份的营养价值

组别	类别	每份重量(g)	热能(kcal)	蛋白质(g)	脂肪(g)	碳水化合物(g)	主要营养素
谷薯组	谷薯类	25	90	2.0	—	20.0	碳水化合物、膳食纤维
蔬果组	蔬菜类	500	90	5.0	—	17.0	无机盐、维生素、膳食纤维
	水果类	200	90	1.0	—	21.0	
肉蛋组	大豆类	25	90	9.0	4.0	4.0	蛋白质
	奶类	160	90	5.0	5.0	6.0	
	肉蛋类	50	90	9.0	6.0	—	
供热组	硬果类	15	90	4.0	7.0	2.0	脂肪
	油脂类	10	90	—	10.0	—	
	纯糖类	20	90	—	—	20.0	碳水化合物

表 12-3 等值谷薯类食品交换表

分类	重量(g)	食品
糕点	20	饼干、蛋糕、江米条、麻花、桃酥等
米	25	大米、小米、糯米、薏米、米粉
面	25	面粉、干挂面、龙须面、通心粉、油条、油饼
杂粮	25	高粱、玉米、燕麦、荞麦、莜麦
杂豆	25	绿豆、红豆、干豌豆、干蚕豆、干豇豆、芸豆
面食	35	馒头、面包、花卷、窝头、烧饼、烙饼、切面
鲜品	100	马铃薯、红薯、白薯、鲜玉米
	200	鲜玉米(中个带棒心)
其他熟食	75	燕米饭、煮熟的面条

表 12-4 等值蔬菜类食品交换表

分类	重量(g)	食品(市品)
叶茎类	500	大(小)白菜、圆白菜、菠菜、韭菜、茼蒿、芹菜、生菜、莴笋(叶)、苋菜、豆瓣菜、冬寒菜、软浆叶、瓢儿白、蕹菜
苔、花类	500	油菜(苔)、花菜(白、绿色)、绿豆芽
瓜、茄类	500	西葫芦、西红柿、冬瓜、苦瓜、黄瓜、丝瓜、青椒、南瓜、茄子
菌藻类	500	鲜蘑菇、湿海带、水发木耳
根茎类	500	白萝卜、茭白、竹笋、子姜(300)
鲜豆类	300	豇豆、豆角、四季豆、豌豆苗
	75	毛豆、豌豆、蚕豆(均为食部)
其他	200	胡萝卜
	150	藕
	100	芋头、慈姑

表 12-5　等值水果类食品交换表

重量（g）	食品（市品）
500	西瓜、芒果、梨
250	橙、柑、橘、柚、李子、苹果、桃、枇杷、葡萄、猕猴桃、草莓、菠萝、杏、柿子
150	香蕉、山楂、荔枝
100	鲜枣

表 12-6　等值大豆类食品交换表

重量（g）	食品
20	腐竹
25	大豆（粉）
50	豆腐丝、豆腐干、油豆腐
100	豆腐
150	嫩豆腐
250	豆浆（黄豆：水 =1.9）

表 12-7　等值奶类食品交换表

重量（g）	食品
20	全脂奶粉、低脂奶粉
25	脱脂奶粉、奶酪
160	牛奶、羊奶、酸奶（125）

表 12-8　等值肉蛋类食品交换表

分类	重量（g）	食品（市品）
畜肉类	20	香肠、熟火腿、熟腊肉、卤猪杂
	25	肥、瘦猪肉
	35	火腿肠、小红肠、叉烧肉、午餐肉、熟酱牛肉、大肉肠
	50	瘦猪肉、瘦牛肉、瘦羊肉、带骨排骨
	100	兔肉
禽肉类	100	鸡肉
	50	鹅肉、鸭肉
蛋类	60	鸡蛋、鸭蛋、松花蛋、鹌鹑蛋（6 个带壳）
鱼虾类	150	草鱼、带鱼、鲫鱼、鲢鱼、基围虾、鳝鱼、泥鳅、大黄鱼、对虾、河虾、蟹、水浸鱿鱼、鲜贝
	350	水浸海参

表 12-9 等值供热类食品交换表

重量（g）	食品（市品）
10	各种植物油和动物油
15	核桃仁、花生仁（干、炒，30 粒）、南瓜子、葵瓜子、西瓜子、松子、杏仁、黑芝麻、芝麻酱
20	白糖、红糖

表 12-10 不同热能所需的各组食品交换份数

热能（kcal）	交换份	谷薯组	蔬果组	肉蛋组	供热组
1200	13.5	8	2	1.5	2
1400	16	10	2	2	2
1600	18	12	2	2	2
1800	20.5	14	2	2.5	2
2000	22.5	15	2	2.5	3
2200	25	17	2	3	3
2400	27	19	2	3	3
2600	29.5	20	2	4	3.5
2800	32	22	2	4.5	3.5
3000	34	24	2	4.5	3.5

等热能的食品可以进行交换，一般是同类食品进行交换。在四组食品内部亦可互换，但若跨组进行交换将影响平衡膳食原则。水果一般不和蔬菜交换，因水果含糖量高，故不能用水果代替蔬菜。硬果类脂肪含量高，如食用少量硬果可减少烹调油使用量。

从 20 世纪 50 年代开始，美国将食品交换份法用于糖尿病患者的营养治疗。目前该方法已被很多国家广泛采用，但设计内容有所不同。除糖尿病外，食品交换份法也适用于其他疾病患者的营养治疗以及健康人的食谱编制。

食品交换份法是一种较为粗略的计算方法。它的优点是简单、实用，并可根据等热能的原则，在蛋白质、脂肪、碳水化合物含量相近的情况下进行食品交换，可避免摄入食物太固定化，并可增加饮食和生活乐趣。

第三节 编制食谱

某企业有工作人员 16 名（男女各一半，年龄 30~50 岁，轻体力活动），在食堂用餐。请按要求采用下列的存余食物，编制一日食谱一份。存余食物有面粉、大米、豆腐干、鸡蛋、菠菜、胡萝卜、虾仁、瘦猪肉、食油、食盐、味精。要求：

（1）计算平均能量，需要与三餐能量分配。

（2）按提供的食物安排副食种类，并列出数量。

（3）按三餐列出食谱，并计算能量和营养素（蛋白质、脂肪、碳水化合物、钙、铁、维生素 A、维生素 B_1、维生素 B_2、维生素 C），食物成分表见表 12-11。

（4）按该份食谱的食物搭配进行营养评价。

（从事轻体力劳动的健康成年男子，能量推荐摄入量为 2400 kcal/d，健康成年女子能量推荐摄入量为 2100 kcal/d）

表 12-11　食物成分表

食物名称	食部（%）	能量（kcal）	蛋白质(g)	脂肪（g）	碳水化合物（g）	钙（mg）	铁（mg）	视黄醇当量（μg）	Vit B_1（mg）	Vit B_2（mg）	Vit C（mg）
大米	100	346	7.4	0.8	77.2	13	2.3	—	0.11	0.05	—
面粉	100	344	11.2	1.5	71.5	31	3.5	—	0.28	0.08	—
豆腐干	100	140	16.2	3.6	10.7	308	4.9	—	0.03	0.07	—
菠菜	89	24	2.6	0.3	2.8	66	2.9	487	0.04	0.11	32
胡萝卜	96	37	1.0	0.2	7.7	32	1.0	688	0.04	0.03	13
鸡蛋	88	156	12.8	11.1	1.3	44	2.3	194	0.13	0.32	—
瘦猪肉	100	143	20.3	6.2	1.5	6.0	3.0	44	0.54	0.10	—
虾仁	100	195	43.7	2.6	0	555	11	21	0.01	0.02	—
油	100	898	…	99.8	0	18	1.7	—	…	…	—

第四节　习题

一、名词解释

　　1. 食谱编制　　2. 合理营养

二、单项选择题

1. 食谱设计的原则是根据

　　A. 膳食指南

　　B. 膳食营养素参考摄入量

　　C. 膳食宝塔

　　D. 膳食推荐摄入量

2. 平衡膳食宝塔的塔尖是

　　A. 油脂

　　B. 奶类和豆类

　　C. 蔬菜和水果

　　D. 油脂和盐

3. 世界卫生组织规定，每天食盐的摄入量不能超过

　　A. 4 克

B. 6 克

C. 8 克

D. 10 克

4. 生熟比是指

A. 生食物体积 / 熟食物体积

B. 熟食物体积 / 生食物体积

C. 生食物重量 / 熟食物重量

D. 熟食物重量 / 生食物重量

5. 某人早餐进食鲜奶 200 g，晚餐进食牛奶粉 25 g，食物成分表如表 12-12，则此人一日乳类食物的摄入量为____g（乳类摄入量应按蛋白质含量将奶粉量折算成鲜奶量后再相加）。

表 12-12　食物成分表

食物名称	食部	蛋白质（g/100g）	脂肪（g/100g）	碳水化合物（g/100g）
鲜奶	100	3.0	3.2	3.4
牛奶粉	100	20	22.7	49.9

A. 225

B. 275

C. 325

D. 367

6. 食谱编制完成后应进行评价，各营养素的实际摄入量与 RNI 相差在____左右，可认为符合要求。

A. ±5%

B. ±10%

C. ±15%

D. ±20%

三、判断题

1. 合理营养是通过合理搭配膳食和合理烹调来实现的。　　　　　　　　　　　（　　）

2. 在烹饪食物时，应坚持合理配菜和平衡膳食的原则。　　　　　　　　　　　（　　）

3. 营养配餐时，一般情况下，适口性的重要性要稍高于营养平衡。　　　　　　（　　）

4. 编制食谱时，需严格要求每份食谱的能量和各类营养素均符合目标要求。　　（　　）

四、简答题

1. 简述编制食谱的原则。

2. 简述膳食宝塔的内容。

五、论述题

论述《中国居民膳食指南（2007）》的内容。

（刘　颖）

第十三章　食物中毒案例分析

食物中毒是食源性疾病中最常见的一类。有数据表明 2002—2012 年全国共报告食物中毒 3546 起，121 034 例，死亡 2234 例，故食物中毒的形势依然严峻。食物中毒发生的场所多见于集体食堂、餐厅、家庭、农村、工地单位，并且食物中毒一旦发生会对人们的生命财产安全造成损害，故应该对食物中毒的概念、发病特征、中毒原因、常见食物中毒的判断、食物中毒的处理等内容有所了解和掌握，以减少食物中毒的发生。

通过本章学习，要求学生掌握食物中毒的概念、分类及发病特点，熟悉食物中毒案例的分析方法，熟悉食物中毒案例的调查与处理方法。

第一节　食物中毒概述

一、食物中毒的概念

食物中毒（ food poisoning ）是指摄入了含有生物性、化学性有毒有害物质的食品或把有毒有害物质当作食品摄入后所出现的非传染性的急性、亚急性疾病。

二、食物中毒的分类

按引起中毒的病原物分类，可将食物中毒分为以下 4 类：

1. 细菌性食物中毒　食物中毒中最常见的一类，发病率高，但病死率较低，一般预后较好。全年皆可发生，但有明显的季节性，夏秋季高发。

2. 真菌及其毒素食物中毒　发病有明显的季节性和地区性。

3. 有毒动植物食物中毒　发病季节根据引起中毒的食品不同而不同。

4. 化学性食物中毒　没有明显的季节性、地区性。

三、食物中毒的发病特点

虽然引起食物中毒的原因各不相同，但发病一般具有如下特点：

1. 潜伏期短，来势急剧，呈暴发性，短时间内可有多数人发病，发病曲线呈突然上升趋势。

2. 中毒患者临床表现基本相似，以恶心、呕吐、腹痛、腹泻等胃肠道症状为主。

3. 发病者均与某种食物有关，患者有食用同一污染食物史，流行波及范围与污染食物供应范围相一致，停止污染食物供应后，流行即告结束。

4. 患者与健康人之间无直接传染性，发病曲线无余波。

第二节　食物中毒案例讨论

【案例 13-1】

某市回民中学部分师生于 10 月 24 日 11：40 在学校食堂集体就餐后，于 13：30 左右开始陆续出现恶心、呕吐、腹痛等症状，学校组织人员将发病师生分别送至该市中心医院、蒙中医院及第八医院进行救治。医院诊断为"恶心、呕吐、腹痛待查"，给予对症治疗。下午 18：00 左右，有少数病例出现发热（＞38℃）、头痛、头晕、腹泻等症状，查血常规可见白细胞增高、中性粒细胞增高。截至 10 月 24 日 20：00，共有 255 名师生发病，其中包括 2 名教师。

问题：

1. 如果你是该校的校医，接触到第一位发病学生时首先可能会做何诊断？短时间内陆续接触到数例相同症状和体征的学生后，应如何考虑？如何处理？

2. 按食物中毒的调查处理原则，你认为食物中毒的调查必须包括哪些内容？

接到报告后，市疾病预防控制中心立即向市卫生局报告，并迅速组织区疾病预防控制中心、食品与环境卫生、检验及流行病学专业人员赶赴市中心医院、市蒙中医院、市第八医院和回民中学，共同开展现场流行病学调查、食品卫生学调查、样品采集和实验室检验工作，现将调查情况报告如下：

（1）基本情况：在校学生 3580 人，教职工 300 人，住校生 2750 人。该校食堂共有六个厨房和三个餐厅，每个餐厅分别由两个厨房提供餐品，六个厨房均独立采购及使用食品原辅材料。

（2）流行病学调查情况

1）发病时间分布：自 10 月 24 日 13：30 首发病例发病后，具有类似症状的病例不断增多，截至 10 月 24 日 20：00，共有 255 名师生发病，其中包括 2 名教师。发病最短潜伏期为 1.5h，最长潜伏期 8h，平均潜伏期约 3.3h。

2）人群分布：发病的 255 人中，学生 253 人、教师 2 人，其中男 152 人、女 103 人。发病学生均为住校生，年龄 12~20 岁，发病的 2 名教师年龄分别为 30 岁、47 岁。

（3）食品卫生学调查情况：据调查，二楼 3 号厨房共有 11 名工作人员，该 11 名工作人员近期均未出现发热、腹痛、腹泻等异常症状。食堂厨房用水为市政自来水管网提供的自来水，学生日常饮水为电热水器加热后的自来水。

10 月 24 日中午二楼 3 号厨房仅提供一种餐品"蘑菇烤肉拌饭"，该餐品含烤鸡肉、金锣牛肉肠、平菇、豆芽、土豆丝、生菜及酱。据厨房工作人员介绍：米饭为当天上午将大米淘洗后放入不锈钢蒸盘用蒸饭车蒸熟；鸡肉用烤肉炉烤制，金锣牛肉肠直接切丁；豆芽、土豆丝用开水煮熟后调味；生菜洗后切碎；以上食物一起放入盛好米饭的碗内，当日中午该份餐品共售出 396 份。发病的 255 人中，均在学校二楼 3 号餐厅进食过"蘑菇烤肉拌饭"。

（4）样品采集：10 月 24 日下午，区疾病预防控制中心、区食品药品监督管理局现场采集样品 20 份送市疾病预防控制中心进行实验室检测，20 份样品包括 6 份呕吐物和 14 份食品样本；14 份食品样本中包括肉制品 3 份（香肠 1 份、烤肉 1 份、烤肉丁 1 份）、菜类 4 份（木耳1份、蘑菇1份、土豆丝1份、生菜1份）、酱料2份（辣酱、不辣酱）、油2份、调料2份、米饭1份。

（5）实验室检测结果：在区疾病预防控制中心送检的14份样品中，11份样品检测出金黄色葡萄球菌，包括4份呕吐物、3份肉制品（香肠、烤肉丁、烤肉）、2份酱料（辣酱、不辣酱），以及米饭、蔬菜（木耳）各1份。

在区食品药品监督管理局送检的6份样品中，4份样品中检测出金黄色葡萄球菌，包括2份肉制品（香肠、烤肉丁）、2份菜类（木耳、土豆丝）。其余样品中未检测出致病菌。

3. 要确诊为何种类型的食物中毒，最关键的工作是什么？

4. 综合以上分析，你认为此事件是何种性质的食物中毒？

【案例13-2】

某年4月23日下午13：30，16名患者由自家用车送至某市中心医院，5名患者由120急救车送至该市职工医院。中心医院接诊的16名患者均出现全身湿冷、瞳孔缩小、口鼻分泌物增多等中毒症状；3名患者病情为重，两肺闻及湿啰音，并陷入昏迷。从症状上考虑为有机磷中毒，急诊立即给予洗胃、静注阿托品和复能剂、补液等治疗。该市职工医院接诊的5名患者中，1名昏迷患者医治无效于16：00死亡，随后其余4人被统一转送到该市中心医院进行集中救治。

问题：

1. 若你是一位医生，就目前状况能否考虑是食物中毒？原因是什么？

（1）基本情况：事情发生在某村一户农家院内，该农家院内共居住38人。其中，田某夫妇2人为房东，36人为高速公路施工队工人，于2013年4月20日开始租住。田某夫妇住北房，20名工人住南房，16名工人住东房。平时房东夫妇在室内厨房给东房16人做饭并一起吃饭，南房20人无房间作厨房，只在院内搭建一处顶棚做饭吃饭。此次的中毒病例为南房的20名工人及房东田某。

（2）流行病学调查

1）发病时间分布：21名患者于2013年4月23日中午12：30开始进餐，10 min后有人开始出现头晕、头痛、乏力、恶心等症状，随后其他进餐人员陆续出现类似症状，至13：00所有进餐人员均出现类似症状，潜伏期为10～30 min。截至4月24日8：00，共发生中毒病例21例，其中死亡1例。

2）人群分布：21名病例中，男性17人、女性4人；年龄18～67岁；其中16人来自四川省，4人来自乌兰察布市丰镇，1人为该市某区某村村民。

3）主要临床症状：所有病例中毒后首先出现头晕、乏力、恶心、头痛等症状，继而出现呕吐、出汗、视物模糊等症状，病情较重的患者还出现流涎、肌肉震颤、血压下降、昏迷等症状，其中1人因病情较重而死亡。

（3）治疗情况：首发病例李某，男，45岁，四川成都人，2013年4月20日从四川省成都市来到该村，与其他工友一起吃住，4月23日中午12：30进餐10 min后即开始出现乏力、头晕、恶心、呕吐等症状，于13：20被送至该市中心医院急诊科进行救治，经洗胃、静注阿托品、补液等对症治疗后，症状有所缓解，目前该患者病情稳定。死亡病例陈某，男，59岁，四川成都人，2013年4月20日从四川省成都市来到该村，与其他工友一起吃住，4月23日中午12：30进餐10 min后即开始出现乏力、头晕、恶心、呕吐等症状，于13：20

由救护车送至该市职工医院急诊科进行救治，到达该医院时已经昏迷，抢救约 3h 无效死亡。

目前，在该市中心医院进行救治的 20 例病例中，ICU 病房 2 例，肾内科 4 例，消化科 2 例，急诊科 10 例，血液科 1 例。目前有 2 人病情危重，3 人病情时有反复，14 人病情平稳，其中房东症状较轻，未住院，留院观察中。

（4）用餐情况：此次中毒的 21 人中除房东田某居住北房外，其余 20 人均居住在南房，其中晏某负责采购食材，郭某负责做饭。4 月 23 日上午，晏某在糖厂附近市场购买豆腐、食用油及圆白菜，在远大市场购买大米。做午饭时，郭某先炒熟麻辣豆腐后，用水清洗炒锅后继续炒了圆白菜，主食为米饭。12：30 南房工人一起开饭，此时房东田某也来吃了两块麻辣豆腐，10min 后，有人开始出现头晕、呕吐、视物模糊等症状，接着其他人陆续出现类似症状。在此期间，房东妻子马某和东房 16 名工人在室内厨房做饭吃饭，均无症状。

（5）实验室检测情况：4 月 23 日，现场采集样品共 12 份，包括死者呕吐物、现场地面呕吐物、中毒病例呕吐物各 1 份，炒圆白菜、麻辣豆腐、黑豆腐、白豆腐、鸡精、盐、辣椒酱、自制调料、水样各 1 份，采集的样品均符合检测要求。样品分别送至内蒙古自治区疾病预防控制中心和该市疾病预防控制中心同时进行检测。

内蒙古自治区疾病预防控制中心和该市疾病预防控制中心实验室对送检样品分别进行了亚硝酸盐、有机磷类农药检测，所有样品中亚硝酸盐和有机磷农药均未检出。内蒙古自治区疾病预防控制中心又对样品进行了氨基甲酸酯类农药检测，4 月 24 日实验室检测结果显示有 4 份样品检出克百威：麻辣豆腐 6.31 g/kg，死者呕吐物 10.10g/kg，现场地面呕吐物 7.89 g/kg，炒圆白菜 0.29 g/kg，其余 8 份样品均未检出克百威。

2. 此时能否考虑该事件是食物中毒？如若考虑是食物中毒，根据现有资料考虑可能是哪种性质的食物中毒？

3. 造成此次中毒的食物是什么？

【案例 13-3】

2013 年 5 月 3 日晚 19：40 至次日凌晨 1：00 左右，某地某旗医院急诊医学科陆续收治 9 名患者，均出现全身乏力、头晕、恶心、嗜睡等症状。5 月 4 日早 7：00 左右由该旗医院将 6 名患者送入该市市医院，后又有 3 名患者自行前往该市市医院。心电图显示窦性心动过缓，QT 间期延长，临床检验结果（肝功能、肾功能、血尿常规、凝血功能）无异常。截至 5 月 6 日晚，住院治疗的 9 名患者病情均已经稳定，多数患者头晕、乏力、嗜睡症状消失，仅一名女性（病情最重）仍有乏力和肌力减弱表现，但已较前一天有明显的改善。

问题：

1. 医生短时间内接到 9 名患者，应如何考虑？如何处理？

由于医生怀疑与食物中毒有关，故把情况向辖区内的疾病预防控制中心报告，5 月 4 日接到报告后，卫生厅立即通知内蒙古疾病预防控制中心组织由流行病学实验室检测和临床专家共 6 人组成的联合调查小组，于当天下午 5：30 出发，22：10 到达该市市医院。调查组通过简短的碰头会了解情况后，于 23：00 开始对 7 名患者（2 名转到北京）进行调查。5 月 5 日上午 8：00，调查组分头对该市市医院的患者和陪护人员（参加宴席未患病者）进行详细调查，现将结果总结如下：

（1）基本情况：本次事件发病 9 人，均参加 2013 年 5 月 3 日晚在某饭店举办的一次宴席，其他时间在各自家中就餐。席间共有 11 桌，约 110 人，患者集中在相邻的两桌（九桌和十桌）。

（2）流行病学调查

1）发病时间分布：2013 年 5 月 3 日晚 7∶40 至次日凌晨 1∶00 左右，某地某旗医院急诊医学科陆续收治 9 名患者，潜伏期最短 0.5h，最长 1.8h，平均潜伏期 1.8h。

2）人群分布：在发病的 9 人中，女性 2 名、男性 7 名（包括 1 名 7 岁的儿童患者），年龄最小 7 岁，最大 52 岁。

（3）食品卫生学调查情况：本次宴席共有 21 道菜（包括主食），仅皮冻和烤鸭从外购进，其他均为酒店统一制作后分盘。席间酒水自备，包括饮料七喜和美年达、白酒和啤酒，茶水

表 13-1　病例组和对照组暴露情况比较

菜名	病例组		对照组		Fisher	OR	OR95%CI
	吃	未吃	吃	未吃			
拌木耳丝	6	3	1	2	1.000	1.0	0.06 ~ 15.99
皮冻	6	3	3	1	1.000	0.67	0.047 ~ 9.47
拉皮	4	5	1	3	1.000	2.4	0.18 ~ 32.88
拌双脆	5	4	2	2	1.000	1.25	0.12 ~ 13.24
酱牛肉	9	0	2	2	0.077		
鱼条	5	4	1	3	0.559	3.75	0.274 ~ 51.37
风味烤牛排	5	4	1	3	0.559	3.75	0.274 ~ 51.37
蒜香鸡	6	3	2	2	1.000	2.0	0.18 ~ 22.06
拌鸭胗	6	3	2	2	1.000	2.00	0.18 ~ 22.06
酱香猪蹄	5	4	2	2	1.000	1.25	0.12 ~ 13.24
京都肉饼	5	4	2	2	1.000	1.25	0.12 ~ 13.24
烤鸭	5	4	2	2	1.000	1.25	0.12 ~ 13.24
金针红汤汆肉	3	6	0	4	0.497		
肉炒时蔬	5	4	1	3	0.559	3.75	0.27 ~ 51.37
鸭架汤	4	5	1	3	1.000	2.40	0.18 ~ 32.88
焖全肘	6	3	1	3	0.266	6.00	0.42 ~ 85.25
红扒丸子	8	1	2	2	0.203	8.00	0.459 ~ 139.29
炖草鱼	5	2	2	2	0.576	2.50	0.194 ~ 32.19
炖羊肉	5	4	3	1	1.000	0.417	0.03 ~ 5.71
油糕	4	5	2	2	1.000	0.80	0.08 ~ 8.47
花卷	4	5	3	1	1.000	2.40	0.18 ~ 32.88
七喜	4	2	0	2	0.429		
美年达	1	4	1	1	1.000	0.250	0.007 ~ 8.560
白酒	5	4	3	1	1.000	0.42	0.03 ~ 5.71
啤酒	3	6	0	3			
茶水	4	5	2	2	1.000	0.80	0.08 ~ 8.47

为酒店提供。调查组对酒店的卫生环境、厨师、服务员进行调查，未发现异常情况，对参加宴席的其他桌的人员进行调查，也未发现病例。调查组重点对住院的 9 名患者和 8 名参加酒席但未发病的陪护人员（共 17 人）进行了调查，在未发病 8 人中，有 4 人与患者同桌，另外 4 人在其他桌。在调查到的九桌和十桌的 13 人中，有 6 人反映酱牛肉有苦味，有 1 人同时反映炖草鱼和炒时蔬有苦味，其他桌的 4 人均未觉得饭菜在口感上有异常。通过对九桌和十桌就餐的 9 名病例和 4 名对照（其他对照未追踪到）进行 21 道饭菜的暴露率比较，无统计学差异。

（4）实验室检测结果：目前根据患者血液和洗胃内容物，该市疾病预防控制中心排除金黄色葡萄球菌、蜡样芽孢杆菌中毒可能，该市公安局排除苯巴比妥类药物、毒鼠强、有机磷、亚硝酸盐中毒可能。自治区疾病预防控制中心对采集的酱牛肉、皮冻和胃液等样品，进行 7 种镇静类药物的检测，结果均为阴性。

2. 依据目前临床资料及流行病学调查结果，能否确定是不是食物中毒？原因有哪些？

3. 能否确定是何种性质的食物中毒？能否确定导致中毒的食物可能是什么？

4. 你认为后续还应做哪些工作？

第三节　习题

一、名词解释

食物中毒

二、单项选择题

1. 引起副溶血性弧菌食物中毒的主要食品是

A．奶类

B．畜禽肉类

C．蛋类

D．海产品

E．粮豆类

2. 河豚含毒素最多的部位是

A．鱼肉

B．血液和皮肤

C．卵巢和肝

D．肾和眼睛

E．胃肠

3. 亚硝酸盐中毒时，应用＿＿＿解毒。

A．依地酸钙钠

B．亚甲蓝

C．巯基解毒剂

D．抗生素

E．阿托品

4. 食物中毒发病的共同特点不包括下列哪项
   A. 发病呈暴发性
   B. 中毒患者一般具有相似的临床表现
   C. 发病与食物有关
   D. 患者都有发热等症状
   E. 不具传染性

5. 最常见的食物中毒类型是
   A. 细菌性食物中毒
   B. 化学性食物中毒
   C. 有毒动物食物中毒
   D. 有毒植物食物中毒
   E. 真菌及霉变食物中毒

6. 下列哪个是属于食物中毒的范围
   A. 饮酒过量引起的急性胃肠炎
   B. 饮水中伤寒菌引起的肠伤寒
   C. 污染变形杆菌的畜肉引起的肠道症候群
   D. 毛蚶引起的暴发性甲型肝炎
   E. 污染旋毛虫的畜肉引起的肠道症候群

7. 下列关于细菌性食物中毒的说法不正确的是
   A. 是国内外常见的食物中毒，发病率高
   B. 夏秋季高发
   C. 植物性食品是引起该食物中毒的主要食品
   D. 动物性食品是引起该食物中毒的主要食品
   E. 一般病程短、预后好

8. 下列食物中毒中有解毒剂的是
   A. 霉变甘蔗中毒
   B. 河豚中毒
   C. 亚硝酸盐中毒
   D. 麻痹性贝类中毒
   E. 粗制棉籽油棉酚中毒

9. 关于河豚毒素下列说法不正确的是
   A. 是一种神经毒
   B. 以卵巢毒性最强
   C. 日晒可将其破坏
   D. 对热稳定
   E. 盐腌不可将其破坏

10. 引起组胺中毒的鱼类为
   A. 红肉鱼
   B. 青皮红肉鱼
   C. 河豚

D. 内陆湖泊鱼

E. 其他鱼类

三、填空题

1. 食物中毒可分为＿＿＿＿＿＿＿＿ 、＿＿＿＿＿＿＿＿ 、＿＿＿＿＿＿和＿＿＿＿＿＿。

2. 细菌性食物中毒可分为＿＿＿＿＿＿＿＿＿ 、＿＿＿＿＿＿＿ 和＿＿＿＿＿＿＿三类。

3. 引起细菌性食物中毒常见的食品主要是＿＿＿＿＿＿ 。

4. 毒蕈中毒的毒素类型包括＿＿＿＿＿ 、＿＿＿＿＿ 、＿＿＿＿＿ 、＿＿＿＿＿ 和＿＿＿＿＿。

四、判断题

1. 引起细菌性食物中毒的主要食品是植物性食品。　　　　　　　　　　（　　）

2. 引起副溶血性弧菌食物中毒的主要食品是动物性食品。　　　　　　　（　　）

3. 食品被金黄色葡萄球菌污染后，在37℃以下，温度越高，产生肠毒素需要的
时间越短。　　　　　　　　　　　　　　　　　　　　　　　　　　（　　）

4. 河豚毒素的抵抗力较强，对热稳定，日晒、盐腌均不能将其破坏。　　（　　）

五、简答题

1. 简述食物中毒的发病特点。

2. 细菌性食物中毒的预防措施有哪些？

3. 细菌性食物中毒的处理原则有哪些？

（张海蓉）

第三篇
流行病学

流行病学是预防医学的重要基础学科，也是指导临床科学研究、医疗实践所必需的方法学。本篇由五章组成，分别是疾病的分布、现况调查、分析性研究、临床疗效判定及筛检与诊断试验的评价。每章内容设置了目的要求、理论知识的回顾、案例分析、习题及参考答案四个部分。各章节内容强调了理论课的重点及要点，还精选了具有内蒙古特色的案例，通过对案例进行讨论分析以增强用流行病学方法分析和解决实际问题的能力。此外，学生可以通过做习题来强化对各部分知识点的理解和掌握。

第十四章　疾病的分布

通过本章内容的讨论练习，学生应能区分并掌握各个描述疾病分布测量指标的含义及应用范畴，熟悉流行强度的界定，从而熟练掌握疾病分布的描述方法，为今后能够独立进行某种疾病的分布描述奠定基础。

第一节　疾病的分布概述

疾病的分布（distribution of disease），即通常所说的疾病的三间分布，是指疾病在不同的时间、地点、人群中所呈现出不同的分布特征。主要描述疾病的三间发病、患病和死亡等群体现象，这是认识流行病学疾病的基础和起点。

一、疾病频率测量指标

1. 发病率　发病率（incidence rate）是指一定时期内（一般为一年），一定范围人群中某病新发病例出现的频率，有总发病率和发病专率之分。

2. 罹患率　罹患率（attack rate）指某一局限范围短时间内的发病率，计算公式与发病率相同，观察单位一般为日、周、旬、月。

3. 续发率　续发率（secondary attack rate，SAR）用于某些传染病中，在最短潜伏期到最长潜伏期之间易感接触者中发病人数占所有易感接触者总数的百分比。计算时需将原发病例从分子和分母中去除。

4. 患病率　患病率（prevalence）是指某特定时间内总人口中某病新旧病例所占的比例，分为时点患病率和期间患病率。

5. 感染率　感染率（prevalence of infection）指在某一时间内，被检人群中特定病原体的现有感染者人数所占的比例，常用百分数表示，性质类似于患病率。

6. 死亡率　死亡率（mortality rate）是指在一定时期内，某人群中总死亡人数占该人群总人数的比例，有粗死亡率和死亡专率之分。

7. 病死率　病死率（case fatality rate）表示一定时期内因某病死亡的人数占该病患者总人数的比例，特指所研究疾病的患者。

8. 生存率　生存率（survival rate）指接受了某种治疗的某病患者，经一段时间的随访，尚且存活者所占的比例，常用于评价病程较长疾病的远期疗效。

9．疾病负担指标　常用的主要有潜在减寿年数（potential years of life lost，PYLL）和伤残调整寿命年（disability adjusted life year，DALY）。

二、疾病流行强度

根据某病在某地区某人群中发病率的变化及其病例间的联系程度，疾病的流行强度用散发（sporadic）、暴发（outbreak）、流行（epidemic）和大流行（pandemic）表示。

三、疾病的分布

1．疾病的人群分布　主要研究不同年龄、性别、职业、行为生活方式等特征下的疾病分布情况。

2．疾病的地区分布　可分为洲间、国家间、省间、地区聚集性和地方性等不同范围内的分析研究。

3．疾病的时间分布　可分为短期波动、季节性、周期性和长期波动。

4．疾病的三间分布　即疾病的人群、地区和时间分布的综合分析，从而能够全面地获取有关病因的线索、确定流行因素等。

第二节　案例分析

【案例 14-1】

2010 年 9 月 11—20 日，原卫生部在全国范围内开展麻疹疫苗补充免疫活动，力争在 2012 年全国麻疹发病率控制在 1/1000 000 以下，无本土麻疹病毒传播。内蒙古自治区 2009—2011 年陆续开展 15 岁以下儿童查漏补种活动。据统计，内蒙古地区麻疹发病率 2006—2008 年在 1/10 000 上下波动，2009 年为 6.03/100 000，2010 年为 2.83/100 000。表 14-1 为内蒙古自治区 2011 年麻疹发病情况。

表 14-1　内蒙古自治区 2011 年麻疹发病情况

年龄	人口数（万）	发病例数（例）
0～12 月	25.76	22
1～6 岁	130.98	22
7～14 岁	213.66	7
15 岁以上	2111.30	58
合计	2481.70	109

注：表中的人口数量是根据内蒙古自治区 2010 年人口普查信息并结合 2011 年出生率估算得到。

阅读以上材料回答下列问题，试分析 2011 年内蒙古自治区麻疹的发病情况，并总结内蒙古自治区 2009 年以来开展麻疹疫苗补充免疫和查漏补种工作的成效。

1．2011 年内蒙古自治区麻疹发病率为多少？

2．自 2008—2011 年，内蒙古自治区的麻疹发病率呈现什么趋势？根据这个趋势预测 2012 年内蒙古自治区的麻疹发病率能否达到原卫生部期望的全国麻疹发病率控制在 1/1000 000

以下的平均目标？

3. 2011 年内蒙古自治区 0 岁、1~6 岁、7~14 岁儿童及 15 岁以上人群的麻疹发病率分别为多少？

4. 根据问题 3 的结果可知，2011 年全区报告麻疹发病率最高的年龄组是哪个年龄组？第二位的是哪个年龄组？麻疹发病以小龄儿童为主，分析其原因是什么？

5. 在 58 例 15 岁以上人群中的麻疹发病人数中，有 50 例为 20~49 岁人群，占全年总发病例数的 45.87%，由此可见，在 20 世纪 70、80 年代出生的人群中也有大量的麻疹易感者，试分析其原因。

【案例 14-2】

2006 年 4 月内蒙古某县全日制小学暴发流行性感冒，全校学生 198 人，其中男生 102 人，女生 96 人，共发病 108 人，无人死亡；其中，男生发病 56 人，女生发病 52 人；首发病例发病于 2006 年 4 月 11 日；发病高峰为 2006 年 4 月 14—16 日，此期间发病 55 人，占发病总数的 50.93%，流行性感冒发病统计结果见表 14-2。

表 14-2 2006 年 4 月内蒙古某县小学流行性感冒暴发情况

性别	总人数（例）	发病人数（例）	罹患率（%）
男生	102	56	
女生	96	52	
合计	198	108	

根据以上资料完成表 14-2，并进行假设检验，分析男女生罹患率的差异是否有统计学意义。

【案例 14-3】

2010 年，在中国 162 个监测点，采用多阶段分层整群随机抽样的方法，共调查 98 548 名 18 岁以上居民的血压情况，从而计算不同年龄、性别、城乡和不同地区居民的高血压患病情况。调查结果见表 14-3。

表 14-3 2010 年中国不同特征成年人高血压患病情况

特征	男			女			合计	
	调查人数构成比（%）	患病人数（例）	患病率（%）	调查人数构成比（%）	患病人数（例）	患病率（%）	患病人数（例）	患病率（%）
年龄（岁）								
18~24	4.059	488		4.204	290		778	
25~34	6.332	1273		7.888	824		2097	
35~44	10.446	3181		13.064	2871		6052	
45~54	10.238	4278		12.953	5323		9601	
55~64	8.591	4707		10.005	5778		10 485	

表 14-3　2010 年中国不同特征成年人高血压患病情况（续）

特征	男			女			合计	
	调查人数构成比（%）	患病人数（例）	患病率（%）	调查人数构成比（%）	患病人数（例）	患病率（%）	患病人数（例）	患病率（%）
65～74	4.272	2829		4.632	3195		6024	
≥75	1.605	1129		1.778	1295		2424	
城乡								
城市	19.191	7111		24.893	7801		14 912	
农村	32.250	10 774		37.574	11 775		22 549	
地域								
东部	17.149	6608		21.817	7138		13 746	
中部	16.460	5726		19.193	6204		11 930	
西部	19.290	5551		22.196	6234		11 785	
合计								

阅读以上材料，完成表 14-3，回答以下问题，并分析我国成年人高血压患病情况（省略加权部分，假设本次调查结果直接反映全国平均水平）。

1. 2010 年中国成年人高血压平均患病率为多少？
2. 试分析 2010 年中国成年人不同年龄高血压的患病特点。
3. 试分析 2010 年中国成年人不同性别高血压患病特点及差异。
4. 试分析 2010 年中国城乡成年人的高血压患病情况。
5. 试分析 2010 年中国地域成年人的高血压患病情况。
6. 能否根据本次调查结果计算出 2010 年中国成年人高血压的发病率？

【案例 14-4】

布鲁菌病（brucellosis）简称布病，是由布鲁杆菌（*Brucella*）引起的自然疫源性的传染 - 变态反应性人畜共患病，是《中华人民共和国传染病防治法》中规定的乙类传染病。布鲁杆菌主要宿主是牛、羊、猪、鹿、犬等动物。人因接触病畜而被感染，潜伏期为 2 周左右。内蒙古是我国重要的畜牧业生产基地，布病由来已久，经过多年防治，到 20 世纪 80 年代人畜间布病得到了基本控制，但 2004 年以来有回升趋势。某研究组在 2010 年 10 月—2011 年 3 月对内蒙古人间感染布鲁杆菌现状进行研究，选择 7～70 岁与牲畜及畜产品有接触的人群，采取多级分层抽样的方法进行调查，在全区 12 个盟（市）的 101 个旗（县、区），共调查 366 个乡（镇、苏木）1530 个村（嘎查）64 784 人，其中感染布鲁杆菌患者 4014 人，各盟市的感染和发病情况见表 14-4。

表 14-4　内蒙古各盟（市）布鲁杆菌感染与发病情况

地区	旗（县）数（个）	调查人数	感染情况		发病情况	
			感染人数	感染率（%）	发病人数	发病率（%）
呼伦贝尔市	13	8212	658		291	
兴安盟	6	2723	283		259	
通辽市	8	4937	240		177	
赤峰市	12	7420	503		503	
锡林郭勒盟	12	8127	952		591	
乌兰察布市	11	6980	591		377	
呼和浩特市	9	7845	401		183	
包头市	9	5882	250		164	
鄂尔多斯市	8	5364	28		21	
巴彦淖尔市	7	3644	96		20	
乌海市	3	1800	7		7	
阿拉善盟	3	1850	5		5	

1. 阅读以上资料，完成表 14-4。

2. 根据表 14-4 比较内蒙古各盟市布鲁杆菌感染和发病情况。

【案例 14-5】

肾综合征出血热（hemorrhagic fever with renal syndrome，HFRS）在中国主要分布在山东、河北、辽宁、湖南、陕西等省。发病例数居全国前 8 位的省中，有 5 个省与内蒙古毗邻。内蒙古也是我国最早报告 HFRS 的地区之一，自 1955 年首例 HFRS 在呼伦贝尔牙克石市被发现以来，疫区范围逐年扩大。自 2000 年以后，内蒙古逐步实施 HFRS 疫苗接种防治措施，特别是实施了扩大国家免疫规划后，HFRS 的流行特征有了新的变化。某研究组分析了内蒙古地区实施以接种疫苗为主的防治策略 10 年以来 HFRS 的流行特征，结果显示 2001—2010 年内蒙古地区累计 HFRS 发病 2640 例，死亡 35 例，较上个 10 年发病人数下降了 34%，10 年来的发病及死亡情况统计结果见表 14-5。

表 14-5　2001—2010 年内蒙古地区 HFRS 发病及死亡情况

年份	人口数（百万）	HFRS 病例数（例）	发病率（1/100 000）	死亡人数（例）	病死率（%）
2001	23.5379	278		2	
2002	23.1922	540		10	
2003	23.3492	213		7	
2004	23.4955	440		4	
2005	23.8435	467		7	
2006	23.8640	257		3	
2007	23.9235	132		1	
2008	24.0506	81		1	
2009	24.1373	141		0	
2010	24.2207	91		0	

阅读以上资料完成表 14-5，并解答以下问题。

1. 计算 2001—2010 年内蒙古地区 HFRS 的年均发病率和年均病死率。

2. 计算 2010 年内蒙古地区 HFRS 的死亡率。

3. 分析 2001—2010 年内蒙古地区 HFRS 的发病及死亡情况，并评价内蒙古地区实施以接种疫苗为主的防治策略效果。

4. 能否根据以上资料计算出内蒙古地区 2001—2010 年的年均死亡率？

5. 已知中国 2001—2010 年的 HFRS 发病及死亡水平，欲将内蒙古地区的 HFRS 发病及死亡情况与全国平均水平进行比较，能否直接用以上得出的数据进行比较，为什么？

【案例 14-6】

某医院 2009 年 9 月—2013 年 10 月收治早期乳腺癌患者 65 例，均为女性，年龄 25 ~ 65 岁，平均年龄 38.5 岁，术前均未进行放疗和化疗。65 例患者中，32 例采用乳腺癌改良根治术（观察组），33 例采用乳腺癌根治术（对照组）。两组患者性别、年龄、肿瘤部位、分期等一般情况比较差异无统计学意义（$P > 0.05$），具有可比性，观察两组患者的住院时间、并发症发生情况、3 ~ 5 年的生存率及随访期间的复发情况。观察结果见表 14-6（暂无并发症情况）。

表 14-6　两组患者平均住院时间、3 年和 5 年生存率及复发率情况

组别	平均住院时间（d）	3 年内死亡例数	3 年生存率（%）	5 年内死亡例数	5 年生存率（%）	随访期间复发例数（例）	复发率（%）
观察组	10.5 ± 1.5	3		4		2	
对照组	15.0 ± 1.5	3		4		2	

阅读以上资料完成表 14-6，并比较两组 3 年生存率、5 年生存率及随访期间复发率的差异有无统计学意义。

【案例 14-7】

新生儿出生窒息（birth asphyxia）是导致新生儿死亡、脑瘫和智力障碍的主要原因之一，由此带来了巨大的新生儿死亡和伤残疾病负担。2010 年全国妇幼卫生监测数据显示，出生窒息是导致 5 岁以下儿童死亡的第三位原因，占 13.5%。根据第六次全国人口普查数据和 2010 年全国妇幼卫生监测报告数据，使用世界卫生组织编制的伤残调整寿命年（DALY）计算表，并按 5% 新生儿窒息发生率和 0.39 的失能权重测算健康寿命损失年（YLD）为 2 425 652 人年，寿命损失年（YLL）计算结果见表 14-7。

表 14-7　2010 年我国新生儿窒息 YLL 测算表

年龄组（岁）	人口数（万）	死亡数（万）	死亡率（1/1000）	平均死亡年龄（岁）	YLL（人年）
0 ~	1378.6434	3.0826	0.1		1 020 680.67
1 ~ 5	6174.6176	13.6327	2.6		4 794 760.30
合计	7553.2610	16.7153	2.1		5 815 441.00

阅读以上材料，完成表 14-7，并计算出 2010 年我国 5 岁以下儿童新生儿窒息的 DALY 以及每千人口 DALY［注："DALY"包括"因早死所导致的寿命损失年（YLL）"和"疾病所致伤残引起的健康寿命损失年（YLD）"两部分］。

【案例 14-8】

艾滋病（acquired immune deficiency syndrome，AIDS）一直以来都是全世界关注的重要传染病。到目前为止，对于 AIDS 的防制措施着重于传播途径的控制。近年来，根据 AIDS 报告病例数据，我国 AIDS 传播途径以性传播为主，且所占比例呈持续增高趋势，其中男男同性性传播途径比重逐渐增加，至 2011 年 9 月底，因男男同性性传播所致感染人数已占病例报告总数的 29.4%。因此，在我国男男性接触者（men who have sex with men，MSM）已成为艾滋病防制工作的重点人群。某研究组分析了内蒙古 2008 年 1 月—2012 年 8 月男男同性传播的 HIV/AIDS 流行特征，传播途径构成情况见表 14-8。

表 14-8　2008 年 1 月—2012 年 8 月内蒙古 AIDS 报告病例传播途径构成情况（%）

传播途径	2008 年	2009 年	2010 年	2011 年	2012 年 1—8 月
注射毒品	26.9	21.1	17.8	14.4	14.3
异性传播	18.1	26.5	43.6	45.2	40.1
男男同性传播	20.1	24.7	26.7	34.9	41.1
性接触＋注射毒品	1.3	0.6	1.0	0.3	0.0
采血（浆）	2.7	1.2	1.0	1.1	0.3
输血／血制品	4.7	7.2	3.5	3.1	1.0
母婴传播	0.0	0.6	0.5	0.6	1.0
其他及不详	26.2	18.1	6	0.6	2.3
合计	100.0	100.0	100.0	100.0	100.0

1. 阅读以上材料，根据表 14-8 分析 2008 年 1 月—2012 年 8 月内蒙古地区 AIDS 报告病例传播途径构成情况。性传播途径构成呈现逐年_____（上升／下降）趋势，构成比从_____上升至_____，其中_____构成有明显上升趋势，从_____上升至_____，5 年平均增长率为_____，而_____、_____、_____和其他及不详构成比基本呈逐年下降趋势。

2. 表 14-9 ~ 表 14-13 分别表示 2008 年 1 月—2012 年 8 月内蒙古地区 AIDS 男男同性性传播途径年龄、民族、文化程度、婚姻状况及地区和城乡分布构成情况。

表 14-9　内蒙古地区 AIDS 报告病例男男同性性传播途径年龄构成情况（%）

年龄	0 岁 ~	15 岁 ~	25 岁 ~	35 岁 ~	45 岁 ~	55 岁 ~	65 岁 ~	合计
构成比	0	25.61	41.24	22.64	7.28	2.70	0.54	100.00

表 14-10　内蒙古地区 AIDS 报告病例男男同性性传播途径民族构成情况（%）

民族	汉	蒙古	回	满	彝	其他	合计
构成比	78.98	16.44	2.16	1.62	0	0.81	100.00

表 14-11　内蒙古地区 AIDS 报告病例男男同性性传播途径文化程度构成情况（%）

文化程度	小学及以下	初中	高中及中专	大专及以上	合计
构成比	5.93	25.07	35.31	33.69	100.00

表 14-12　内蒙古地区 AIDS 报告病例男男同性性传播途径婚姻状况构成情况（%）

婚姻状况	离异或丧偶	未婚	已婚有配偶	不详	合计
构成比	12.67	63.07	22.37	1.89	100.00

表 14-13　内蒙古地区 AIDS 报告病例男男同性性传播途径地区及城乡构成（%）

地区及城乡	地区				城乡		
	东部	中部	西部	合计	城市	农村	合计
构成比	49.80	31.91	9.21	100.00	73.12	24.33	100.00

根据表 14-9～表 14-13 分析 2008 年 1 月—2012 年 8 月内蒙古地区 AIDS 报告病例男男同性性传播途径的人群及地区分布特征。

【案例 14-9】

风疹是由风疹病毒（rubella virus，RV）引起的急性呼吸道传染病，儿童常见，成年人也可发病。某研究组对内蒙古 2008—2011 年风疹监测资料进行流行病学分析。2008—2011 年内蒙古自治区共报告风疹病例 4491 例，年均发病率为 4.6/100 000。2008 年由于局部地区风疹暴发，发病率最高为 8.0/100 000，从 2009 年开始，病例数大幅下降，至 2011 年，发病率降至 1.9/100 000。不同年份间风疹发病率有统计学差异，结果见表 14-14。

表 14-14　2008—2011 年内蒙古自治区风疹发病情况

年份	总人数（百万）	发病数（例）	发病率（1/100 000）
2008	24.051	1923	
2009	24.137	1157	
2010	24.221	931	
2011	24.707	480	
合计			

1．阅读以上资料完成表 14-14。

2．全区风疹病例中，男性有 2566 人，女性有 1925 人。其中，人群分布特征主要研究了职业分布，结果见表 14-15；年龄分布，结果见图 14-1。结合表 14-15 和图 14-1 分析内蒙古自治区 2008—2011 年风疹发病的人群分布特征。

表 14-15　内蒙古自治区 2008—2011 年风疹发病职业分布

年份	幼托散居儿童	学生	工人及农牧民	家务及待业	其他
2008	249	1525	56	23	70
2009	317	722	64	15	39
2010	185	665	37	14	30
2011	187	245	17	10	21

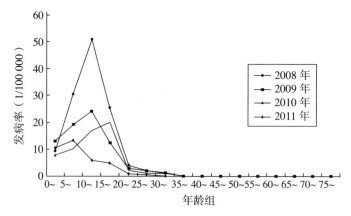

图 14-1　内蒙古自治区 2008—2011 年风疹发病年龄分布

3. 内蒙古自治区 2008 — 2011 年风疹发病各盟市均有发病报告，地区分布结果见表 14-16，根据表 14-16 绘制内蒙古自治区 2008—2011 年风疹发病统计地图（图 14-2）。

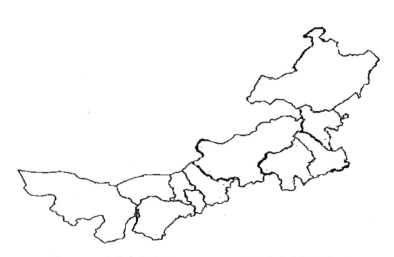

图 14-2　内蒙古自治区 2008—2011 年风疹发病统计地图

表 14-16　内蒙古自治区 2008—2011 年风疹发病地区分布

盟市	累计人口数（百万）	累计发病数（例）	年均发病率（1/100 000）
呼和浩特	10.724	516	4.8
包头	10.173	613	6.0
乌海	1.935	84	4.3
赤峰	17.384	683	3.9
通辽	12.351	481	3.9
鄂尔多斯	6.39	310	4.9
呼伦贝尔	10.799	919	8.5
巴彦淖尔	6.945	26	0.4
乌兰察布	8.521	189	2.2
兴安盟	6.407	388	6.1
锡林郭勒盟	4.116	192	4.7
阿拉善盟	0.886	86	9.7
不详市	0.485	4	0.8
全区	9711.6	4491	4.6

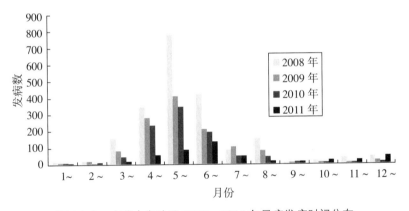

图 14-3　内蒙古自治区 2008—2011 年风疹发病时间分布

4. 内蒙古自治区 2008—2011 年风疹发病时间分布结果见图 14-3。根据表 14-14～表 14-16 并结合图 14-1～图 14-3，分析内蒙古自治区 2008—2011 年 4 年期间风疹流行病学三间分布特征。

第三节　习题

一、填空题

1. 疾病的分布是描述疾病的_____、_____和_____的分布特征。

2. 发病率是计算一定时间和人群中_____出现频率的指标。

3. 计算续发率时需将_____从分子和分母中去除。

4. 患病率按观察时间的不同分为_____和_____。

5. 治疗水平的提高使得患者虽未治愈但生存期延长，会导致_____（患病率／发病率）升高。

6. 病死率提高会导致患病率_____（升高／降低）。

7. 分析患病率的资料来源于_____，分析发病率的资料来源于_____、_____、_____等。

8. 测量人群死亡危险常用的指标是_____，测量某病患者因该病死亡的危险性常用的指标是_____。

9. 死亡率分为_____和死亡专率，粗死亡率计算公式的分子是_____、分母是_____。

10. 常用的疾病负担测量指标有_____、_____。

11. 疾病的流行强度有_____、_____、_____、_____。

12. 描述某病的人群分布特征时，通常描述_____、_____、_____、_____、_____等特征。

13. 某地区某病的发病及患病等疾病频率高于周围地区的情况称为疾病的_____。

14. 局限于某些特定地区内相对稳定并经常发生的疾病称为_____。

15. 疾病的时间分布特征与变化规律有_____、_____、_____、_____。

16. 疾病的季节性分布表现为_____、_____两种表现形式。

17. 对某省进行高血压普查，可计算该省高血压的_____（患病率／发病率）。

18. 根据某省疾病监测信息报告管理系统中 2011 年和 2012 年流行性感冒的监测资料可计算出该省 2012 年流行性感冒的_____（患病率／发病率）。

19. 2000 名被检查者中，有 50 人 HBsAg 阳性，此调查最合适的描述指标是_____。

二、判断题（判断对错并改错）

1. 计算发病率时，若在观察期内一个人多次发病，则只计一个新发病例。（　　）

2. 实际工作中，计算发病率时暴露人口数多用该地区观察期内的平均人口数。（　　）

3. 罹患率是指某一局限范围内的短时间内的发病率，其计算公式与发病率的计算公式相同。（　　）

4. 不同地区的某病发病率、患病率、死亡率等疾病频率指标进行比较时无需进行率的标化。（　　）

5. 患病率、发病率和病程三者之间的关系是：发病率 = 患病率 × 病程。（　　）

6. 患病率的观察时间一般比发病率的观察时间长。（　　）

7. 患病率与发病率都是静态描述。（　　）

8. 发病率与患病率计算的分子相同。（　　）

9. 发病率可适用于各种疾病的分析，而患病率一般适用于慢性病或者病程较长的疾病分析。（　　）

10. 死亡率与病死率的区别是，病死率只针对所研究的疾病的患者，而死亡率的计算包括了所研究疾病的患者和非患者。（　　）

11. 某地区某病患病率超过该病历年患病率的平均水平称为流行。（　　）

12. 某小学有 900 人，某时期内罹患腮腺炎的有 100 人，其中男生 90 人，女生 10 人，则该病的两性发病率差异显著，因此得出结论"该病男生易患"。（　　）

13. 反映某急性传染病的严重程度的指标常用病死率。 （ ）
14. 说明某疾病对人生命威胁程度的指标常用死亡率。 （ ）
15. 因为不同地区的人口年龄构成不同，所以不能直接比较不同地区的粗死亡率。（ ）
16. 综合描述疾病三间分布的经典流行病学研究方法是移民流行病学研究。 （ ）
17. 甲乙两地区的粗死亡率相近，经年龄标化后的标化死亡率为甲地区大于乙地区，其可能原因是甲地区的老年人比重大于乙地区。 （ ）
18. 近年来，心脑血管疾病的发病率和死亡率有上升趋势，这属于疾病时间分布描述的长期变异特征。 （ ）
19. 我国北方地区的流行性乙型脑炎发病高峰在夏秋季节，这属于疾病时间分布的严格季节分布特征。 （ ）
20. 2009 年 6 月某小学暴发食物中毒事件，这属于疾病时间分布的短期波动特征。（ ）

三、计算题

1. 统计某地区 2008—2010 年糖尿病的患病情况，检测结果见表 14-17。观察期间患者无治愈、无迁移、无拒绝检查，以及该病的发生和因该病死亡全年均匀分布。

表 14-17 某地区 2008—2010 年糖尿病的患病情况

年份	年均人口数（万）	患病人数（例）	病死人数（例）
2008	1	10	2
2009	1.2	14	0
2010	1.25	15	1

根据表 14-17 计算：

（1）2008 年该地区的糖尿病患病率。
（2）2009 年该地区的糖尿病发病率。
（3）2010 年该地区的糖尿病死亡率。
（4）2008—2010 年该地区的糖尿病年均病死率。
（5）假设在 2009 年 1 月 1 日该地区无新诊断糖尿病患者，2009 年年初人口为 1.25 万，计算该地区 2009 年 1 月 1 日的糖尿病时点患病率。

2. 2009 年 6 月某学校暴发流行性感冒，该校一共 1100 人，男女生比例为 1.2∶1，共发病 270 人，无死亡，其中男生 120 人，女生 150 人，首发病例在 7 日发病，该学校迅速采取防制措施，至 6 月 15 日已有 50 人治愈且无新发病例发生。

（1）计算 6 月 7 日—6 月 15 日该校学生的流行性感冒罹患率。
（2）比较 6 月 7 日—6 月 15 日该校男生和女生罹患率的统计学差异。
（3）计算 6 月 7 日—6 月 15 日该校学生流行性感冒的续发率。
（4）计算 6 月 15 日该校学生流行性感冒的时点患病率。

（刘艳超）

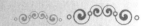

第十五章 现况调查

通过本章学习，要求学生掌握现况研究的基本原理和方法，学会分析疾病在地区与人群中的分布，计算疾病的患病率及其他相关指标；分析某些因素或特征与疾病的关联，探索疾病的危险因素；了解疾病监测或为其他类型流行病学研究提供基础资料的分析及其意义。

第一节 现况调查概述

一、概念

现况调查亦称横断面研究（cross-sectional study）或现患研究，是指在某一人群中应用普查或抽样调查的方法，收集某特定时点或某一短时期中研究对象的疾病或健康状况和影响因素的描述性资料，以描述疾病或健康现存状况的分布，以及探索某些因素与疾病的关联。

二、特点

1. 简便、经济，适于调查持续时间较长和能定量测定疾病的研究。一般不用于病程比较短的疾病的研究。

2. 疾病或健康状况的调查结果反映调查当时的情况。在许多情况下，不能区分暴露与疾病的时间关系。

3. 研究对象为目标人群的单组抽样，查明该人群中各个体在特定时间上暴露与疾病的状态，不需要将其分组或设立对照。

4. 不能得出因果关系的结论。

5. 暴露因素最好是持续不变的（或很长时间内不变的），如某些人口学指标，例如性别、出生年月等。

三、用途

1. 描述某种疾病或健康现存状况的分布特征，从而发现高危人群或发现有关的病因线索，为疾病的防治提供依据。

2. 描述某些因素与疾病或健康状况之间的关联，以建立病因假设。

3. 为评价防治措施及其效果提供信息。

4. 为疾病监测或了解疾病自然史提供资料。

5. 查出某地区患有研究疾病的人群，达到早发现、早诊断、早治疗的目的。

四、分类

（一）普查（census）

一定时间内对某地或某单位全部对象患某病情况进行调查。研究时间和范围视病种和对象多少而定。即调查特定时点或时期内特定范围内的全部人群（总体）。

1. 优点　理论上能发现被调查人群中全部病例；全面真实了解分布情况，有利于探索病因；病例的代表性好（用于病因研究时）。

2. 缺点　工作量大，消耗人力、物力、财力大；容易漏查；不易掌握统一标准和校正仪器等；不适用发病率低或诊断程序复杂的疾病。

3. 目的与用途　了解某人群中某种疾病或某危险因素的基本分布情况；了解某人群的健康水平；建立某些生理指标参考值；早期发现患者，以便早期诊断、早期治疗；在疾病暴发或流行时，通过普查搜寻全部病例，并可用于了解该病流行的全貌。

（二）抽样调查（sampling survey）

1. 概念　抽样调查简称抽查，在特定时点或时期内，通过随机抽样方法从特定范围人群中选取一个代表性样本，以样本统计量估计总体参数所在范围，以推断此人群患病情况。

2. 优点　相对普查而言，抽样调查因为调查的样本小，实施起来省时、省人力、省费用。也可以作为普查的预调查；由于调查范围小，工作易做得精细，因而质量易得到保证，获得结果快，而且应答率较高。

3. 缺点　存在抽样误差；不适用于那些发病率低的疾病的调查；抽样方法的设计实施与资料的分析工作均较复杂；由于是调查部分样本，不适用于那些总体内个体情况变异太大的情况的研究；不适用于需要普查普治的计划。

五、常用的抽样方法

（一）单纯随机抽样（simple random sampling）

先将调查总体的全部观察单位编号，再用随机数字表或抽签等方法随机抽取部分观察单位组成样本。目前，在横断面研究中，因调查的观察单位太多时，很难将全部观察单位编号，故使用单纯随机抽样的机会不多，但它是实施其他抽样方法的基础。

（二）系统抽样（systematic sampling）

又称等距抽样或机械抽样。将总体各个个体单位按某种标志排列、连续编号，根据总体数 N 和确定的样本数 n，计算抽样距离（N/n），用单纯随机方法在第一组中确定一个起始号，从此起始点开始，每隔 K（K=N/n）个单位抽取一个作为研究对象。

（三）分层抽样（stratified sampling）

又称分类抽样。即先按影响观察值变异较大的某种特征，将总体分为若干类型或组别（统计学上叫"层"），再从每一层内随机抽取一定数量的观察单位，合起来组成样本。例如，先将欲调查的总体按年龄、性别或疾病严重性等特征分成不同层次，在各层再做随机抽样。分层抽样可以减少由各层特征不同而引起的抽样误差。

（四）整群抽样（cluster sampling）

先将总体划分为 K 个"群"组（如 K 个地区等），每个群包括若干观察单位。再从 K 个群中随机抽取若干个群，并将被抽取的各个群的全部观察单位组成样本。

抽样调查可产生抽样误差，抽样误差的大小因抽样方法不同而异，一般情况下，抽样误差从小到大的顺序为分层抽样、系统抽样、单纯随机抽样、整群抽样。

（五）多级抽样（multistage sampling）

将抽样过程分阶段进行，每个阶段使用的抽样方法往往不同，即将以上四种抽样方法结合使用，在大型流行病学调查中常用。

六、现况调查研究设计步骤

1. 确定研究目的。
2. 确定目标人群和观察单位。
3. 选取抽样方法和计算样本量大小。
4. 确定研究变量和拟定调查表。
5. 确定收集资料的方法和有关测量方法。
6. 确定和培训调查员；建立必要的、科学的质量控制措施，保证研究质量。
7. 调查资料的整理与分析。
8. 撰写调查报告。

第二节　案例分析

【案例 15-1】

某院 2008 年医院感染横断面调查报告

1. 目的　通过对医院感染的现况调查，了解医院感染的患病率，进一步了解医院感染监测与控制效果。

2. 研究对象　某院 2008 年 10 月 28 日医院全部住院病例，含当日出院病例，除外当日入院病例。

3. 抽样方法　采用横断面调查方法，按每 50 张病床配备一名调查人员，调查人员由医院感染专职人员和抽调临床实习研究生医师组成，按全国医院感染监控中心制作的调查计划书，对抽调人员统一进行培训，每 5 人一组，采用住院病历查阅和床旁调查相结合的方法，调查中疑难问题由医院感染控制及相关专业人员组成小组讨论决定。

4. 医院感染诊断标准　采用我国原卫生部 2001 年颁布的《医院感染诊断标准（试行）》进行判定，所有调查时限内处于医院感染状态的病例均计入医院感染病例进行分析。

5. 资料分析　应查病例 1246 例，实查病例 1237 例，实查率 99.28%，医院感染 59 例（67 例次）。详见表 15-1。

问题 1：请计算医院内总感染率。

问题 2：请计算各感染部位的感染例数（例次）占总感染数（例次）的构成比。

问题 3：用文字详细描述上表中各科室感染构成比的特点。

【案例 15-2】

中国 7～18 岁汉族学生形态发育的横断面调查

1. 方法　为了解我国 15 个省区汉族学生形态发育的现状，以 2004 年学生体质监测 7～18 岁汉族学生共 161 477 人作为研究对象，对城市、乡村以及不同地区学生的身高、体重和胸围进行比较。

2. 资料分析

（1）7～18 岁汉族男生身高情况见表 15-2。

表 15-1 不同科室医院感染部位分布及构成（%）

感染部位	内科	外科	妇产科	儿科	其他科
上呼吸道	7（43.75）	2（11.11）	1（14.29）	3（75.00）	7（31.82）
下呼吸道	4（25.00）	8（44.44）	1（14.29）	0	9（40.91）
泌尿道	2（12.50）	0	0	0	1（4.55）
胃肠道	1（6.25）	0	2（28.57）	0	0
腹腔内组织	0	0	0	0	0
手术伤口	0	2（11.11）	0	0	0
细菌性脑膜炎	0	0	0	0	0
血液系统	0	0	1（14.29）	0	0
皮肤软组织	1（6.25）	4（22.22）	0	1（25）	2（9.09）
烧伤部位	1（6.25）	0	0	0	0
其他	0	2（11.11）	2（28.57）	0	2（9.09）
合计（例次）	16	18	7	4	22

表 15-2 中国 7～18 岁汉族男生身高城乡间比较（cm）

年龄（岁）	城市男生		乡村男生		城乡差值
	例数	身高（均数 ± 标准差）	例数	身高（均数 ± 标准差）	
7	3542	125.63 ± 5.76	2946	122.66 ± 5.83	2.97
8	3686	130.89 ± 6.23	3070	127.82 ± 6.17	3.07
9	3743	135.77 ± 6.40	3126	132.69 ± 6.37	3.08
10	3699	140.91 ± 6.84	3177	137.51 ± 6.77	3.40
11	3607	146.59 ± 7.72	3219	142.87 ± 7.59	3.72
12	3394	152.78 ± 8.46	3154	148.66 ± 8.57	4.12
13	3485	159.58 ± 8.49	3159	156.10 ± 8.8 3	3.48
14	3465	165.35 ± 7.66	3237	161.47 ± 8.28	3.88
15	3820	169.09 ± 6.59	3429	165.69 ± 7.05	3.40
16	3718	170.41 ± 6.29	3577	167.78 ± 6.46	2.63
17	3743	171.27 ± 6.16	3748	168.84 ± 6.14	2.44
18	2845	172.01 ± 6.09	2990	169.65 ± 5.97	2.37

问题 1：7 岁年龄组城乡男生身高是否有差异？（进行假设检验）

（2）其余结果：7～18 岁城市学生的生长发育水平明显优于乡村学生，其中各年龄组男女生身高、体重、胸围 3 项指标的均值变化均为城市大于乡村，表现出明显的城乡差异。东部沿海地区 7～14 岁组男女生身高、体重的平均值均大于西南、西北和中部地区，差异有统计学意义；西南地区各年龄组学生身高、体重的平均值均为全国最低，差异有统计学意义。

问题 2：结合以上各年龄段身高和体重均值的城乡差异和地区差异，提出必要的干预措施。

问题 3：除了城乡及地区差异外，你若想确定影响这些生长发育指标的其他因素，该采用哪种流行病学方法更合适？

【案例 15-3】

北京市社区卫生服务满意度横断面调查结果分析

1. 目的 分析患者对社区卫生服务的满意度及其关联因素，推动社区卫生服务的发展。

2. 研究对象 2007 年 11 月 1 日—12 月 31 日，在北京市东城、西城、朝阳、石景山 4 个区，分别选取了 1 个社区卫生服务中心及中心下属的 3 个社区卫生服务站，对年满 15 岁的就诊患者发放社区卫生服务满意度问卷。问卷借鉴了澳大利亚皇家全科医学学会的满意度调查工具，共计对 4500 名年满 15 岁的就诊患者进行调查，回收有效问卷 4223 份。

3. 调查员的培训 统一培训进行问卷调查的社区卫生服务机构工作人员，要求调查员耐心、细致地回答患者提出的问题。培训内容包括本次调查的目的和意义、调查对象的选取方法、明确调查员的职责。

4. 调查内容 问卷内容包括患者的基本情况、对诊所的总印象、对诊所环境的评价、对诊所的看法以及对医生的看法 5 个部分。患者的基本情况包括患者生活方式；对诊所环境的评价包括对诊所儿童设施和老年设施的评价；对诊所的看法包括预约的方便程度、在诊所的等待时间、医生给您看病所花费的时间等。

5. 资料分析

表 15-3 患者对社区卫生服务的满意度

条目	满意人数	满意率（%）
患者对社区的总满意率	4079	（　）
诊所的设施	3711	87.8
候诊室为儿童提供的设施	1593	（　）
为老年患者提供的设施	3425	81.1
预约时间对您的方便程度	2336	（　）
在电话里和医生说话的方便程度	2716	（　）
在工作时间以外看病的方便程度	2859	（　）
医生到家给您看病的方便程度	2621	（　）
看病以前在诊所的等待时间	3816	90.4
医生给您看病所花费的时间	3904	92.5
医生的收费情况	3853	91.2
诊所的病历管理	3217	76.1
医生给儿童看病的能力	1661	（　）
医生想花时间给您看病	3249	76.9
医生想回答您的问题	3820	90.4
医生对您的尊重程度	4047	95.9
医生的知识水平	3897	92.3
医生治病的能力	3906	92.5
医生给您提供预防服务	3537	83.7
您选择医生的可能	3576	84.7
医生给您开药的价钱	3869	91.6
医生给您开的药的有效性	3938	93.2
医生给您开的检查价钱	3219	（　）
医生对您生病的关心程度	3929	93.1

问题 1：请在表格的括弧中添加相应的满意率。

问题 2：本社区若想改善其社区卫生服务质量，该采取哪些措施？

问题 3：本现况调查有哪些缺点？若你设计一个类似的满意度调查，该注意哪些设计问题？

【案例 15-4】

老年周围动脉硬化闭塞病与心血管疾病的关系——北京万寿路地区老年人群横断面调查

1. 目的　了解老年周围动脉硬化闭塞病（peripheral arteriosclerotic occlusive disease，PAOD）患者心血管疾病的患病率以及老年心血管高危人群 PAOD 的患病率。

2. 方法　以北京万寿路地区 60 岁以上人群 2124 人为研究对象，其中男性 944 人，女性 1180 人，年龄 60～95 岁（68.54±5.43 岁）。以踝肱血压指数（AAI）＜0.9 为 PAOD 诊断标准，确定和比较 PAOD 患者人群与非 PAOD 人群高血压病、高脂血症、冠心病和糖尿病的患病率。

3. 结果（表 15-4）

表 15-4　PAOD 与非 PAOD 人群主要心血管病患病率的比较（%）

人群	高血压（%）	高血脂（%）	冠心病（%）	糖尿病（%）
PAOD				
男	59/112（52.7）	60/112（53.6）	48/112（42.9）	31/112（27.7）
女	130/227（57.3）	124/227（54.6）	91/227（40.1）	55/227（24.2）
合计	189/339（55.8）	184/339（54.3）	139/339（41.0）	86/339（25.4）
非 PAOD				
男	384/832（46.2）	413/832（49.6）	228/832（27.4）	168/832（20.2）
女	439/953（46.1）	474/953（49.7）	330/953（34.6）	193/953（20.2）
合计	823/1785（46.1）	887/1785（49.7）	558/1785（34.6）	361/1785（20.2）

问题 1：老年周围动脉硬化闭塞病（PAOD）患者高血压患病率是否有性别差异？（进行假设检验）

问题 2：男性 PAOD 患者与男性非 PAOD 患者冠心病患病率的差异是否有统计学意义？

问题 3：PAOD 人群与非 PAOD 人群女性高血压的患病率是否有差别？（进行假设检验）

4. 结论　老年心血管高危人群 PAOD 的患病率明显增高，而 PAOD 患者心血管疾病的患病率亦明显高于非 PAOD 人群（表 15-5），其流行病学调查、诊治和预防应引起进一步重视。

表 15-5　老年心血管高危人群 PAOD 的患病率（%）

高危因素	心血管疾病患病率（%）	PAOD 患病率（%）
高血脂	50.42（1071/2124）	17.18（184/1071）
高血压	47.65（1012/2124）	18.68（189/1012）
冠心病	32.82（697/2124）	19.94（139/697）
糖尿病	21.05（447/2124）	19.24（86/447）

问题 4：依本研究方法，在老年 PAOD 与几种心血管疾病中，能否确定研究因素及结局变量分别为哪些？为什么？

问题 5：根据现况调查即横断面调查的结果，能否确定疾病的病因？为什么？

问题 6：若想确定冠心病等高危因素与 PAOD 之间的关联，进一步应采用哪种流行病学研究方法最为理想？

【案例 15-5】

宜昌市 249 例食物中毒案例流行病学分析

食物中毒是一类经常发生的、对人体健康和生命造成严重损害的中毒性疾病。为了解食物中毒的致病原因及影响因素，某课题组通过 5 种渠道收集某市 9 个县（市）4 个区 1960—1999 年的食物中毒资料，包括：①发放、收集的食物中毒案例征集单，内容覆盖中毒时间、中毒人数、死亡人数、中毒地点、中毒发生场所、中毒食物种类、致病因素、中毒发生原因等；②历年食物中毒报表；③历年食物中毒专题报告；④历年卫生防疫论文汇编；⑤查阅历年卫生防疫工作总结。结果如下：

（1）基本情况：1960—1999 年 40 年间，共收集该市城区及所辖 9 县（市）食物中毒 249 起，其中中毒人数 6796 人，死亡 32 人，40 年总病死率为 0.47%。发生食物中毒起数最多的年份为 1960 年和 1985 年，均为 24 起；发生食物中毒人数最多的年份为 1985 年，共 834 人。

（2）不同中毒时间统计：6 月份发生食物中毒起数最多，占全年的 22.89%；其次是 7 月份、8 月份，分别占 16.06%、14.06%；2 月份发生食物中毒为最少，仅占 2.01%。发病人数 6 月份最多，占总数的 20.45%；其次为 9 月份、8 月份，分别占总数的 12.10% 和 12.07%；3 月份最少，仅占总数的 2.00%。每月均有食物中毒发生，除 4 月份无死亡病例外，其余月份均有死亡病例，6 月份为最多。

问题 1：除 4 月份外，每月均有死亡病例，说明食物中毒死亡病例与月份关系不大，主要与中毒程度和抢救治疗有关。但从食物中毒的时间因素方面看，在全年 12 个月中，发生食物中毒起数和发病人数较多的月份是 6 月，这说明什么？食物中毒发生为什么有一定的季节性？

（3）不同中毒地点食物中毒统计：村、组发生食物中毒的起数最多，占总数的 32.53%。城区食物中毒发病人数最多，为 3204 人，占 47.15%，每起平均发病人数也是最多，为 42 人。村、组食物中毒病死人数最多，占总数的 62.50%。

问题 2：从食物中毒空间因素方面看，城乡食物中毒有明显特点，乡村组食物中毒发生起数多，病死人数多，而城市食物中毒发病人数、每起平均发病人数多。这提示什么？

（4）不同中毒食物种类引起食物中毒的统计：植物性食品引起食物中毒最多，占总数的 54.22%，其次是动物性食品，占 32.93%。动物性食品引起食物中毒发病人数最多，占 45.84%，其次是植物性食品，占 42.91%。植物性食品引起食物中毒病死人数最多，占 53.13%。动物性食品引起食物中毒每起平均发病人数最多，为 37 人。

问题 3：从不同中毒食物所致食物中毒看，植物性食品所致食物中毒起数和死亡人数多，而动物性食品所致食物中毒发病人数和每起平均发病人数多。为什么？

（5）不同致病因素所致食物中毒统计：微生物所致食物中毒起数最多，占 34.54%，其次动植物，占 30.92%。微生物所致食物中毒发病人数也为最多，占 59.02%，其次是农药及化学物，占 17.23%。农药及化学物所致食物中毒病死人数最多，占死亡总数的 84.38%。微生物所致食物中毒每起平均发病人数最多，为 46 人，高于农药及化学物和动植物。

（6）不同中毒发生原因所致食物中毒统计：误用有毒品种所致食物中毒起数最多，占 32.13%，其次是原料污染或变质和加工不当，分别占 26.10% 和 13.25%。原料污染或变质所致食物中毒发病人数最多，占 26.18%，其次是生熟交叉污染和熟食储存不当，分别占 24.50% 和 20.25%。误用有毒品种所致食物中毒病死人数最多，占 53.13%，其次是原料污染或变质，占 46.87%。熟食储存不当和生熟交叉污染引起食物中毒每起平均发病人数较多，分别为 65 人和 61 人，高于其他中毒发生原因。

问题 4：从不同致病因素所致食物中毒看，微生物所致的食物中毒起数、发病人数和每起平均发病人数均较多，而农药及化学物所致食物中毒病死人数较多。误用有毒品种所致食物中毒起数最多，病死人数也最多。这些说明什么？

问题 5：综上所述，宜昌市四十年食物中毒发生具有一定的规律和特点，针对这些规律和特点，应采取哪些预防和控制措施？

第三节　习题

一、单项选择题

1. 普查乳腺癌时采用的疾病频率指标应为
    A．发病率
    B．发病专率
    C．罹患率
    D．时点患病率
    E．期间患病率

2. 进行社区诊断时最常使用的流行病学调查方法是
    A．个案调查
    B．典型调查
    C．现况调查
    D．问卷调查
    E．暴发调查

3. 根据现况调查资料可计算出
    A．发病率
    B．患病率
    C．死亡率
    D．治愈率
    E．病死率

4. 对某市 20~30 岁妇女进行一项现况调查发现，在服用口服避孕药者中，宫颈癌年患病率为 4/100 000，而未服用者为 2/100 000。据此可认为服用口服避孕药是宫颈癌的一项危险因素。此结论
    A．正确

    B．不正确，因为研究设计有问题

    C．不正确，因为没有进行年龄标化

    D．不正确，因为本研究无法确定暴露与发病的时间关系

    E．不正确，因为没做显著性检验

5．下列哪种情况适用于抽样调查

    A．为发现某病全部病例并提供治疗

    B．为早期发现癌症患者以降低死亡率

    C．欲调查的人群人数很少

    D．欲知道某地一定时间内某病的患病情况

    E．要了解各种疾病的常年发病情况

6．某地 3000 户约 1.5 万人口，欲抽其 1/6 人口进行某病调查，随机抽取 1 户开始后，即每隔 6 户抽取 1 户，抽到的户，其每个成员均进行调查。这种抽样方法为

    A．分层抽样

    B．系统抽样

    C．整群抽样

    D．简单抽样

    E．多级抽样

7．在抽样调查中，下列哪种抽样方法的抽样误差最大

    A．单纯随机抽样

    B．系统抽样

    C．分层抽样

    D．整群抽样

    E．先分层再整群抽样

8．真正的普查是指

    A．对某人群的系统追踪观察

    B．对某人群中的部分人进行调查

    C．对某人群中某事件的完全调查

    D．以发现隐性感染为目的的调查

    E．对某人群的大部分人进行筛查

9．关于描述性研究的叙述，下列哪项是正确的

    A．描述性研究总是设立对照组

    B．生态学研究以个体为单位收集和分析资料

    C．描述性研究最大的优点是直接验证病因假设

    D．现患调查可描述疾病的分布特点，其结果可提供某病的病因线索

    E．抽样调查通常要求进行随机分组

10．关于现况调查的叙述，哪项是错误的

    A．抽样调查是一种观察法

    B．整群抽样适用于大规模调查

    C．分层抽样抽样误差比较小

    D．普查不适用于发病率很低的疾病

E．抽样调查比普查耗时费力

11．对孕妇进行访视、询问并记录她怀孕期间的吸烟情况，而后分析吸烟暴露与婴儿低出生体重的关系，这种研究的类型是

A．现况调查

B．临床研究

C．现场试验

D．队列研究

E．临床试验

12．综合描述疾病的"三间分布"，最经典的流行病学方法是

A．出生队列研究

B．横断面研究

C．移民流行病学研究

D．血清流行病学

E．遗传流行病学

13．一个地区通过首次糖尿病普查，可计算当地的糖尿病

A．发病率

B．患病率

C．死亡率

D．续发率

E．罹患率

14．引起患病率升高的因素不包括

A．新患者增加

B．生存率提高

C．治愈率提高

D．病例迁入调查地区

E．诊断水平提高

15．为调查某市中学生近视眼患病情况，将全市中学按照学校等级（按重点和普通）分两层，每层抽出若干学校。将抽到的学校按年级分成三层，每个年级抽取若干班，对抽到班级的全体学生进行调查和检查。这种抽样方法称为

A．系统抽样

B．整群抽样

C．分层抽样

D．简单随机抽样

E．多级抽样

16．不属于现况调查的目的与任务的是

A．描述疾病的地区分布

B．描述疾病的人群分布

C．确定疾病的病因

D．检出现症患者

E．可提供病因线索

17. 现况调查中研究对象的选择原则是
    A. 从人群中选择有某病与无某病者
    B. 从人群中选择暴露于和未暴露于某因素者
    C. 从医院和人群中随机抽样患某病者
    D. 从人群中随机抽样选择部分人群
    E. 从人群中随机选择一部分人，然后再进行随机化分组

18. 下列哪种说法是正确的
    A. 抽样调查时样本量越大越好
    B. 抽样调查时样本量越小越好
    C. 抽样调查时样本量根据现场具体情况确定
    D. 样本量大小应根据人群中研究事件的发生率及对研究结果精确程度的要求等确定
    E. 样本量大小应根据研究者经验确定

19. 欲了解某病在某地区的危害情况，进行现况调查时宜选用
    A. 普查
    B. 抽样调查
    C. 典型病例调查
    D. 住院病例调查
    E. 门诊病例调查

20. 欲调查某地乙型肝炎病毒携带情况，可采用
    A. 个案调查
    B. 前瞻性调查
    C. 抽样调查
    D. 暴发调查
    E. 回顾性研究方法

21. 一般认为现况调查的无应答率不应超过
    A. 50%
    B. 25%
    C. 15%
    D. 10%
    E. 20%

22. 在抽样调查中，重复抽样或加大样本含量可以减少或消除的误差是
    A. 随机误差
    B. 系统误差
    C. 标准误差
    D. 测量误差
    E. 检测误差

二、简答题

1. 采用现况调查方法如何评价疾病的防治效果？请举例说明。

2. 普查与抽样调查的区别是什么？描述其优缺点。

3. 现况调查是根据什么来确定研究对象？应注意哪些问题？

4. 决定现况调查样本含量大小的因素有哪些？

5. 现况调查的研究变量具体可分为哪几种？举例说明。

6. 请描述问卷编制的主要步骤。

7. 问卷设计的主要注意事项有哪些？

8. 现况调查时疾病指标的测量应注意哪些问题？

9. 现况调查时对调查员的要求应有哪些？

10. 若是利用现况调查来提供病因线索，如何对其资料进行分析？对结果进行解释时，应注意什么问题？举例说明。

（乌斯琴图亚）

第十六章　筛检与诊断试验的评价

通过本章学习，要求学生掌握筛检与诊断试验评价指标的计算及其意义，掌握联合试验的方法及意义；熟悉筛检理论；了解筛检与诊断试验标准的选定原则。

第一节　筛检与诊断试验的评价概述

一、筛检试验和诊断试验概念、目的与应用原则

（一）筛检与筛检试验概念、目的与应用原则

1. 筛检（screening）是运用快速、简便的检验、检查或其他措施，在健康的人群中，发现那些表面健康，但可疑有病或有缺陷的人。筛检所用的各种手段和方法称为筛检试验。

2. 筛检的目的

（1）早期发现可疑患者，做到早诊断、早治疗，提高治愈率，实现疾病的二级预防。

（2）发现高危人群，以便实施相应的干预，降低人群的发病率，实现疾病的一级预防。

（3）了解疾病自然史。

（4）进行疾病监测。

3. 筛检的应用原则

（1）被筛检的疾病或缺陷是当地重大的卫生问题。

（2）对被筛检的疾病或缺陷有进一步确诊的方法与条件。

（3）对发现并确诊的患者及高危人群有条件进行有效的治疗和干预，且标准应该统一规定。

（4）被筛检的疾病或缺陷或某种危险因素有可供识别的早期症状和体征或测量的标志。

（5）了解被筛检疾病的自然史，包括从潜伏期发展到临床期的全部过程。

（6）筛检试验必须要快速、简便、经济、可靠、安全、有效及易为群众接受。

（7）有保证筛检计划顺利完成的人力、物力、财力和良好的社会环境条件。

（8）有连续而完整的筛检计划，能按计划定期进行。

（9）要考虑整个筛检、诊断和治疗的成本和收益问题。

（10）筛检计划应能为目标人群接受，有益无害，尊重个人的隐私权，制订保密措施，公正、公平、合理地对待每一个社会成员。

（二）诊断与诊断试验的概念、目的与应用原则

1. 诊断是指在临床上医务人员通过详尽的检查及调查等方法收集信息、资料，经过整理加工后对患者病情的基本认识和判断。用于诊断的各种检查及调查的方法称诊断试验。

2. 诊断的目的

（1）对患者病情做出及时、正确的判断，以便采取相应有效的治疗措施。

（2）可应用诊断试验进行病例随访，确定疾病的转归、判断疗效和估计预后，以及监

测治疗的副作用等。

3．诊断的应用原则

（1）灵敏度、特异度要高。

（2）快速、简单、价廉，容易进行。

（3）安全、可靠，尽量减少损伤和痛苦。

（三）筛检试验和诊断试验的区别

筛检试验和诊断试验的主要区别见表16-1。

表 16-1　筛检试验和诊断试验的区别

	筛检试验	诊断试验
对象	健康人或无症状的患者	患者
目的	发现可疑患者	对患者进行确诊
要求	快速、简便、安全、灵敏度高	科学性、准确性和特异度高
费用	经济、廉价	一般花费较贵
处理	阳性者需进行诊断试验确诊	阳性者严密观察及时治疗

二、筛检试验和诊断试验的评价方法和评价指标

（一）评价的方法

筛检试验和诊断试验的评价方法基本相同，除考虑安全可靠、简便快速及经济可行外，还要考虑其科学性，即该方法对疾病进行诊断的真实性和价值，具体与标准诊断方法即"金标准"进行比较。评价的步骤有：①确定"金标准"（目前被公认最可靠、最权威的、可以反映有病或无病实际情况的诊断方法称为"金标准"）；②选择研究对象；③确定样本含量；④盲法同步测试；⑤整理分析资料；⑥质量控制。

（二）评价的指标

评价主要从真实性、可靠性和收益三方面进行，整理评价结果如表16-2。

表 16-2　筛检试验评价

筛检试验	金标准		合计
	患者	非患者	
阳性	真阳性（A）	假阳性（B）	R_1
阴性	假阴性（C）	真阴性（D）	R_2
合计	C_1	C_2	N

1．真实性（validity）　也称效度或准确性，是指测量值与实际值（"金标准"的测量值）符合的程度，即正确地判定受试者有病与无病的能力。评价试验真实性的指标有灵敏度、特异度、假阳性率、假阴性率、约登指数。

（1）灵敏度（sensitivity，Se）：也称真阳性率，即实际有病且按该诊断试验被正确地判为有病的概率。灵敏度只与病例组有关，理想的试验灵敏度应为100%。

$$灵敏度（Se）= a/（a+c）\times 100\% \qquad（公式 16-1）$$

（2）特异度（specificity，Sp）：也称真阴性率，即实际无病且按该诊断试验被正确地判为无病的概率。特异度只与非病例组有关，理想的试验特异度应为 100%。

$$特异度（Sp）= d/（b+d）\times 100\% \qquad（公式 16-2）$$

（3）假阴性率（false negative rate，Fnr）：也称漏诊率或第二类错误（β），即实际有病但根据该诊断试验被判定为非病者的概率。灵敏度越高，漏诊越少，理想的试验假阴性率应为 0。

$$假阴性率（Fnr）= c/（a+c）\times 100\% = 1- 灵敏度 \qquad（公式 16-3）$$

（4）假阳性率（false positive rate，Fpr）：也称误诊率或第一类错误（α），即实际无病但根据该诊断试验被判定为有病的概率。特异度越高，误诊越少，理想的试验假阳性率应为 0。

$$假阳性率（Fpr）= b/（b+d）\times 100\% = 1- 特异度 \qquad（公式 16-4）$$

（5）似然比（likelihood ratio，LR）：即患者中出现某种试验结果的概率与非患者中出现相应结果的概率之比，说明患者出现该结果的机会是非患者的多少倍。由于试验结果通常分为阳性和阴性，因此，似然比也相应地分为阳性似然比（positive likelihood ratio，+LR）和阴性似然比（negative likelihood ratio，－LR）。阳性似然比是指真阳性率与假阳性率之比，说明患者中某种试验出现阳性结果的机会是非患者的多少倍；比值越大说明患病的概率越大，试验结果的诊断价值越高，其计算公式是：

$$+LR = 真阳性率 / 假阳性率 = [a/（a+c）]/[b/（b+d）] \qquad（公式 16-5）$$

阴性似然比是假阴性率与真阴性率之比，说明患者中某种试验出现阴性结果的机会是非患者的多少倍；比值越小，试验诊断的价值越高，其计算公式是：

$$-LR = 假阴性率 / 真阴性率 = [c/（a+c）]/[d/（b+d）] \qquad（公式 16-6）$$

如同灵敏度和特异度一样，似然比是一个相对稳定的综合性评价指标，它不受患病率的影响，在选择诊断试验时应选择阳性似然比较高的方法。

（6）正确诊断指数（Youden's index，r）：又称约登指数，指灵敏度和特异度之和减去 1，正确诊断指数可用于两个诊断方法的比较，理想的正确诊断指数为 100%。

$$r =（特异度 + 灵敏度）-1 = 1-（假阳性率 + 假阴性率） \qquad（公式 16-7）$$

2. 可靠性（reliability）　也称信度或重复性（repeatability）、精确性（precision），是指

一项试验在相同条件下重复检测获得相同结果的稳定程度。影响试验可靠性的因素有：①受试对象自身生物学差异；②观察者差异；③试验方法的差异。评价试验可靠性的指标有：

（1）变异系数（coefficient of variance，*CV*）：当某试验是做定量测定时，可用变异系数来表示可靠性。即所测平均数的标准差与测定的均数之比；比值越小，可靠性越好。

$$变异系数\ CV = 测定值均数的标准差 / 测定值均数 \times 100\% \qquad （公式 16-8）$$

（2）符合率（agreement rate）：又称准确度（accuracy），当某试验做定性测定时，同一批研究对象两次诊断结果均为阳性与均为阴性的人数之和占所有进行诊断试验人数的比率。符合率可用于比较两个医师诊断同一组患者，或同一医师两次诊断同一组患者的结果。同时符合率还可进行调整，即计算调整一致率（adjusted agreement）。

$$符合率 = （a+d）/ N \times 100\% \qquad （公式 16-9）$$

（3）诊断试验的一致性分析：若要衡量临床医生的诊断水平如何，他们之间对同一人群的诊断结果是否存在差异，可采用 *Kappa* 分析。*Kappa* 分析所得值，是评价不同地点或不同操作者对同一试验结果一致性的指标，该值考虑了机遇因素对一致性的影响并加以校正，从而提高了判断的有效性。

3. 评价试验的收益　试验收益的评价可从个体效益和社会效益的生物学、社会经济学效益等方面进行评价。间接反映试验收益的主要指标为预测值。

预测值（predictive value）：表示试验结果判断正确的概率，它表明试验结果的实际临床意义。包括：①阳性预测值（positive predictive value，PV+），指试验结果阳性人数中真阳性人数所占的比例；②阴性预测值（negative predictive value，PV-），指试验结果阴性人数中真阴性人数所占的比例。

$$PV+ = a /（a+b）\times 100\% \qquad （公式 16-10）$$
$$PV- = d /（c+d）\times 100\% \qquad （公式 16-11）$$

4. 确定试验判断标准　判断标准即截断值（cut off value），是判定试验阳性与阴性的界值，即确定某项指标的正常值，以区分正常与异常。确定截断值的方法在常规情况下，即灵敏度、特异度均很重要的情况下，最常用的是受试者工作特征曲线法。受试者工作特征曲线（receiver operating characteristic curve，ROC 曲线）是以真阳性率（灵敏度）为纵坐标，假阳性率（1－特异度）为横坐标所做的曲线，以表示灵敏度与特异度之间相互关系的一种方法。

三、提高试验效率的方法

在实际工作中，一般可通过优化试验方法、联合试验的应用和选择患病率高的人群作为受试对象来提高试验的效率。

联合试验是指采用多种试验方法检测一种疾病，以达到提高试验的灵敏度或特异度的目的，从而提高诊断效率。联合试验主要包括并联试验和串联试验。

1. 平行（并联）试验　只要有任何一项诊断试验结果为阳性就可定为阳性。该法可以提高灵敏度。

2. 系列（串联）试验 全部诊断试验结果均为阳性者才定为阳性。该法可以提高特异度。

四、筛检或诊断试验的研究方法

（一）确定"金标准"

以当前临床公认最好的、准确性高的、可靠的诊断方法作为比较的尺度，或者以一种被广泛接受或认可的具有高度灵敏度和特异度的诊断方法作为"金标准"（gold standard）。通常一种疾病有一个"金标准"，但是，对大多数疾病而言，活体病理组织检查、手术探查、尸体解剖等是具有普遍意义的"金标准"；也可以专家制订并得到公认的临床诊断标准为"金标准"。

（二）选择研究对象

筛检试验和诊断试验的研究对象包括：用"金标准"对所研究疾病诊断为"有病"的病例组以及"无病"的对照组。但"无病"的对照组是指没有患所研究疾病的人，并非完全无病的正常人。

（三）样本量的估计

筛检和诊断试验的评价需要选择适宜的、足够的样本量。样本量的估计方法，可按照抽样调查时计算样本含量公式的方法或查阅相应样本量表的方法进行。

（四）确定正常值

确定正常值时，可将待评价筛检或诊断试验的检查结果与"金标准"进行比较而获得，一般选择检查结果最接近"金标准"判断结果的界值作为正常值标准。确定正常值的常用方法一般包括标准正态分布法、对数正态分布法和百分位数法三种，详细方法可参考有关医学统计学书籍。值得提醒的是，正常值的确定是否恰当，将对诊断或筛检试验的真实性产生明显影响。

第二节　案例分析

一、筛检实例讨论

儿童青少年的肺结核多属原发性，如能早期发现，并及时给予诊断和治疗，对控制结核病的传播有重要意义。结核菌素纯蛋白衍生物（purified protein derivative，PPD）试验是早期测定结核菌感染的一种免疫学检查方法，目前常用来发现早期的结核病患者，同时结合 X 线胸片和查痰菌，对结核病做出诊断。

1. 调查对象 某地区 4 所中学的全体在校学生 5000 名，年龄 13～18 岁。

2. 筛检方法 对全体学生进行 PPD 试验，于受试者左臂皮内注射 PPD 试剂，72h 观察结果，硬结直径 ≥ 20 mm 者为强阳性，硬结直径 < 20 mm，但有水泡、双圈或有淋巴管炎者亦为强阳性。

3. 确诊方法 对于 PPD 试验强阳性者拍 X 线胸片，对胸片异常者询问病史并连续查痰菌 3 次。痰检阳性者确诊为肺结核；痰检阴性而 X 线胸片有典型病变，经抗炎治疗无效且肺结核症状较典型者亦诊断为肺结核。

从上述例子可以看出，PPD 试验为识别肺结核可疑患者的筛检试验，X 线胸片检查和查痰菌为进一步确诊的方法。由此我们可以看出筛检试验与诊断试验的区别和联系。

二、筛检与诊断试验的评价指标

【案例 16-1】

CA19-9（19 糖原决定簇）为一种无损伤的非侵入性胰腺癌诊断方法。为评价此法的真实性，使用该方法同时检测了 40 例经病理确诊的胰腺癌患者和 50 例非胰腺癌患者的对照，结果如表 16-3。

表 16-3　CA19-9 检测胰腺癌和非胰腺癌人群的结果

CA19-9	胰腺癌患者	非胰腺癌患者	合计
阳性（≥75U）	34	9	43
阴性（<75U）	6	41	47
合计	40	50	90

问题 1：请计算此法的灵敏度、特异度、假阳性率、假阴性率、约登指数、阳性预测值、阴性预测值、诊断的似然比。

三、筛检与诊断试验的影响因素

【案例 16-2】

CA19-9 在人群中的分布为一连续分布，下图是 CA19-9 在胰腺癌和非胰腺癌人群中的分布示意图，若使用 CA19-9 在人群中做筛检或诊断，请回答：

问题 2：为使灵敏度最高，应取什么标准？此时的灵敏度是多少？假阴性率是多少？

问题 3：为使特异度最高，应取什么标准？此时的特异度是多少？假阳性率是多少？

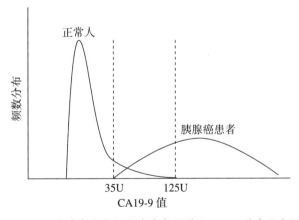

图 16-1　胰腺癌患者和非胰腺癌人群 CA19-9 分布示意图

【案例 16-3】

当使用 CA19-9 筛检或诊断胰腺癌时，不同的诊断标准得到的灵敏度和特异度不一样，二者的关系如表 16-4。

已知甲地区人口 10 万，胰腺癌患病率为 20/100 000；乙地区人口也是 10 万，其胰腺癌的患病率为 10/100 000。如果分别以 CA19-9 大于 37 U 和大于 75 U 作为阳性诊断标准，同时在这两个地区进行胰腺癌筛检，请回答：

    问题 4：请将预测筛检结果填入表 16-5 中，请问预测值和现患率有何关系？

    问题 5：当医生拿到来自患病率差异较大地区患者的阳性或阴性结果时，其临床意义大小有无差异？为什么？

表 16-4　不同诊断标准测得的 CA19-9 的灵敏度和特异度

CA19-9	灵敏度（%）	特异度（%）
>37U	98.1	76.0
>75U	85.5	82.8
>120U	80.0	86.2

表 16-5　两地区胰腺癌预期筛检结果

诊断标准	现患率	阳性预测值	阴性预测值
>37U	20/100 000（甲地）		
>37U	10/100 000（乙地）		
>75U	20/100 000（甲地）		
>75U	10/100 000（乙地）		

四、联合试验

【案例 16-4】

某学者同时用 CA19-9 和 B 超检测胰腺癌和非胰腺癌人群，结果如表 16-6。

表 16-6　CA19-9 和 B 超检测胰腺癌和非胰腺癌人群结果

CA19-9	B 超	胰腺癌	非胰腺癌
+	-	2	3
+	+	33	5
-	+	3	20
-	-	2	22

    问题 6：请分别计算各单项试验及并联试验和串联试验的灵敏度、特异度、阳性预测值。

    问题 7：与各单项试验比较，联合试验的灵敏度和特异度有何变化？

    问题 8：联合试验在临床确诊和鉴别诊断方面有什么意义？

【案例 16-5】

请用筛检及诊断试验评价理论设计一项试验，针对 1 万人口的某社区筛查 2 型糖尿病情况，将具体设计思路写出来。

第三节　习题

一、名词解释

1. screening　　2. "金标准"　　3. 灵敏度　　4. 特异度　　5. 预测值

6. 似然比　　7. 约登指数　　8. 符合率　　9. ROC 曲线

二、单项选择题

1. 下列哪一项关于筛检的说法是正确的

    A. 从有病的人群中确诊患者

    B. 是一种诊断方法

    C. 从无病的人群中找出患者

    D. 筛检阳性的人不需要再确诊

    E. 从表面健康的人群中查出某病的可疑患者

2. 影响筛检试验阳性预测值的是

    A. 发病率

    B. 死亡率

    C. 罹患率

    D. 生存率

    E. 患病率

3. 影响筛检试验阴性预测值的是

    A. 发病率

    B. 死亡率

    C. 罹患率

    D. 生存率

    E. 患病率

4. 为提高诊断试验的灵敏度，对几个独立试验可

    A. 串联使用

    B. 并联使用

    C. 先串联后并联

    D. 要求每个试验假阳性率低

    E. 要求每个试验特异度高

5. 在血糖筛检工作中，若将某血糖检验方法的异常标准分别定为 >130mg/100ml 和 >160mg/100ml 时，这意味着

    A. 采用前一标准时试验的假阴性率较采用后一标准时更高

    B. 采用前一标准时试验的特异度较采用后一标准时更高

    C. 采用前一标准时试验的灵敏度较采用后一标准时更高

    D. 采用前一标准时试验的约登指数较采用后一标准时更高

    E. 采用前一标准时试验诊断糖尿病的准确程度较采用后一标准时更高

6. 反映诊断试验可靠性的指标是
    A. 灵敏度
    B. 特异度
    C. 约登指数
    D. 阳性似然比
    E. 符合率

7. 反映筛检试验信度的指标是
    A. 灵敏度
    B. 特异度
    C. 约登指数
    D. 阳性似然比
    E. 符合率

8. 诊断试验的可靠性受哪些因素的影响
    A. 受检者的个体变异、观察者变异、医院环境变异的影响
    B. 受检者的个体变异、生活环境变异、试验方法变异
    C. 受检者的个体变异、观察者变异、试验方法变异
    D. 医院环境变异、观察者变异、试验方法变异
    E. 医院环境变异、生活环境变异、试验方法变异

9. 诊断试验的真实性是指
    A. 被试验的测定值与实际值的符合程度
    B. 是重复试验获得相同结果的稳定程度
    C. 是观察者对测量结果判断的一致程度
    D. 是试验结果表明有无疾病的概率
    E. 指病例被试验判为阳性的百分比

10. 下列哪种说法是不正确的
    A. 一般可从真实性、可靠性、效益三方面评价诊断试验
    B. 评价诊断试验可靠性的指标是 *Kappa* 值
    C. 评价诊断试验效益的指标是预测值
    D. 评价诊断试验可靠性的指标是灵敏度和特异度
    E. 评价诊断试验真实性的指标是灵敏度和特异度

11. 下列哪种说法是正确的
    A. 灵敏度也称真阳性率
    B. 灵敏度也称真阴性率
    C. 灵敏度也称假阳性率
    D. 灵敏度也称假阴性率
    E. 灵敏度也称符合率

12. 下列哪项不是评价诊断试验的指标
    A. 符合率
    B. 相对危险度
    C. 预测值

D. 似然比

E. *Kappa* 值

13. 评价某诊断试验诊断某病的价值时，研究对象必须为

　　A. 一组被"金标准"确诊的该病患者和一组被"金标准"排除该病的健康人

　　B. 一组被"金标准"确诊的该病患者和一组被"金标准"排除该病而且未患能影响试验结果的疾病的人

　　C. 一组被"金标准"确诊的该病患者和一组被"金标准"排除该病的其他疾病患者

　　D. 一组被"金标准"确诊的该病患者

　　E. 到医院就诊的患者

14. 在 1000 名 60 岁以上男性中进行前列腺特异抗原（PSA）测定，该人群前列腺癌的现患率为 10%；测定人群中有 70 例前列腺癌患者 PSA 检查异常。该资料能否计算 PSA 检查的灵敏度

　　A. 不能，因为没有非患者人数

　　B. 不能，因为没有患者人数

　　C. 能，因为可计算患者人数

　　D. 能，因为可计算非患者人数

　　E. 以上都不对

15. 在 1000 名 60 岁以上男性中进行前列腺特异抗原（PSA）测定，该人群前列腺癌的现患率为 10%；非患者中有 90 人 PSA 检查异常。该资料能否计算 PSA 检查的特异度

　　A. 不能，因为没有非患者人数

　　B. 不能，因为没有患者人数

　　C. 能，因为可计算患者人数

　　D. 能，因为可计算非患者人数

　　E. 以上都不对

16. 在 1000 例 60 岁以上男性中进行前列腺特异抗原（PSA）测定，该人群的前列腺癌患者中有 70 例 PSA 检查异常；非患者中 90 人 PSA 检查异常。该资料能否计算 PSA 检查用于该人群前列腺癌筛检时的阳性预测值

　　A. 能，因为有 PSA 检查异常者数

　　B. 能，因为有 PSA 检查正常者数

　　C. 不能，因为没有该人群的总人口数

　　D. 不能，因为没有该人群的病例数

　　E. 以上都不对

17. 在 1000 名 60 岁以上男性中进行前列腺特异抗原（PSA）测定，该人群前列腺癌的现患率为 10%；该病患者中有 70 例 PSA 检查异常。该资料能否计算 PSA 检查的粗一致性

　　A. 不能，因为没有非患者人数

　　B. 不能，因为没有患者人数

　　C. 能，因为可计算患者人数

　　D. 能，因为可计算非患者人数

　　E. 以上都不对

18. 在 1000 名 60 岁以上男性中进行前列腺特异抗原（PSA）测定，该人群前列腺癌的现患率为 10%；该病患者中有 70 例 PSA 检查异常。该资料能否计算 PSA 检查的阳性似然比

    A．不能，因为没有非患者人数

    B．不能，因为没有患者人数

    C．能，因为可计算患者人数

    D．能，因为可计算非患者人数

    E．以上都不对

19. 在 1000 名 60 岁以上男性中进行前列腺特异抗原（PSA）测定，该人群前列腺癌的现患率为 10%；患者中有 70 例 PSA 检查异常，非患者中 90 人 PSA 检查异常。该资料能否计算 PSA 检查的约登指数

    A．能，因为具备计算条件

    B．能，因为可计算非患者人数

    C．不能，因为没有非患者人数

    D．不能，因为没有患者人数

    E．以上都不对

20. 将一项宫颈癌筛检试验应用于 400 名经活检证实患宫颈癌的妇女和 400 名未患宫颈癌的妇女。宫颈癌妇女中有 100 人出现阳性结果，未患宫颈癌的妇女中有 50 人出现阳性结果。该试验的灵敏度为

    A．88%

    B．67%

    C．25%

    D．54%

    E．56%

21. 题干同 20 题，该试验的特异度为

    A．88%

    B．67%

    C．25%

    D．54%

    E．56%

22. 漏诊可严重影响患者的预后时，要求诊断试验

    A．灵敏度高些

    B．特异度高些

    C．粗一致性高些

    D．约登指数低些

    E．约登指数高些

23. 误诊可给患者造成严重精神负担时，要求诊断试验

    A．灵敏度高些

    B．特异度高些

    C．粗一致性高些

    D．约登指数低些

    E．约登指数高些

24．两个诊断试验串联时，可使

    A．约登指数升高

    B．特异度升高

    C．阳性预测值升高

    D．阴性预测值升高

    E．灵敏度升高

25．某试验的灵敏度和特异度均升高时

    A．约登指数升高

    B．特异度升高

    C．阳性预测值升高

    D．阴性预测值升高

    E．灵敏度升高

三、简答题

1．筛检必须具备的条件有哪些？

2．筛检的目的是什么？

3．筛检试验应具备哪些特征？

4．筛检试验和诊断试验的区别有哪些？

5．诊断试验评价真实性的指标有哪些，如何计算？

6．诊断试验评价可靠性的指标有哪些，如何计算？

7．筛检试验阳性结果临界点的选择有哪些原则？

四、论述计算题

1．诊断试验的联合应用有几种方法？如何进行？不同方法对试验的真实性和预测值有何影响？

2．在一项糖尿病的筛检试验中，获得资料如下表，试对该试验的真实性做出评价。

表 16-7　糖尿病的筛检试验

试验	糖尿病患者	非糖尿病患者	合计
阳性	65	263	328
阴性	5	247	252
合计	70	510	580

3．以尿糖与餐后血糖试验筛检糖尿病的结果如表 16-8 所示，请计算两者串联应用与并联应用时的灵敏度与特异度。

表 16-8 联合试验筛检糖尿病的结果

试验结果		糖尿病患者	非糖尿病患者
尿糖	血糖		
−	−	35	7599
+	−	14	10
−	+	33	11
+	+	117	21
合计		199	7641

（赵灵燕）

第十七章　分析性研究

分析性研究是流行病学重要的一类研究方法。通过本章学习，要求学生初步掌握病例对照研究和队列研究的原理、资料的整理分析方法、常用指标的计算及其含义，了解分析性研究在病因研究中所起的作用。

第一节　分析性研究概述

一、病例对照研究

（一）基本概念

病例对照研究（case-control study）是选择患有某种疾病（或具有某种健康状态）的人群作为病例组，与未患这种疾病（或不具有某种健康状态）的人群作为对照组，分别调查两组所有对象既往对某个（或某些）因素的暴露情况和暴露水平，并比较两组中暴露率或暴露比例的差异，以研究该疾病（或该健康状态）与这个（或这些）因素关系的一种观察性研究方法。

暴露（exposure）指研究对象曾经接触过某些因素或具备某种特征或处于某种状态。

（二）病例对照研究的特点

1. 属于观察性研究方法　研究者对研究对象不施加任何干预措施，只是客观地收集研究人群中已经发生的疾病和暴露的信息。

2. 设立对照　设立了单独的对照组，与病例组之间进行有比较的研究。

3. 研究方向是回顾性的　即由"果"推"因"的研究。

4. 可用于探索疾病的危险因素以及初步检验病因假设，但不能验证暴露与疾病是否存在因果关系。

（三）病例对照研究的类型

按照病例与对照比较方法的不同，将病例对照研究分为不匹配病例对照研究和匹配病例对照研究两种。匹配（matching）是指所选择的对照在某些因素或特征上与病例保持一致，这些因素或特征称为匹配因素（matching factor）或匹配变量（matching variable）。匹配可分为成组匹配与个体匹配。根据匹配方式的不同，又将匹配病例对照研究分为成组匹配病例对照研究和个体匹配病例对照研究。

（四）病例与对照选择的原则

一是所选择的研究对象应具有代表性；二是要强调病例组与对照组的可比性。病例对照来源有两种，一种是医院的现患患者、医院和门诊的病案及出院记录等，称为以医院为基础的病例对照研究；另一种是社区的监测资料或普查、抽样调查的人群资料等，称为以社区为基础的病例对照研究。

（五）资料的分析

1. 描述性分析

（1）描述研究对象的一般特征：如病例组和对照组的性别、年龄、职业、出生地、居住地、文化程度、疾病类型的分布等。成组匹配时应描述匹配因素的比例。

（2）均衡性检验：检验非研究因素特征在病例组和对照组之间的分布是否具有可比性。

2. 统计性推断　统计性推断主要是分析暴露与结局的统计学联系程度，确定联系强度的大小，同时验证或检验各研究因素与结局之间的假设。

（1）成组病例对照研究资料分析

1）资料整理：成组病例对照研究资料包括匹配和非匹配资料，按表 17-1 整理成四格表。

表 17-1　成组病例对照研究资料整理表

暴露	病例	对照	合计
有	a	b	$a+b=n_1$
无	c	d	$c+d=n_0$
合计	$a+c=m_1$	$b+d=m_0$	$a+b+c+d=N$

2）统计学假设检验：检验病例组和对照组的暴露率有无统计学差异，利用四格表 χ^2（卡方）检验，以公式 17-1 计算：

$$\chi^2 = \frac{(ad-bc)^2 n}{(a+b)(c+d)(a+c)(b+d)}$$
（公式 17-1）

若两组差异有统计学意义，说明该暴露因素与疾病存在联系，则进一步进行推断性研究。

3）计算比值比：病例对照研究中表示暴露与疾病之间关联强度的指标为比值比（odds ratio，OR），

$$比值比 = \frac{病例组的暴露比值}{对照组的暴露比值} = \frac{a/c}{b/d} = \frac{ad}{bc}$$
（公式 17-2）

OR 的含义与 *RR* 相同，指暴露组的疾病危险度是非暴露组的多少倍。*OR*>1 说明暴露和疾病之间为"正"关联，暴露是疾病的危险因素；*OR*<1 说明暴露和疾病之间为"负"关联，暴露因素对疾病有保护作用；*OR*=1 表示暴露与疾病无关联。

4）计算 *OR* 的可信区间（confidence interval，*CI*）：由于 *OR* 是指暴露与疾病关联强度的一个点估计值，可能存在抽样误差，因此计算 *OR* 的可信区间则能更准确地反映出 *OR* 值的特点。

OR 的可信区间可用下式计算：

$$OR95\%CI = OR^{(1 \pm 1.96/\sqrt{X^2})}$$
（公式 17-3）

计算 *OR* 值可信区间除了有助于估计变异范围的大小外，还有助于检验 *OR* 值的判断意义，如该区间包含 1，则暴露与疾病无关联。

（2）配对病例对照研究资料分析

设计时病例和对照按照 1:1 配成对子，在分析时要将病例和对照作为一组而不能拆开。资料的分析与成组资料相同，但整理和计算有其特点，要使用专用公式。

1）将资料整理成四格表（表17-2）。

表 17-2　配对病例对照研究资料整理表

对照	病例		合计
	有暴露史	无暴露史	
有暴露史	a	b	a+b
无暴露史	c	d	c+d
合计	a+c	b+d	a+b+c+d

2）χ^2检验：采用配对资料的χ^2检验公式，即McNemar公式进行计算，当b+c ≥ 40时，计算公式为：

$$\chi^2 = \frac{(b-c)^2}{b+c}$$

（公式 17-4）

当 $b+c$ < 40 时，使用校正公式：

$$\chi^2 = \frac{(|b-c|-1)^2}{b+c}$$

（公式 17-5）

3）分析研究因素与疾病的关联强度

$$OR = c/b$$

（公式 17-6）

$OR95\%CI$ 使用公式 17-3 计算

（六）常见偏倚

病例对照研究是一种回顾性研究，比较容易产生偏倚（bias），即系统误差，常见的偏倚有选择偏倚（如入院率偏倚、奈曼偏倚等）、信息偏倚（如回忆偏倚、调查偏倚等）和混杂偏倚。

（七）优、缺点

1. 优点

（1）特别适用于罕见病和潜伏期长的慢性病的病因研究。有时甚至是检验病因的唯一可行方法，所需样本较少。

（2）该方法省人力和物力、省经费、省时间，容易组织实施。

（3）可以同时研究多个因素与某种疾病的联系。

2. 局限性

（1）不适合研究人群中暴露比例很低的因素。

（2）选择研究对象和获取信息时，难以避免选择偏倚和回忆偏倚。

（3）一般不能计算发病率和死亡率，故不能直接计算相对危险度和决定某因素与某疾病的因果关系。

二、队列研究

（一）基本概念

队列研究（cohort study）又称为群组研究、定群研究、前瞻性研究、发病率研究、随访研究等。

队列研究是选定暴露和未暴露于某种因素的两个人群，追踪其各自的发病结局，比较两者发病结局的差异，从而判断暴露因素与发病有无关联及关联大小的一种观察性研究方法。这里的结局主要是与暴露因子可能有关的结局。

（二）队列研究的特点

1. 属于观察性研究方法　暴露是在研究之前已客观存在的，这是与实验性研究的根本区别。

2. 设立对照组　研究设计单独的、由未暴露人群组成的对照组，用来与暴露组进行比较，观察各自的发病结局。

3. 观察方向由"因"及"果"　在研究过程中，已知研究对象暴露或未暴露于某因素，再追踪是否发病。研究方向是纵向的、前瞻性的。

4. 能确证暴露与疾病的因果关系　能确切了解暴露的作用和疾病的发生，且由于疾病是发生在事先确定的暴露人群中，因此能准确地估计人群发病的危险程度。

（三）队列研究的类型

根据研究对象进入队列时间及终止观察时间的不同，将队列研究分为前瞻性队列研究、历史性队列研究和双向性队列研究三种。

（四）研究对象的选择

研究对象必须是未患某研究结局疾病的人群。暴露于某研究因素的研究对象称为暴露组或研究组，暴露组可有两种形式：一种是特殊暴露人群、职业人群或高危人群；另一种是一般人群。未暴露于该因素的研究对象称为非暴露组或对照组，它应该是除了未暴露于某因素之外，其余各方面都尽可能与暴露组相同的一组人群。

（五）资料的分析

1. 率的计算　根据研究人群数量的多少，及其人口的稳定程度和观察时间长短，可以分别计算累积发病率或发病密度。

2. 率差异的显著性检验。

3. 暴露与疾病关联强度的指标　组间率的差异有统计学意义则可以进一步确定暴露因素与疾病的关联强度。队列研究资料整理归纳见表17-3。

表 17-3　队列研究资料归纳表

组别	病例	非病例	合计	发病率
暴露组	a	b	$a+b=n_1$	a/n_1
对照组	c	d	$c+d=n_0$	c/n_0
合计	$a+c=m_1$	$b+d=m_0$	$a+b+c+d=t$	–

队列研究可以直接计算发病率，因而可以计算出暴露组和非暴露组之间率的比值和率的差值，进行关联强度的估计。

（1）相对危险度（relative risk，RR）：它是反映暴露与发病（死亡）关联强度的指标，也叫危险比（risk ratio）或率比（rate ratio）。

$$RR=Ie/I_0=（a/n_1）/（c/n_0）\qquad\text{（公式 17-7）}$$

相对危险度说明暴露组发病或死亡是非暴露组的多少倍。相对危险度的95%可信区间，可参看病例对照研究的有关内容。

（2）归因危险度（attributable risk，AR）：又称特异危险度或率差（rate difference，RD），是表示暴露组发病率（或死亡率）与非暴露组发病率（或死亡率）的差值。

$$AR=Ie-I_0=a/n_1-c/n_0=I_0（RR-1）\qquad\text{（公式 17-8）}$$

归因危险度表示疾病危险特异地归因于暴露因素的程度。

（3）人群归因危险度（population attributable risk，PAR）：是全人群发病率或死亡率（I_t）与非暴露组发病率或死亡率（I_0）的差值。

$$PAR=I_t-I_0\qquad\text{（公式 17-9）}$$

（六）常见偏倚

队列研究易产生的偏倚主要有选择偏倚和失访偏倚。

（七）优、缺点

1. 优点

（1）较适用于常见病。

（2）在疾病发生前按是否暴露于某因素分组，由"因"至"果"观察，因果现象发生的时间顺序上合理，论证因果关系的能力强。

（3）可计算暴露组和非暴露组的发病率，能测量两组间的相对危险度和特异危险度，直接估计暴露因素与发病的关联强度，所得结果真实可靠。

（4）一次调查可观察多种结局，并能了解人群疾病的自然史。

2. 缺点

（1）不适用于研究人群中发病率很低的疾病。

（2）观察时间长，易发生失访。

（3）设计、实施复杂，暴露人年计算较为繁重且费用高，不能很快出结果。

（4）每次只能研究一个或一组暴露因素，有多种病因的疾病不适用此方法。

第二节　案例分析

【案例 17-1】

胃癌是我国常见的消化系统肿瘤之一，饮食、微生物和遗传因素可能在其发生中起重要作用。谷胱甘肽转硫酶（glutathione S-transferases，GST）超基因家族作为致癌物质的解毒酶系，可保护细胞免受遗传毒性因子的损伤。GST 包括 5 种基因型，其中 GSTM1 的遗传多态性主要表现为等位基因的纯合性缺失（空白基因型），它可能是环境因素诱发癌症的易患性调节因子。对 GSTM1 纯合性缺失和癌症易感性关系的研究，将有助于理解具有相同致癌物暴露的不同个体患癌症的危险性不同。一项流行病学研究选取了经组织病理学确诊的未经放、化疗治疗的胃癌患者 50 名作为病例，选取年龄（相差＜5 岁）、性别、民族相匹配的非消化道疾病和非肿瘤患者 50 名作为对照。采集患者外周血，提取基因组 DNA，用 PCR 法进行 GSTM1 基因型检测。结果胃癌病例组 GSTM1 基因缺失率为 66.0%，对照组为 34.1%。

问题 1：该研究采用了何种流行病学研究方法？该方法有何优点？

问题 2：试列表分析和计算病例组和对照组 GSTM1 基因缺失率的差异有无统计学意义？

问题 3：计算 GSTM1 基因缺失的比值比（OR）及 95% 可信限，分析 GSTM1 基因缺失是否与胃癌易感性有关？

【案例 17-2】

20 世纪 90 年代，呼和浩特市卫生防疫站在土左旗的 2 个村发现地方性慢性砷中毒患者 58 例。经流行病学初步调查，认为发病与居民饮用天然高砷井水有关。为探讨二者的确切关系，该项目组选择了确诊为慢性砷中毒患者 58 例，每名患者配 1 例病村内的非慢性砷中毒患者为对照，条件为两人的性别、年龄、职业、居住年限、文化水平、生活与劳动条件均相同或相近。按事先设计好的个案调查表对病例与对照逐一进行调查。除必要的查体外，还询问了一般情况、饮水情况、饮食情况、砷作业史、服含砷药物史、在当地的居住年限等，同时测定了水砷、发砷与尿砷浓度。

问题 1：根据上述信息，该项目组采用了何种类型的病例对照研究方法研究饮水砷浓度与慢性砷中毒的关系？

问题 2：项目组在选择对照组时为何要求其性别、年龄、职业、居住年限等均与病例相同或相近？有何好处？

该研究结果如下：

（1）饮水砷浓度与慢性砷中毒的关系：将饮水砷浓度分为 ≥0.20 mg/L 与 ＜0.20mg/L 两种情况。调查了 58 对病例与对照。结果病例饮水砷 ≥0.20 mg/L 而对照饮水砷 ＜0.20 mg/L 的对子有 40 对，病例饮水砷 ＜0.20 mg/L 而对照饮水砷 ≥0.20 mg/L 的对子只有 3 对。

问题 3：请列表并计算、分析居民饮水的砷浓度与慢性砷中毒是否有联系。

（2）饮富砷水年限与慢性砷中毒的关系：将饮富砷水年限列为 ≥10 年与 ＜10 年两种情况。结果病例饮富砷水年限 ≥10 年而对照 ＜10 年的对子有 20 对，病例饮富砷水年限 ＜10 年而对照饮富砷水年限 ≥10 年的对子只有 5 对。

问题 4：请列表并计算、分析居民饮富砷水年限与慢性砷中毒是否有联系。

问题 5：从本次研究中可得出什么结论？

【案例 17-3】

英国学者 Doll 和 Hill 于 1948 年 4 月—1952 年 2 月近四年收集了伦敦及其附近 20 所医院诊断为肺癌的住院患者作为调查对象（从中去除了误诊的、病危不配合的、死亡的、耳聋者、不会英语者，共计 1357 人），占当时这些医院里肺癌患者的 85%，在调查每一例肺癌患者的同时配一例同医院同期住院的其他癌症患者作为对照。作者将男性肺癌患者与非呼吸系统癌症患者（对照）的吸烟习惯调查结果列成了表格（表 17-4 和表 17-5）。

表 17-4 男性肺癌组与对照组吸烟习惯成组比较

吸烟习惯	肺癌组	对照组	合计
吸烟	1350	1296	2646
不吸烟	7	61	68
合计	1357	1357	2714

问题 1：根据表 17-4，计算 χ^2、P、OR、$OR95\%CI$，并解释结果，分析吸烟与肺癌之间的关系。

表 17-5 男性肺癌组与对照组吸烟习惯配对比较

对照组	肺癌组		合计
	吸烟	不吸烟	
吸烟	1289	7	1296
不吸烟	61	0	61
合计	1350	7	1357

问题 2：根据表 17-5，计算 χ^2、P、OR、$OR95\%CI$，并解释结果，分析吸烟与肺癌之间的关系。

问题 3：本资料用哪一组分析方法合理？

作者进一步依据吸烟与否及每日吸烟剂量对男性肺癌组进行了分析（表 17-6）。

表 17-6 每日吸烟剂量与肺癌的关系（男性）

吸烟剂量（支/日）	肺癌组	对照组	合计	OR
0	7	61	68	1.0
1 ~	49	91	140	4.7
5 ~	516	615	1131	7.3
15 ~	445	408	853	
25 ~	299	162	461	
50 ~	41	20	61	
合计	1357	1357	2714	

问题 4：根据表 17-6 数据，将不同吸烟剂量组与不吸烟组比较的 *OR* 值补充完整。从计算结果中可以看出什么趋势？吸烟剂量与肺癌间呈何种关系？

问题 5：从本次吸烟与肺癌的病例对照研究资料中可以得出什么结论？该研究的主要优、缺点是什么？尚需进一步做何种研究以判定其因果关系？

【案例 17-4】

Fikadu 等 2013 年进行了一项以人群为基础的儿童发育迟缓相关危险因素的病例对照研究。他们用多阶段抽样法选择了埃塞俄比亚南部某地区的 24~59 月龄的发育迟缓儿童 121 人为病例组，同时从病例的邻居中选取非发育迟缓的 121 人组成对照组。调查了病例和对照的一般情况及可能与发育迟缓相关的因素的存在情况。经统计学检验，病例组与对照组的性别、种族、出生次序、母亲年龄、母亲受教育程度及宗教信仰、父亲职业构成差异均无统计学意义，但是家庭人口数、5 岁以下婴儿数、母亲职业、母乳喂养时间、开始添加辅食时间及辅食喂养方式在两组间差异有统计学意义（表 17-7）。

表 17-7   2013 年埃塞俄比亚某地区 24~59 月龄儿童发育迟缓的独立相关因素

变量	病例组	对照组	OR（95%CI）
家庭人口数			
2~4	24	44	—
5~7	73	60	2.231（1.22, 4.08）
8~10	24	17	2.59（1.17, 5.74）
5 岁以下婴儿数			
1	41	66	—
2	60	48	2.01（1.17, 3.47）
3	20	7	4.60（1.79, 11.83）
母亲职业			
农民	50	38	2.018（1.15, 3.55）
商人	26	14	2.85（1.35, 6.03）
家庭主妇	45	69	—
母乳喂养时间			
<24 个月	16	4	4.46（1.44, 10.8）
≥24 个月	105	117	—
独立母乳喂养时间			
6 个月	86	105	—
6 个月以下	21	13	1.972（0.93, 4.17）
6 个月以上	14	3	5.69（1.58, 10.5）
辅食喂养方式			
勺子和杯子	50	77	—
瓶子	29	14	3.19（1.54, 6.62）
手	42	30	2.16（1.19, 3.88）

问题 1：本资料与案例 17-3 相比，研究对象的来源有何不同？这两种选择研究对象的方法各有何优缺点？

问题 2：根据表 17-7 结果，分析哪些因素可能是儿童发育迟缓的危险因素。

【案例 17-5】

脑卒中和冠心病是目前危害我国人民健康的主要心血管疾病，探讨其主要危险因素和保护因素对于防治工作有重要意义。1992 年国家"八五"医学科技攻关项目在 11 省市在整群抽样的基础上按性别和 10 岁年龄组分层随机抽取一定比例人数作为研究对象，对所选研究人群进行了血压和其他心血管病危险因素基线检查。共有 29 504 人参加了调查（应答率 82%），其中 27 527 人（男 14 810 人，女 12 717 人）调查资料完整且无冠心病和脑卒中事件发作史，作为随访观察对象。而后每年年终对该 27 527 人随访对象进行一次面对面随访。按 MONICA 方案标准对研究对象中在本年度发生的心血管病事件和死亡进行登记。随访至 1995 年 12 月结束，由于各种原因失访共 1403 人，总失访率为 5%。

不同危险因素水平的人群冠心病事件发病率结果见表 17-8。

表 17-8　不同危险因素水平的人群冠心病事件发病率（1/100 000）

变量	冠心病事件发病率		RR	
	男	女	男	女
血压（mmHg）				
正常	47.1	51.5	—	—
临界高血压	95.9	23.5	—	—
确诊高血压	196.0[**]	50.1	—	—
胆固醇（mmol/L）				
≤4.14	54.6	26.3	—	—
4.15～5.16	55.3	69.4	—	—
≥5.17	112.7[**]	40.5	—	—
血糖（mmol/L）				
<6.10	69.0	30.7	—	—
6.10～7.75	106.6	149.1	—	—
≥7.76	112.7[**]	186.7[**]	—	—
HDL-C（mmol/L）				
<0.90	104.7	0	—	—
0.91～1.14	100.5	40.0	—	—
≥1.15	62.3[**]	48.0	—	—

注：卡方趋势检验 [*]$P < 0.05$，[**]$P < 0.01$。

问题 1：根据上述信息，该项目组采用了何种类型的流行病学研究？该方法与病例对照研究相比有何优缺点？

问题 2：试分别计算标 ** 组与正常（或最低水平）组的相对危险度（RR），并对结果做出解释，分析哪些因素可能是冠心病的危险因素或保护因素。

【案例 17-6】

为进一步证实吸烟与肺癌的关系，Doll 和 Hill 于 1951 年进行了吸烟与肺癌关系的队列研究。他们选择了当时英国注册的各级医生，在 34 494 名男医生中，凡吸烟者作为暴露组，并根据不同程度的吸烟量（支 / 日），把实验组再分成轻度吸烟组（1 ~ 14 支 / 日）、中度吸烟组（15 ~ 24 支 / 日）及重度吸烟组（25 支以上 / 日）三个不同组。以研究对象中不吸烟者作为对照组。

随后，对研究对象进行追踪随访，通过经常性的死亡登记资料来了解和比较各组中肺癌死亡的情况。随访共分两期，每期时间约 5 年。从 1951 年 11 月 1 日开始，第一期随访至 1956 年 4 月 30 日，第二期随访至 1961 年 10 月 31 日，两期共 10 年时间。自观察日起，每 12 个月统计存活数及计算暴露人年数。

资料的整理和分析：

（1）暴露人年数及人年死亡率的计算：暴露人年数即多少人共观察了多少年，常作为分母来计算死亡率。本资料研究对象为男医生 34 494 人，共观察了 10 年，共获暴露人年数 269 000。其中，第一期随访，用 35 岁以上的男医生来比较，共获暴露人年数 113 197，肺癌死亡 84 人；第二期随访结果与第一期随访结果基本相同，十年共计肺癌死亡 312 人。

问题 1：根据上述资料，分别计算第一期及第二期随访肺癌的人年死亡率。

（2）相对危险度和特异危险度等的计算：按不同吸烟情况，十年前瞻性调查资料各组肺癌死亡情况见表 17-9。

表 17-9　英国男医生不同吸烟情况的死亡率（1951—1961 年）

每日吸烟支数	肺癌死亡率（‰）	相对危险度 RR	归因危险度 AR（‰）	AR%
不吸	0.07			
1 ~ 14 支	0.57			
15 ~ 24 支	1.39			
≥25 支	2.27			
合　计	0.65			

问题 2：根据表 17-9 计算 RR、AR、AR%，并分析该结果有何规律性。

作者还对吸烟与其他死因的危险性进行了分析，见表 17-10。

表 17-10　英国男医生各种死因的危险性与吸烟之间的关系（1951—1961 年）

死因	不吸烟者死亡率（‰）	重度吸烟者死亡率（‰）	RR	AR（‰）	AR%
肺癌	0.07	2.27			
其他癌	1.91	2.59			
慢性气管炎	0.05	1.06			
心血管病	7.32	9.93			
其他病	12.06	19.67			

问题3：根据表17-10计算 RR、AR、AR%，并对结果进行分析解释，比较吸烟与哪种疾病的关联强度更强？

问题4：吸烟与肺癌之间是否有因果关系？说明理由。如想进一步说明二者之间的因果关系，还需做什么研究？

【案例17-7】

一项关于脑卒中危险因素的队列研究获得以下资料：对2389人平均随访9.2年，共发生脑卒中124例，总随访人年为23 887.18。试计算该人群脑卒中的累积发病率和发病密度，并比较累积发病率和发病密度有何不同。

【案例17-8】

某吸烟与肺癌的队列研究获得以下资料：吸烟者肺癌年死亡率为 $I_e = 0.96‰$，非吸烟组肺癌年死亡率为 $I_0 = 0.07‰$，全人群中肺癌年死亡率为 $I_t = 0.56‰$。试计算 RR 值、AR 值、AR%、PAR、PAR%，并分析各指标的流行病学意义。

第三节　习题

一、名词解释

1. 病例对照研究　　2. 暴露　　3. 匹配　　4. OR　　5. 混杂偏倚

6. 队列研究　　7. RR　　8. 失访偏倚

二、单项选择题

1. 流行病学的分析性研究不包括

    A. 病例对照研究

    B. 临床试验

    C. 队列研究

    D. 回顾性队列研究

    E. 匹配的病例对照研究

2. 流行病学研究的观察法与实验法的根本区别在于

    A. 设立对照组

    B. 不设立对照组

    C. 是否人为控制研究的条件

    D. 盲法

    E. 统计学检验

3. 下列哪一条是病例对照研究的优点

    A. 可同时研究一种可疑因素与多种疾病的联系

    B. 适用于常见病的病因研究

    C. 样本小，省人力、物力，获得结果快

    D. 偏倚少，结果可靠

E．可计算发病率

4．病例对照研究中，能较好地回忆和确定病因因素的病例应首选

A．现患病例

B．新发病例

C．死亡病例

D．重病例

E．轻病例

5．在病例对照研究中，调查对象应是

A．病例为可疑患者，对照组不患某病

B．病例为确诊患者，对照组为可疑患者

C．病例为确诊患者，对照也为患者

D．病例为确诊患某病者，而对照应是不患某病的人

E．病例和对照都未被确定患某病

6．在以医院为基础进行病例对照研究时，最容易出现的偏倚是

A．信息偏倚

B．观察偏倚

C．选择偏倚

D．混杂偏倚

E．失访偏倚

7．队列研究的对象是

A．暴露于某种特定因素的患者和非患者

B．未暴露于某种特定因素的患者和非患者

C．暴露和未暴露于某种特定研究因素的患者

D．暴露和未暴露于某种特定研究因素的患者和非患者

E．暴露和未暴露于某种特定研究因素的健康人

8．下列哪项不属于队列研究的特点

A．能研究多种因素与一种疾病的关系

B．能研究一种因素与多种疾病的关系

C．是由因到果的研究

D．能计算研究因素所引起的发病率

E．能直接计算相对危险度

9．前瞻性队列研究与流行病学实验的根本区别是

A．是否人为控制研究条件

B．是否设立对照组

C．是否进行显著性检验

D．是否在现场人群中进行

E．是否检验病因假设

10．与病例对照研究比较，前瞻性队列研究最明显的优点是

A．用于探讨疾病的发病因素

B．疾病与病因的时间顺序关系明确，利于判断因果联系

C. 适用于罕见病的研究

D. 有利于减少失访偏倚

E. 设立对照组

11. 队列研究中最重要的偏倚是：

A. 住院偏倚

B. 转诊偏倚

C. 回忆偏倚

D. 混杂偏倚

E. 失访偏倚

12. 在队列研究中，失访率一般不应超过：

A. 5%　　B. 10%　　C. 15%　　D. 20%　　E. 25%

三、填空题

1. 分析性研究方法有 _____ 和 _____ 。

2. 病例对照研究的方向是由 ____ 到 ____ 。

3. 病例对照研究的类型有 _____ 和 _____ 。

4. 病例对照研究中常见的偏倚有 _____、_____、_____ 。

5. 队列研究是从 _____ 推 _____ 研究。

6. 队列研究类型有 _____、_____ 和 _____ 研究。

四、判断题

1. 从医院中选择对照的主要优点是可以代表整个人口的情况，其结论易得到推广。　（　）

2. 病例对照研究的开始人群是暴露组和非暴露组。　　　　　　　　　　　　　　（　）

3. 病例对照研究的研究方向是由果到因。　　　　　　　　　　　　　　　　　　（　）

4. 衡量某因素与某病联系强度最好的指标是暴露组的发病率。　　　　　　　　　（　）

5. 病例对照研究有时是检验病因的唯一可行方法。　　　　　　　　　　　　　　（　）

6. 历史性队列研究中暴露到结局的方向是回顾性的，而研究工作的性质是前瞻性的。

　　　　　　　　　　　　　　　　　　　　　　　　　　　　　　　　　　　　（　）

7. 队列研究所研究的疾病应是人群中常见的疾病。　　　　　　　　　　　　　　（　）

8. RR 值和 AR 值相比，前者更具有疾病预防和公共卫生上的意义。　　　　　　（　）

9. 队列研究适用于暴露率低的危险因素的研究。　　　　　　　　　　　　　　　（　）

10. 队列研究的研究结局就是整个研究工作预先设定的观察时间。　　　　　　　（　）

五、简答题，

1. OR 是指什么？它的流行病学意义是什么？

2. 病例对照研究的优点有哪些？

3. 病例对照研究中常见的偏倚有哪些？

4. 什么是相对危险度？它的流行病学意义是什么？

5. 队列研究有哪些用途？

六、计算分析题

　　为了探讨口服避孕药与心肌梗死之间的关系，某医生用病例对照研究的方法进行调查，共选择了病例 140 例，对照 180 例，调查结果如表 17-11。

表 17-11　口服避孕药与心肌梗死之间关系的病例对照研究结果

口服避孕药	心肌梗死患者	非心肌梗死患者	合计
有	40		
无		150	
合计			

请分析口服避孕药与心肌梗死之间的关系。

（高玉敏　李乐慧）

第十八章 临床疗效判定

通过本章学习，要求掌握临床疗效和疾病预后研究的原理、资料的整理分析方法、常用指标含义，掌握临床疗效和疾病预后的评价方法；了解临床疗效和疾病预后研究在病因研究中所起的作用。

第一节 临床疗效研究概述

临床疗效研究是流行病学实验（epidemiological experiment）的一种类型，是以患者为研究对象，研究某种治疗方案（药物、手术）的效果。根据药物、手术、预防措施、治疗方案或特定形式的治疗单元的评价等研究目的的不同，可将临床试验分为治疗性试验、预防性试验及病因验证、保健措施试验等。因疾病的预后多是在医疗干预后出现的，故在临床实际工作中，临床疗效研究往往与疾病预后研究是同时进行的。

一、临床疗效研究的特点

1. 具有实验性研究的特性　临床疗效研究属实验性研究，因为其研究因素是人为控制的因素，所以在研究前要进行严谨、科学的实验设计，要掌握随机化原则、对照原则、盲法原则和重复原则。

2. 研究对象具有特殊性　临床疗效研究的对象是患者，个体差异影响疾病的临床表现，还可影响研究的依从性及治疗效果。

3. 考虑医学伦理学问题　因临床疗效研究是以人作为研究对象，所以必须面对医学伦理学问题。

4. 科学评价临床疗效　研究者要对治疗效果进行科学的实事求是的评价。

二、临床疗效研究的方法

临床疗效研究的方法概括起来可分为随机对照试验和非随机对照试验。

随机对照试验（randomized controlled trial，RCT）是指研究者将研究人群随机分为实验组和对照组，将处理措施给予实验人群后，随访观察并比较两组人群的结局，以判断措施的效果。

非随机对照试验是一类有对照组但没有随机分配，或完全没有平行对照组的实验研究。因受控条件较差，所得研究结果不如随机对照试验的结果可靠。

第二节 案例分析

【案例 18-1】

某糖尿病治疗效果观察项目由 12 个临床医院进行协作研究，治疗计划、选择的患者为成年发作型糖尿病患者，这种类型患者占全部观察人数的 90% 以上。自 2002 年开始共治疗1027 例，所有观察对象均按随机化原则分配至以下 4 个治疗组：

（1）不同剂量的胰岛素组：为维持患者正常血糖水平，根据血糖情况，给予不同剂量的胰岛素。

（2）标准胰岛素组：根据身体外型每天给予 10~16U 胰岛素。

（3）氨磺酰组：每日 1.5 g 口服。

（4）乳糖安慰剂组：外形与剂量均与氨磺酰相同。

所有 4 个治疗组均食用同样的糖尿病饮食。

该研究获得以下几个结论：

（1）用胰岛素（不论哪一种剂量）同单用饮食控制两种方法都不能使成人糖尿病患者延长寿命。

（2）饮食控制加用氨磺酰，也同单用饮食控制一样不能使成人糖尿病患者延长寿命。

（3）氨磺酰治疗组的心血管病死亡数比对照组多，有统计学上的显著差别。

问题：

1. 选择这类糖尿病患者进行研究，在实验结论的适用范围上会有什么影响？

2. 临床试验是否一定要双盲？为什么？何谓双盲试验？

3. 设立一个安慰剂治疗组是否合乎医德要求？

4. 假如不包含安慰剂治疗组会失去哪些结论？

5. 为什么说随机化是重要的，如何实现随机化？

6. 本次临床试验有哪些主要特点？

【案例 18-2】

在一项无钠盐饮食治疗轻度高血压的随机对照试验中，113 例服药的轻度高血压患者，随机分配入饮食疗法组或对照组。为了观察无钠盐饮食对控制高血压的短期效果，由医生每2 周随访观察一次，共 12 周，两组均衡情况及实验结果见表 18-1 和表 18-2。

表 18-1 两组患者均衡情况

	饮食治疗组	对照组
随机分配病例数	56	57
因尿中钠盐浓度 < 60mmol/24h 而被取消作为观察对象	4	6
失访	7	6
实际观察人数	45	45

试验前两组患者在其他方面如血清钠、钾、氯、钙、碳酸盐、血尿氮、肌酸浓度以及饮酒、吸烟、服药史、肉、脂肪、茶、咖啡、进食量亦无差异。

表 18-2　两组患者治疗结果

		饮食治疗组	对照组	显著性检验
男 / 女		27/18	24/21	
平均年龄		48.4	49.6	$P > 0.05$
既往药物治疗史（月）		37.8	51	$P > 0.05$
观察时间停止服药		14（31%）	4（9%）	
减少服药剂量		23（51%）	11（24%）	$P < 0.001$
未能减少剂量或停止服药		8（18%）	30（67%）	
尿中排钠量（mmol/24h）	开始时	150.1（±65.1）	174.9（±90.1）	$P > 0.05$
	结束时	37.0（±22.3）*	161（±61.7）	$P < 0.001$
平均血压 kPa（收缩压）	开始时	18.97（±1.85）	18.52（±2.48）	$P > 0.05$
	结束时	17.46（±2.35）	17.70（±2.05）	$P > 0.05$
平均血压 kPa（舒张压）	开始时	11.77（±1.36）	11.49（±1.49）	$P > 0.05$
	结束时	10.93（±1.07）	11.10（±1.25）	$P > 0.05$
平均体重（kg）	开始时	79.98（±18.99）	77.81（±12.88）	$P > 0.05$
	结束时	77.87（±14.11）	79.89（±13.29）	$P > 0.05$

* 与开始时比较，$P<0.01$

问题：

1. 为什么在比较实验结果前，试验组与对照组的病例要进行均衡性测定？
2. 本次实验中两组病例是否可比？
3. 以上结果你能得出什么结论？

【案例 18-3】

盆腔炎（pelvic inflammatory disease，PID）指女性上生殖道及其周围组织的炎症，临床上最常见的是输卵管炎、输卵管卵巢炎。盆腔炎依据疾病发病过程、临床表现可分为急性盆腔炎和慢性盆腔炎两种。某项研究将临床 136 例盆腔炎患者（年龄在 22~46 岁，平均年龄为 31.8±2.5 岁）作为研究对象，依据临床治疗方法，探讨中药结合抗生素联合治疗盆腔炎的临床疗效。依据临床治疗方法将其分为两组：治疗组（中药结合抗生素治疗）和对照组（单纯抗生素治疗），患者数量分别为 72 例和 64 例。其中治疗组急性盆腔炎患者 37 例，慢性盆腔炎患者 35 例；对照组急性盆腔炎 34 例，慢性盆腔炎 30 例。

疗效评定标准：①临床痊愈：治疗后临床症状完全消失的患者；②显效：治疗后主要症状消失的患者；③有效：治疗后主要症状缓解；④无效：治疗后症状无改善的患者。总有效率 =（痊愈 + 显效 + 有效）/ 总例数 ×100%。

两组患者治疗前后的疗效比较见表 18-3。

表 18-3　两组患者治疗前后疗效比较

组别	例数	痊愈	显效	有效	无效	总有效率（%）
治疗组	72	29	21	20	2	97.2
对照组	64	21	17	17	9	85.9

请根据以上资料对该研究结果进行疗效评价。

【案例 18-4】

2006 年某医院报告了果胶驱铅效果的观察，30 名铅中毒工人在治疗前测得尿铅均值为 0.116 mg/L，然后住院治疗，服用果胶 20 天后再测尿铅均值为 0.087 mg/L，说明果胶有较好的驱铅作用。

问题：你对此结论有何评价？

【案例 18-5】

某医院感染科以血清谷丙转氨酶（SGPT）为指标进行了辅酶 Q_{10} 治疗慢性乙型病毒性肝炎的疗效观察。受试者为该院肝炎门诊长期就诊的患者，将患者随机分为治疗组和对照组。两组一般情况和治疗情况见表 18-4 和表 18-5。

表 18-4　辅酶 Q_{10} 治疗组与对照组的一般情况

组别	例数	治疗前		性别		诊断		年龄			
		HBsAg（+）	HBeAg（+）	男	女	慢性迁延性	慢性活动性	20～	30～	40～	50～
治疗组	50	45	5	42	8	32	18	11	8	22	9
对照组	50	44	6	42	8	32	18	13	5	22	10

表 18-5　辅酶 Q_{10} 对 SGPT 的降低作用

组别	SGPT				总显效 *	
	例数	治疗前	治疗后	平均降低（%）	例数	显效率（%）
治疗组	50	356 ± 183	285 ± 202	20	16	32
对照组	50	271 ± 147	347 ± 143	−28	5	10

* 总显效包括治疗后 SGPT 降至正常或下降 70% 以上者

问题：辅酶 Q_{10} 对慢性乙型肝炎患者的 SGPT 有无降低作用？

第三节　习题

一、名词解释

1. 单盲法　　　2. 双盲法　　　3. 依从性　　　4. 安慰剂　　　5. 流行病学实验

6. 临床实验　　　7. 安慰剂效应　　　8. 保护率　　　9. 现场实验　　　10. 社区实验

二、单项选择题

1. 流行病学实验中实验对象分组应是

    A. 根据实验者需要随意将实验对象分为实验组及对照组

    B. 根据被实验者意愿，分为实验组及对照组

    C. 实验对象被分为实验组及对照组的概率相等

    D. 实验对象被分为实验组的概率应大于分为对照组的概率

2. 流行病学实验研究中所使用的单盲法是为了避免以下哪一种因素对判断结果的影响

    A. 研究者主观因素对结果的影响

    B. 被研究者主观因素对结果的影响

    C. 研究者及被观察者双方主观因素对结果的影响

    D. 资料分析者主观因素对结果的影响

3. 下列哪项不是流行病学实验设计的原则

    A. 设立对照的原则

    B. 随机化的原则

    C. 重复测量的原则

    D. 盲法的原则

4. 下列哪项试验不属于流行病学实验研究

    A. 观察性试验

    B. 社区试验

    C. 现场试验

    D. 临床试验

5. 下列哪项试验不是流行病学实验的特点

    A. 研究对象是来自一个总体的抽象人群，并随机化分组

    B. 有平行可比的对照组

    C. 运用危险度的分析和评价

    D. 对实验组人为地施加干预措施

6. 评价人群疫苗接种效果最关键的指标是

    A. 安全性

    B. 种后反应率

    C. 临床表现

    D. 保护率

7. 下列哪项属流行病学实验性研究

    A. 筛查早期患者

    B. 分析危险因素暴露的结局

    C. 探讨病因的线索

    D. 评价某种预防措施的效果

8. 流行病学实验研究最重要的优点是

    A. 随机化分组可提高实验组和对照组的可比性

    B. 可以提高评价、预防及治疗等方面干预措施的正确性

    C. 盲法试验可提高研究对象的依从性

    D. 实验者可决定干预措施的方案

9. 流行病学实验研究中下列哪条不是其缺点

    A. 设计严格、实施困难、随访观察花费太大

    B. 盲法不易实施、随访时间长、研究人群依从性差

    C. 随机分组很难控制偏倚

    D. 易引起医德和伦理学的争议

10. 流行病学实验研究在选择研究对象时下列哪条是错误的

    A. 选择干预措施对其无害的人群

    B. 选择能将实验坚持到底的人群

    C. 选择预期发病率较低的人群

    D. 选择的对象应能够从实验研究中受益

11. 与观察性研究相比较，实验性研究最基本的特点是

    A. 可重复性

    B. 有人为干预措施

    C. 是前瞻性研究

    D. 可行性较好

12. 流行病学实验具有以下特点

    A. 在动物群中进行实验研究，随机分干预组和对照组

    B. 同一总体实验人群，随机分干预组和对照组

    C. 同一总体中的病例组和对照组，有干预措施

    D. 同一总体的暴露人群和非暴露人群，有干预措施

13. 流行病学现场试验中实验组和对照组人群最大的不同点是

    A. 观察指标不同

    B. 目标人群不同

    C. 入选标准不同

    D. 干预措施不同

14. 流行病学实验研究最常用的分析指标是

    A. 发病率、流行率、有效率

    B. 发病率、治愈率、保护率

    C. 发病率、死亡率、有效率

    D. 发病率、病死率、有效率

15. 对于流行病学实验研究，下列哪种说法不正确
    A. 设计和实验条件高、控制严、难度大
    B. 样本量大、随访时间长、易失访
    C. 花费人力、物力、财力，有时还可涉及医德问题
    D. 其研究结果的科学价值还不如分析性研究方法

16. 应用双盲法时行临床试验可以减少
    A. 选择偏倚
    B. 信息偏倚
    C. 入院率偏倚
    D. 混杂偏倚

17. 随机选择 5 所幼儿园小班儿童进行某疫苗的预防效果观察，随访 3 年结果表明 85% 的免疫接种者未发生该病，由此可以认为
    A. 该疫苗预防效果欠佳，仍有 15% 儿童生病
    B. 该疫苗预防有效，因可保护 85% 儿童生病
    C. 不能下结论，因为 3 年观察时间不够
    D. 不能下结论，因为未设对照组

18. 现有新型流感疫苗，为了评价其免疫效果你准备选择的观察人群是
    A. 抗体水平高的人群
    B. 交通不发达的山区人群
    C. 预测发病率低的人群
    D. 预测发病率高的人群

三、多项选择题

1. 选择临床试验研究对象时，一般要考虑哪些原则
    A. 应有入选和排除标准
    B. 符合纳入标准的受试者应按顺序尽量纳入
    C. 受试者应能获得健康效益
    D. 应获得受试者的知情同意书
    E. 应首先考虑志愿者

2. 流行病学实验研究中，使用三盲法可避免以下哪些因素对研究结果判断的影响
    A. 研究者主观因素
    B. 被研究者主观因素
    C. 论文撰写者主观因素
    D. 实验结果评价者主观因素
    E. 资料收集及分析者主观因素

3. 与描述性和分析性研究相比，流行病学实验具有以下特点
    A. 必须有干预措施
    B. 是实验方法而非观察性方法
    C. 实验的性质是回顾性的
    D. 需随机化分组
    E. 实验组与对照组是自然形成的

4．下列哪些是流行病学实验的范畴
    A．流行病学动物实验
    B．血清流行病学
    C．社区试验
    D．现场试验
    E．临床试验

5．流行病学实验的优点是
    A．研究者能根据实验设计选择研究对象
    B．研究者可根据实验设计施加干预措施
    C．研究对象按随机化原则分成干预组和对照组
    D．实验为前瞻性研究
    E．可推算归因危险度

6．临床试验设置对照的类型有
    A．安慰剂对照
    B．空白对照
    C．阳性对照
    D．交叉对照
    E．外部对照

7．流行病学实验选择对象时以下哪几点是正确的
    A．预期发病率高的人群
    B．选择能从干预措施中获利最大的人群
    C．免疫力低的山区人群
    D．选择依从性好的人群
    E．选择病情较重的人

8．选择流行病学实验现场以下哪几点是正确的
    A．人口流动性大、发病率高的人群
    B．人口流动性小、人口相对稳定
    C．当地有较高而稳定的发病率
    D．评价疫苗效果的试验应选择近期内未发生流行的地区
    E．当地医疗卫生条件较差的地区

9．影响流行病学实验样本量大小的主要因素下列哪几点是正确的
    A．干预因素实施前发生率越高，所需样本越大
    B．干预因素实施后效果好，发生率越低，所需样本越大
    C．干预因素实施后发生率越低，所需样本越小
    D．干预因素实施前发生率越高，所需样本越小
    E．单侧检验比双侧检验所需样本量小

四、判断题

1．流行病学试验中应尽量减少失访，一般要求失访率不超过 20%。　　　　（　　）
2．临床试验中，预期有效率越高，所需样本量越多，反之就越小。　　　　（　　）
3．临床试验中，预期结局事件或疾病的发生率越高，所需样本量就可以越少，

　　反之就要越多。　　　　　　　　　　　　　　　　　　　　　　　（　　）

4．在儿童中进行流感疫苗接种效果的研究属于社区研究。　　　　　（　　）

5．孕妇吸烟情况对新生儿发育影响的观察属于临床研究。　　　　　（　　）

6．某种新药的治疗效果研究属观察性研究。　　　　　　　　　　　（　　）

7．在碘缺乏地区进行补充碘盐的效果观察属现场试验。　　　　　　（　　）

8．乙脑疫苗效果的观察应在乙脑疫区进行。　　　　　　　　　　　（　　）

9．临床药物疗效实验应选择频繁发作的高危人群作为研究对象。　　（　　）

10．某药治疗急性中耳炎患者 200 例，观察了一个疗程，治疗后 70% 的患者痊愈，
　　说明该药的治疗效果良好。　　　　　　　　　　　　　　　　　（　　）

11．进行预防效果评价研究的人群，应来自同一总体的暴露人群和非暴露人群。　（　　）

12．流行病学实验研究中，使用双盲法是为了避免研究者主观因素对结果的影响。　（　　）

五、简答题

1．简述实验流行病学与队列研究的异同点。

2．简述实验流行病学选择实验对象的主要原则。

3．简述流行病学实验的优缺点。

4．简述临床试验设立对照的意义。

六、论述题

1．试述流行病学实验的基本特点。

2．试述流行病学实验设计原则。

3．试设计流行病学实验，评价某地饮水加氟预防龋齿的效果。

4．试设计流行病学实验，评价某种新药的疗效。

（迟宝峰）

第四篇

拓展性实验

预防医学不仅仅是医学的方法学科，更是一门应用性很强的学科。本篇在学生已经掌握和具备预防医学基本实验技能的基础上，培养学生综合运用预防医学方法解决临床相关实际问题的能力和科研创新能力。本篇包括临床营养、流行病学调查研究设计和循证医学 3 章内容，每章均附有习题及参考答案。

第十九章　临床营养

通过本章学习，要求学生掌握临床营养的基本内容；设计医院基本膳食食谱；通过简单病例分析判断治疗膳食的选择种类，并设计食谱。

第一节　临床营养概述

临床营养（clinical nutrition）又称患者营养，是研究人体处于各种病理状态下的营养需要和营养输注途径的科学，即在正常生理需要量的基础上，根据疾病的种类、病情、患者的营养状况等，合理安排饮食，以增强机体抵抗力，改善代谢、修补组织，积极地促使疾病转归，从而使患者早日康复。

一、医院临床营养工作内容

医院临床营养工作内容包括营养评价、营养诊断、营养干预、临床营养工作管理。

二、医院膳食

医院膳食包括基本膳食、治疗膳食、试验膳食。其中，基本膳食包括普通膳食、软食、半流质、流质。治疗膳食包括高蛋白质膳食、低蛋白质膳食、少渣膳食、糖尿病膳食等。试验膳食包括糖耐量试验膳食等。

1. 普通膳食　基本同健康人膳食，膳食结构和烹饪基本按照《中国居民膳食指南》的原则。

2. 软食　常作为半流质到普通饭的过渡膳食，每日供应 3 餐或 5 餐。适用于以下患者：咀嚼或吞咽不利者，小儿、老年人、产妇，低热、食欲差、胃肠功能差，手术恢复期。

3. 半流质　为流质到软食或普通饭的过渡膳食。一日 5~6 餐，其中 2~3 餐为加餐。适用于以下患者：食欲差、咀嚼、吞咽不便者；发热、胃肠道炎性疾病、手术后恢复期患者；儿科、妇产科、老年病房的普通膳食也可按其特点配置，其原则为平衡膳食，能量和营养成分同普通膳食。

4. 流质　能量低，必需营养素不足，只能短期（1~2 天）使用。适用于以下患者：高热、食欲差，咀嚼、吞咽极度困难者；急性炎性胃肠道疾病、恶心、呕吐者；体质重度虚弱者、大手术后的第一次进食。

5. 高蛋白质膳食　在能量供给充足的基础上，提高每日膳食中蛋白质的含量，但以不超过总能量的 20% 为宜，每日总量在 100~120 g，或按 1.5~2.0 g/(kg·d)，其中优质蛋白质占 1/2～2/3。适用于以下患者：各种原因引起的营养不良、贫血和低蛋白质血症；代谢亢进性疾病和慢性消耗性疾病，如甲状腺功能亢进、烧伤、结核病、神经性厌食、精神抑郁症、肿瘤等；重度感染性疾病，如肺炎、伤寒、重度创伤、脓毒血症后；大手术前后。

6. 低蛋白质膳食　在控制蛋白质摄入量的前提下，提供充足的能量、优质蛋白质和其他营养素，以改善患者的营养状况。适用于以下患者：肾疾病，包括急性肾炎、急性肾衰竭、慢性肾衰竭、肾病综合征、尿毒症；肝疾病，包括肝性脑病前期、肝性脑病。

7. 低盐或无盐膳食的特点　全日食盐总摄入量，控制在 2～4 g。适用于高血压、心力衰竭、急性肾炎、妊娠毒血症，以及各种原因引起的水、钠潴留患者。

8. 低脂膳食的特点　控制膳食中脂肪的摄入量以改善脂肪代谢和吸收不良而引起的各种疾患。适用于急性肝炎、慢性肝炎、肝硬化、脂肪肝、胆囊疾患、胰腺炎、高脂血症、冠心病、高血压、肥胖。

9. 低胆固醇膳食　在低脂膳食的前提下，控制每日膳食中的胆固醇含量在 300 mg 以下。不食用动物内脏、动物油及其他含脂肪高的食品。增加植物性食物、粗粮、杂粮、豆类、蔬菜水果等。适用于高血压、冠心病、胆结石、高脂血症、痛风。

10. 少渣膳食　本膳食需要限制膳食中的粗纤维，包括植物纤维、肌肉和结缔组织，其目的是减少对消化道的刺激，减少粪便的数量。适用于咽喉部疾病、食管狭窄、食管炎、食管静脉曲张及消化道手术、结肠过敏、腹泻、肠炎恢复期、伤寒、肠结核、肠道肿瘤、消化道出血。

11. 高纤维膳食　增加膳食中膳食纤维，一日膳食中的膳食纤维总量应不低于 30 g。适用于功能性便秘、肛门手术后恢复期、心血管疾病、糖尿病、肥胖病、高脂血症、慢性胰腺炎、痛风、胆囊炎、胆结石。

12. 糖尿病膳食　适用于各种类型的糖尿病、糖耐量减低者。

13. 低嘌呤饮食　限制膳食中嘌呤的摄入量在 150～250 mg/d，调整膳食中成酸食物和成碱食物的配比，增加水分的摄入量。适用于急性痛风、慢性痛风、高尿酸血症、尿酸性结石。

14. 糖耐量试验膳食　检测人体对葡萄糖的耐量，协助诊断糖尿病。适用于疑患糖尿病者、糖耐量异常患者。试验前一天的晚饭后禁食，禁喝茶水或咖啡等含糖饮料；早上抽空腹血后口服 75 g 葡萄糖，然后分别于 30、60、90、120min 测定血糖。

三、营养支持

营养支持是促进疾病康复的重要手段，也是现代治疗学的重要组成部分，包括肠内营养（enteral nutrition，EN）和肠外营养（parenteral nutrition，PN）。

1. 肠内营养　经口或胃肠道置管提供营养物质至胃肠道的方法。肠内营养制剂包括要素制剂、非要素制剂、组件制剂配置、特殊治疗用制剂，根据疾病的不同特点给予患者个体化的营养治疗。

（1）适应证：不能经口进食及昏迷患者；手术前后营养不良但有一定消化吸收功能者，食欲低下者；脑出血、偏瘫、重症肌无力等患者。

（2）禁忌证：出生不足 3 个月的婴儿；严重胃肠疾病；处于严重应激状态、上消化道出血、顽固性呕吐等。

（3）并发症：机械性并发症、胃肠性并发症、代谢性并发症。

2. 肠外营养　通过肠外途径提供机体代谢过程所需营养素的营养支持方法，有周围静脉和中心静脉两种输注途径。肠外营养制剂没有统一配方，但必须含有人体所需的全部营养物质。

（1）适应证：凡需要维持或加强营养而又不能从胃肠道摄入足够营养的患者，均可接受静脉营养，例如：胃肠道梗阻，如贲门癌、幽门梗阻、高位肠梗阻、新生儿胃肠道闭锁等；胃肠道吸收功能障碍，如广泛小肠切除术后（短肠综合征）；放射性肠炎；严重腹泻；大剂量放疗、化疗或接受骨髓移植患者；中、重症急性胰腺炎；严重营养不良伴胃肠功能障碍；大的手术创伤及复合性外伤。

（2）禁忌证：无复活希望而继续盲目延长治疗者，患者的胃肠道功能正常或可适应肠内营养者。

（3）并发症：与静脉穿刺置管有关的并发症，感染性并发症，代谢性并发症。

第二节　典型病例讨论及病例食谱编制

【案例 19-1】

患者，女性，63 岁，身高 157 cm，体重 80 kg。因被家人发现反应迟钝以"2 型糖尿病、脑血管意外"入院。既往有 2 型糖尿病病史，且不能经口服药充分控制，目前使用磺酰脲类和胰岛素联合治疗。既往有高血压病史，目前服卡托普利控制血压。体格检查提示：右侧轻偏瘫，右面部轻瘫，咽反射减退，巴宾斯基征阳性。未见腿部溃疡或足病。入院时发热，体温 38℃，肠鸣音存在且活跃。实验室参数提示血糖、胆固醇和三酰甘油显著增高。

1. 分析

（1）老年、肥胖女性。

（2）结合其年龄及糖尿病病史，患者可能存在肾功能损坏的风险。

（3）目前的生化异常是因为糖尿病控制欠佳所致。

（4）脑血管意外恢复期间需要肠内营养（管饲）。基于患者的神经系统状态（咽反射减退），具有误吸的高风险，因此，在给予肠内喂养时应提高警惕。

（5）患者目前尚无营养不良，但存在营养不良风险。

2. 主观综合性营养评估（SGA）

（1）病史

①体重改变

过去 6 个月减轻的总重量：＿＿＿＿kg，减轻百分比

过去 2 周的体重改变：增加 ＿＿ 无改变 √ 减轻 ＿＿

②与正常相比饮食摄入的改变

没有改变 √

改变：持续 ＿＿ 周 ＿＿ 月

类型：软食 ＿＿ 流质 ＿＿ 低热量饮食 ＿＿ 禁食 ＿＿

③胃肠道症状改变（持续 2 周）

无 √ 恶心 ＿＿ 呕吐 ＿＿ 腹泻 ＿＿ 食欲减退 ＿＿

④体能改变（握力测定）

无功能障碍_√_

功能障碍：持续 ___ 周 ___ 月

类型：劳动力下降 ___ 能下床活动 ___ 卧床不起 ___

⑤疾病及其与营养需求的关系

初步诊断：脑血管意外、2型糖尿病、高血压

代谢需求/应激：无 ___ 低 ___ 中_√_高 ___

（2）体格检查

（每一项：0 = 正常，1+ = 轻度，2+ = 中度，3+ = 重度）

皮下脂肪减少（肱三头肌）_0_

肌肉萎缩（四头肌，三角肌）_0_

踝部水肿 _0_ 骶部水肿 _0_ 腹水 _0_

3. 主观综合性营养评估等级

营养良好 A _√_

可疑营养不良 B ___

重度营养不良 C ___

4. 营养治疗的短期目的

满足营养需求，并纠正代谢失常。

5. 营养治疗的长期目标

使体重逐渐恢复至理想体重，这将有助于改善血糖和血脂。

6. 优先选择的通路

目前，患者不能自主进食，需要全营养支持。如果预期使用较长期的肠内喂养（＞3周），建议使用持久的喂养装置（如胃造口术或空肠造口术）。如果不能确定需要长期还是短期支持，选择放置鼻肠管。

7. 营养支持治疗

（1）能量计算：患者的肥胖可致糖尿病的代谢异常，包括高血糖、高脂血症。推荐减轻体重，但需要逐渐减轻。需减少300～500 kcal，体力活动系数为1.2（卧床患者）。

患者存在尿路感染，体温38℃，为轻度高代谢。因为体温每升高1℃，代谢率增加13%，应激系数应选择1.1。该患者静息时能量消耗量为1416×1.1（应激系数）×1.2（卧床患者活动系数）=1869 kcal/d。在此基础上，为减少脂肪，需减去300～500 kcal。因此，总热量供给 =1369～1569 kcal/d。

（2）蛋白质的摄入应足够高，以实现正氮平衡和保持去脂肪体重。由于患者有较长的糖尿病病史，存在肾功能损害（肌酐 =1.5 mg/dl），因此，应避免过量的蛋白质。蛋白质摄入应占总热量摄入的12%～20%（未考虑肾功能损害）。该病例将选择16%的总热量，相当于每天60 g蛋白质。

（3）碳水化合物供给：因为该患者糖尿病控制差，高碳水化合物的配方可使高糖血症和高脂血症恶化。为避免酮症，碳水化合物的摄入不应低于100 g/d。

（4）55% 电解质供给：电解质摄入应与非糖尿病患者相同，根据血清电解质水平供给。胰岛素使用会促进细胞对钾的摄取，导致血钾降低，需监测。

（5）微量元素供给：饮食中至少需包括100％推荐量的所有维生素和微量元素，还可补充抗氧化剂（维生素E、维生素C和β-胡萝卜素）。

（6）液体供给：大多数接受管饲的患者液体供给量至少需要摄入1ml/kcal。需要另外13％的液体以补偿发热引起的不显性失水（体温每升高1℃，不显性失水增加13％）。该患者总液体摄入量近1700 ml［1500 ml（1 ml/kcal）＋1500ml×13％＝1700 ml/24h］。大多数1kcal/ml的配方提供80％容积的水。因此，需考虑商业肠内营养配方中不足部分的水应以管道冲洗液的形式补充。通过记录24h入量和出量持续监测液体情况，必要时调整。

患者需要全肠内营养。尽管存在很多商业产品供选择，但如果使用高碳水化合物和低脂的标准配方，患者存在代谢合并症的高风险。该患者最好使用适宜糖尿病患者的特殊配方。以全浓度配方开始，初始速度125ml/h，若可以耐受，提高速度至可满足能量需求。

8. 管饲并发症

（1）误吸。

（2）对使用胰岛素的患者，持续输注可预防低血糖的发生。

（3）胰岛素的使用必须与肠内喂养的方法相一致。

（4）若管饲停止，胰岛素的使用必须暂停或调整。

（5）液体的需要量应仔细计算以避免脱水。

（6）液体状态需被严密监测（入量、出量、血电解质、体重），直至患者肠内营养治疗稳定。

【案例19-2】

患者，男性，56岁，身高170 cm，体重85 kg。职业为会计。患糖尿病4年，采用单纯饮食治疗，未出现明显并发症。

1. 制订食谱步骤

（1）第一步：计算标准体重，即170－105＝65（kg）。实际体重85 kg，比标准体重超30％，属肥胖，会计属轻体力劳动。

（2）第二步：计算每日所需总热量。按照成人糖尿病热量供给标准表，每日应摄入热能标准为20～25 kcal/（kg·d）。

全天所需总热量：

65×（20～25）＝1300～1625 kcal

（3）第三步：计算食品交换份份数：

（1300～1625）÷90＝15～18（份）

（4）第四步：根据饮食习惯和嗜好选择并交换食物。全天需主食5两，蔬菜1斤，肉蛋豆类3两，奶类250克，油脂2汤匙。

营养成分：总热能1567kcal；其中蛋白质67.5g，占总热量16.5％；脂肪49.5g，占总热量27.2％；碳水化合物231克，占总热量56.4％。

（5）第五步：将食物安排至各餐次中，制订平衡膳食。

表 19-1　食物交换份表

用户每日所需的食品交换份	热能	九大类食物分配的食品交换份									三大营养所占热能百分比		
		谷薯组	蔬菜组	水果组	鱼畜肉	蛋	奶类	油脂	豆类	硬果类	蛋白质	脂肪	碳水化合物
12.5	1125	6.0	1.0	1.0	1.5	0.5	1.5	1.0	0.0	0.0	15.5%	23.6%	59.4%
13.0	1170	6.0	1.0	1.0	1.5	0.5	1.5	1.5	0.0	0.0	14.9%	26.5%	57.1%
13.6	1215	6.5	1.0	1.0	1.5	0.5	1.5	1.5	0.0	0.0	14.7%	25.6%	58.3%
14.0	1260	6.5	1.0	1.0	1.5	0.5	1.5	1.5	0.5	0.0	15.6%	26.8%	56.2%
14.5	1305	7.0	1.0	1.0	2.0	0.5	1.5	1.5	0.0	0.0	15.3%	25.9%	57.3%
15.0	1350	7.5	1.0	1.0	2.0	0.5	1.5	1.5	0.0	0.0	15.1%	25.0%	58.4%
15.5	1395	7.5	1.0	1.0	2.0	0.5	1.5	2.0	0.0	0.0	14.6%	27.4%	56.5%
16.0	1440	8.0	1.0	1.0	2.0	0.5	1.5	2.0	0.0	0.0	14.4%	26.6%	57.5%
16.5	1485	8.5	1.0	1.0	2.0	0.5	1.5	2.0	0.0	0.0	14.3%	25.8%	58.5%
17.0	1530	9.0	1.0	1.0	2.0	0.5	1.5	2.0	0.0	0.0	14.1%	25.0%	59.3%
17.5	1575	9.0	1.0	1.0	2.5	0.5	1.5	2.0	0.0	0.0	14.9%	26.0%	57.7%
18.0	1620	9.5	1.0	1.0	2.5	0.5	1.5	2.0	0.0	0.0	14.7%	25.3%	58.5%
18.5	1665	9.5	1.5	1.0	2.5	0.5	1.5	2.0	0.0	0.0	14.9%	24.6%	59.0%
19.0	1710	10.0	1.5	1.0	2.5	0.5	1.5	2.0	0.0	0.0	14.7%	23.9%	59.8%
19.5	1755	10.0	1.5	1.0	2.5	1.0	1.5	2.0	0.0	0.0	14.9%	24.6%	58.9%
20.0	1800	10.5	1.5	1.0	2.5	1.0	1.5	2.0	0.0	0.0	14.8%	24.0%	59.7%
20.5	1845	10.5	1.5	1.0	2.5	1.0	1.5	2.5	0.0	0.0	14.4%	25.9%	58.2%
21.0	1890	11.0	1.5	1.0	2.5	1.0	1.5	2.5	0.0	0.0	14.3%	25.2%	58.9%
21.5	1935	11.0	1.5	1.0	2.5	1.0	2.0	2.0	0.0	0.5	14.9%	26.0%	57.6%
22.0	1980	11.5	1.5	1.0	2.5	1.0	2.0	2.0	0.0	0.5	14.7%	25.5%	58.3%
22.5	2025	12.0	1.5	1.0	2.5	1.0	2.0	2.0	0.0	0.5	14.6%	24.9%	59.0%
23.0	2070	12.5	1.5	1.0	2.5	1.0	2.0	2.0	0.0	0.5	14.5%	24.3%	59.6%
23.5	2115	13.0	1.5	1.0	2.5	1.0	2.0	2.5	0.0	0.5	16.0%	24.0%	60.0%
24.0	2160	13.0	1.5	1.0	2.5	1.0	2.0	2.5	0.0	0.5	16.0%	25.0%	59.0%
24.5	2205	13.0	2.0	1.0	2.5	1.0	2.0	2.5	0.0	0.5	16.0%	25.0%	59.0%

2．1600kcal 能量食谱与食品交换份的应用

（1）食谱一

早餐：鲜豆浆 1 碗，茶鸡蛋 1 个，花卷 1 两。

午餐：烙饼 2 两，炒鸡丁柿椒丁（鸡肉 50 克，柿椒 100 克，烹调油 5 克），素鸡烩白菜（素鸡 50 克，白菜 200 克）。

晚餐：米饭 1.5 两，香菇油菜（香菇少许，油菜 150 克，烹调油 5 克），沙锅豆腐（海参 100 克，南豆腐 100 克，白菜 50 克）。

睡前半小时加餐：燕麦片粥（燕麦片 25 克）。

（2）食谱二

早餐：鲜奶1袋，鸡蛋1个，银丝卷1两，拌芹菜丝少许。

午餐：米饭2两，炒三丝（瘦肉25克，豆腐丝50克，圆白菜丝100克，烹调油10克），拍拌黄瓜（黄瓜150克，蒜少许）。

晚餐：玉米面发糕1两，白米粥1碗，清蒸鱼（草鱼100克），素炒莴笋（莴笋150克，油10克）。

睡前半小时加餐：苏打饼干35克。

第三节　习题

一、名词解释

1. 肠内营养

2. 肠外营养

二、单项选择题

1. 肠外营养支持不适用于

　　A. 食管胃肠道先天畸形

　　B. 偶发腹泻

　　C. 大面积烧伤

　　D. 急性重症胰腺炎

　　E. 急性肝、肾衰竭

2. 下列选项中，以减少含氮代谢产物积聚，减轻肝、肾负担为目的的膳食是

　　A. 少渣膳食

　　B. 低蛋白质膳食

　　C. 低盐膳食

　　D. 低钠膳食

　　E. 低脂膳食

3. 下列选项中，能可靠判断蛋白质营养不良的指标是

　　A. 血清总蛋白

　　B. 血清白蛋白

　　C. 球蛋白

　　D. 转铁蛋白

　　E. 视黄醇结合蛋白

4. 急性呼吸衰竭的营养治疗原则是

　　A. 低脂、高碳水化合物

　　B. 低脂、高蛋白质

　　C. 高脂、低碳水化合物

　　D. 低脂、低碳水化合物

　　E. 低蛋白质、高碳水化合物

5. 在痛风患者的碳水化合物来源中，不宜选择的是
   A. 米饭
   B. 馒头
   C. 土豆
   D. 山药
   E. 蜂蜜

6. 中国人高血压发病的一个重要因素是
   A. 高钙饮食
   B. 高钾饮食
   C. 高钠饮食
   D. 高镁饮食
   E. 高铁饮食

7. 功能性便秘时，每天摄入的膳食纤维应
   A. 超过 30 g
   B. 15 g
   C. 20 g
   D. 10 g
   E. 低于 20 g

8. 糖尿病患者膳食控制的总原则是
   A. 食物多样化，合理安排进餐时间
   B. 合理控制热能摄入
   C. 控制碳水化合物的摄入
   D. 控制脂肪和胆固醇的摄入
   E. 选用优质蛋白质

9. 下列选项中，不属于基本膳食的是
   A. 普通膳食
   B. 软饭
   C. 半流质
   D. 流质
   E. 低蛋白质膳食

10. 呼吸功能不全的营养治疗原则是
    A. 高蛋白质、低脂肪、低碳水化合物
    B. 低蛋白质、高脂肪、高碳水化合物
    C. 高蛋白质、低脂肪、高碳水化合物
    D. 高蛋白质、高脂肪、低碳水化合物
    E. 低蛋白质、低脂肪、低碳水化合物

11. 治疗营养性肥胖的首选疗法是
    A. 控制饮食
    B. 手术疗法
    C. 控制饮食＋运动疗法

    D. 药物治疗

    E. 运动疗法

12. 在老年痴呆患者饮食护理时，错误的做法是

    A. 对贪食症者进行能量控制

    B. 食物制作多样化

    C. 水果不用去核

    D. 少食油炸食物

    E. 装食物的容器要适应患者的喜好

13. 胃大部切除术后主要营养并发症不包括

    A. 体重减轻

    B. 贫血

    C. 腹泻

    D. 蛋白质泻

    E. 脂肪泻

14. 下列选项中，不属于肠外营养支持并发症的是

    A. 气胸

    B. 高血氨症

    C. 细菌感染

    D. 肝毒性反应

    E. 神经损伤

15. 普通膳食适用于

    A. 产妇

    B. 发热患者

    C. 消化不良患者

    D. 咀嚼不便的老人

    E. 口腔病患者

16. 高血压的营养治疗原则是

    A. 低脂、低胆固醇、适量糖类膳食

    B. 低脂、适量糖类膳食

    C. 低脂、低胆固醇、限水膳食

    D. 低脂、低盐、高蛋白质膳食

    E. 低盐、低脂膳食

17. 急性胃炎患者可选用的食物是

    A. 粗杂粮

    B. 肉汤

    C. 甜食

    D. 未发酵的面食

    E. 米粥

18. 关于肝性脑病，下列说法错误的是

    A. 昏迷期时的能量应完全由葡萄糖提供

    B. 高蛋白质，选用动物蛋白

    C. 脂肪应占总能量的 20%～25%，宜选植物油

    D. 碳水化合物应占总能量的 60%~70%

    E. 食盐＜4 g/d

19. 急性胰腺炎应严格限制

    A. 糖类

    B. 脂肪

    C. 蛋白质

    D. 无机盐

    E. 维生素

20. 重度虚弱者在大手术后的第一次进食应该是

    A. 流质

    B. 半流质

    C. 高蛋白质膳食

    D. 软饭

    E. 普通膳食

21. 慢性阻塞性肺疾病的营养治疗原则是

    A. 低脂肪、低碳水化合物

    B. 高脂肪、低碳水化合物

    C. 高脂肪、高碳水化合物

    D. 低蛋白质、低碳水化合物

    E. 低蛋白质、高碳水化合物

22. 下列选项中，不具有降脂作用的食物有

    A. 酸奶

    B. 大蒜

    C. 绿豆

    D. 鱼子

    E. 木耳

23. 肠内营养支持不适用于

    A. 昏迷的患者

    B. 吞咽困难的患者

    C. 严重烧伤的患者

    D. 因手术而无法经口腔正常进食的患者

    E. 长期腹泻的患者

24. 软食适用于

    A. 腹部手术患者

    B. 痢疾患者

    C. 消化不良患者

    D. 喉部手术者

    E. 昏迷患者

25. 心血管疾病营养治疗的共同点是
    A. 高脂
    B. 低膳食纤维
    C. 控制总能量摄入
    D. 高碳水化合物
    E. 低蛋白质

26. 对于高血压患者的饮食，错误的说法是
    A. 限制食盐，适当补钾
    B. 限制热量
    C. 限制钙的摄入
    D. 限酒
    E. 限制精制糖的摄入

27. 对肠外营养描述不正确的是
    A. 直接由静脉输入各种营养素
    B. 可通过周围静脉和中心静脉输入
    C. 营养素安全，不引起并发症
    D. 常用于无法吞咽、肠道梗阻的患者
    E. 糖类是静脉营养中主要的热能来源

28. 肾炎患者每日食盐不应超过
    A. 1 g
    B. 2 g
    C. 3 g
    D. 4 g
    E. 5 g

29. 喉部手术及消化道出血患者宜用
    A. 清流质
    B. 冷流质
    C. 厚流质
    D. 软食
    E. 以上都可以

30. 葡萄糖耐量试验将____ g 葡萄糖加入 200 ml 的开水中给受试者口服
    A. 60
    B. 65
    C. 70
    D. 75
    E. 100

31. 人体营养状况评价不包括
    A. 膳食调查
    B. 临床生化检测
    C. 个人经济状况调查

  D．人体测量

  E．临床检查

32．痛风急性发作期，全天食物嘌呤摄入量应控制在____mg

  A．300

  B．400

  C．＜150

  D．250

  E．＜50

32．急性胰腺炎患者应

  A．少量多餐

  B．低盐饮食

  C．高维生素膳食

  D．急性期禁食

  E．忌辛辣食物

33．低胆固醇膳食要求每日胆固醇供应量为

  A．300 mg 以内

  B．50 mg 以内

  C．1000 mg 以内

  D．600 mg 以内

  E．800 mg 以内

34．无盐膳食是烹调时不加盐或日用盐量在____ g 或酱油____ ml 以下。

  A．2～3，10～15

  B．4～6，20～30

  C．7～9，35～45

  D．1，5

35．顺产后的妇女适用

  A．普通膳食

  B．软食

  C．半流质

  D．流质饮食

  E．静脉营养

36．咀嚼不便的幼儿适用

  A．普通膳食

  B．软食

  C．半流质

  D．流质饮食

  E．静脉营养

37．腹部手术后的患者适用

  A．普通膳食

  B．软食

    C. 半流质

    D. 流质饮食

    E. 静脉营养

38. 肠梗阻患者适用

    A. 普通膳食

    B. 软食

    C. 半流质

    D. 流质饮食

    E. 静脉营养

39. 体温稍高、身体较弱的患者适用

    A. 普通膳食

    B. 软食

    C. 半流质

    D. 流质饮食

    E. 静脉营养

三、简答题

1. 简述肠内营养的输注方式。

2. 胃肠内营养支持的适应证、并发症有哪些？

3. 简述肠外营养的适应证及禁忌证。

4. 简述医院治疗膳食的种类。

5. 简述医院基本膳食的种类。

6. 试述冠心病的膳食防治原则。

7. 试述高血压病的营养防治原则。

8. 糖尿病患者如何进行营养治疗？

9. 肥胖症的营养防治原则有哪些？

10. 痛风的营养治疗原则有哪些？

四、分析题

1. 患者，女性，48 岁，身高 166 cm，体重 62 kg。偶发性胸骨后压榨性疼痛。患者平时少有锻炼，喜欢静坐看书或电视，喜食鸡蛋及红烧肉，少吃绿色蔬菜和水果，偶有饮酒。

诊断结论：冠心病，无糖尿病。

要求：①请提出治疗原则。②请提出治疗方案。

2. 患者，男性，42 岁，体重 52kg，身高 165cm，临床诊断：肾病综合征。请问，该男性患者应采用何种膳食？为什么？

（赵灵燕）

第二十章 流行病学调查研究设计

通过本章学习，要求学生掌握流行病学调查设计的主要内容，熟悉常用抽样方法、样本含量的估计及调查表设计的基本原则。

第一节 流行病学调查研究设计概述

流行病学调查研究作为重要的研究方法在医学领域有着广泛的应用。通过流行病学调查研究可以了解某地区居民健康状况；分析影响健康的主要因素；可以提供病因线索，探索病因及进一步验证病因假设；可用于疾病的生存分析、预后研究及疾病预防措施效果评价等。流行病学调查研究通常规模较大，涉及人数较多，抽样调查设计较复杂，为了尽可能减少偏倚的影响，使研究结果更真实可靠，需要在实施之前进行科学严谨的设计。常用的流行病学调查研究方法有现况调查、病例对照研究、队列研究和实验性研究等，不同的调查研究方法其基本原理各有特点，但调查研究设计的主要内容是基本相似的，通常包括以下几方面。

一、明确调查研究目的

首先，要明确本次调查研究的目的，即要解决哪个具体问题。然后根据目的选择最适合的研究设计类型。调查研究的目的可以是解决工作中发现的问题或证实理论上的推断或是对别人研究结果的进一步验证，通常要在大量文献研究的基础上提出，要有一定的科学性、新颖性和经济、社会价值。

二、选择合适的调查研究设计类型

应根据目的选择最适合的研究设计类型。如要了解某疾病或健康状况分布特点、可能危险因素的暴露情况时，可以选择普查或抽样调查。如果描述临床上遇到的罕见疾病时，可以选择病例报告研究。如果是要检验或验证病因假设，可选择病例对照研究或队列研究。如果要评价治疗或预防措施的效果，可选择实验性研究。

三、确定研究现场和研究对象

根据所选的研究设计类型，选择合适的研究现场，保证其能提供研究所需的信息，研究对象合作，当地能提供一定的医疗及后勤支持等。对于选择研究对象的范围，包括地域、人群特征和时间，均应给出明确的规定。可以是某地的全部人群，可以是抽样获得的有代表性的样本人群，也可以是某年、月、日某地某些特定职业的人群。

四、确定抽样方法和估算样本含量

（一）抽样方法

目前在流行病学调查研究中常用的抽样方法有单纯随机抽样、系统抽样、分层抽样、整群抽样和多阶段抽样等（详见现况调查一章）。

（二）样本含量的估计

流行病学调查常使用抽样调查设计，样本量过少不能代表总体的特征，过多又会浪费不必要的人力、物力和财力，因此估算合适的样本含量是抽样调查的关键步骤。

1. 现况调查影响样本含量估算的因素 ①预期的现患率（P），患病率越高，样本含量越小；②调查结果精度的要求，即允许误差（d）越大，所需样本量越小，d 一般由研究者自己决定；③第一类错误的概率 α，检验水准 α 越小，所需样本含量越多。

当做现患率调查时，如果 $\alpha = 0.05$，$z_\alpha = 1.96 \approx 2$，允许误差 $d = 10\%$，可以使用下面的简化公式估算样本含量。

$$n = 400 \times \frac{q}{p} \qquad \text{（公式 20-1）}$$

2. 病例对照研究中影响样本含量的因素 ①人群中研究因素暴露率估计值，一般用对照组中的暴露率 p_0 代替。②预期研究因素的效应强度，即相对危险度 RR 或比值比 OR。③期望达到的显著性水平 α。④期望把握度（$1 - \beta$）。

非匹配及成组匹配设计病例对照研究的样本量计算公式（病例和对照人数相等）：

$$n = 2\overline{p}\,\overline{q}\,(U_\alpha + U_\beta)^2 / (p_1 - p_0)^2 \qquad \text{（公式 20-2）}$$

$$p_1 = \frac{p_0 OR}{1 + p_0(OR - 1)} \qquad \text{（公式 20-3）}$$

$$\overline{p} = (p_0 + p_1)/2 \qquad \text{（公式 20-4）}$$

$$\overline{q} = 1 - \overline{p} \qquad \text{（公式 20-5）}$$

式中 n 为病例组或对照组人数；U_α 是第 I 类错误概率为 α 时的标准正态临界值；U_β 是第 II 类错误概率为 β 时的标准正态临界值；p_0 为人群中研究因素的暴露率；p_1 为病例中研究因素的暴露率；U_α 和 U_β 可从标准正态分布的分位数表中查得。

3. 队列研究的样本量由以下因素共同决定 ①对照人群中所研究疾病的估计发病率（p_0）。在暴露组发病率 $p_1 > p_0$，且（$p_1 - p_0$）一定的条件下，p_0 越接近 0.5，要求样本量越大。②暴露人群的发病率（p_1）。根据 p_1 和 p_0 求得暴露组与非暴露组的发病率之差，其差值越小，则要求的样本量越大。如果暴露组人群发病率 p_1 不能获得，可设法取得其相对危险度（RR）的值，由公式 $p_1 = RR \times p_0$ 可求得 p_1。③显著性水平 α 值。④把握度（$1 - \beta$）。

在暴露组与对照组样本等量的情况下，可用下式计算出各组所需的样本量。

$$n = \frac{\left(u_\alpha \sqrt{2\overline{pq}} + u_\beta \sqrt{p_0 q_0 + p_1 q_1}\right)^2}{(p_1 - p_0)^2}$$ （公式 20-6）

公式中 p_1 与 p_0 分别代表暴露组与对照组的预期发病率，为两个发病率的平均值，$q = 1 - p$，u_α 和 u_β 为标准正态分布曲线下一定尾部面积所对应的界值，可查表求得。

此外，由于队列研究需要长时间随访，易发生失访，因此通常需在计算结果的基础上增加 10% 的样本量。

五、资料的收集

（一）确定研究变量（因素）

对于变量进行明确的定义或规定，例如对于吸烟和饮酒的定义。确定变量的数目及测量方法。

常见资料收集的内容包括：

1. 个人基本情况　年龄、性别、民族、职业、文化程度、婚姻状况及家庭经济状况等。

2. 生活方式　吸烟、饮酒、运动、饮食、睡眠等情况。

3. 患病及药物使用情况　常见慢性疾病既往史、家族史及用药情况。

4. 妇女生育情况　调查某些疾病常需收集月经史、绝经期、生育史、妊娠情况、使用避孕药及激素情况。

5. 环境信息　可能与疾病发生相关的生活环境和职业环境特点。

6. 人口学资料　横断面调查需要收集研究对象的人口数、各分组的人口数等信息。

（二）选择适宜的收集资料方法

1. 常规登记、报告资料　如传染病报表和网站、慢病监测系统、体检记录、医疗记录、病案资料、出生与死亡登记或其他现成的有关记录。

2. 问卷调查　可以选择现有问卷或根据研究目的自行制订问卷进行调查。

3. 访谈　访问者通过电话或面对面口头谈话的方式，从被研究者那里收集第一手资料。

4. 临床检查和实验室检测　要确定标本采集方法及实验室检测方法。

（三）调查表的设计

由于调查研究内容各不相同，不同的研究不可能用一张统一的调查表，但是调查表的基本结构是相近的。流行病学个案调查表一般包括：调查表名称、编号、一般项目、主要临床表现、流行病学史、预防接种史、居住条件、个人卫生状况、饮食卫生状况、有害因素暴露史（含接触史）、小结、调查日期、调查人、审查人。

调查表设计的基本原则是：

1. 项目排列先易后难。

2. 内容不要盲目贪多。不需要的项目一个不要，需要的项目一个不能少。

3. 每一个调查项目必须有明确的目的。

4. 表内所提的问题要明确、简单，尽量避免用专业的术语，便于被调查者理解和回答。

5. 为了便于表格中项目的填写，表中所提的问题最好采用是非题或选择题的形式。

6. 尽量用客观的、定量的指标。

（四）调查员的培训

要进行调查员的培训，并规定对调查人员的要求。

（五）现场资料收集的方法及组织措施。

六、资料的整理分析

1. 数据的整理归纳。
2. 描述性统计分析。
3. 推断性统计分析。

七、调查研究的质量控制

1. 管理的组织与规章制度。
2. 质量控制检验。
3. 资料的验收制度与数据逻辑检验。

第二节　调查设计案例讨论

【案例 20-1】

拟进行一项非匹配病例对照研究，研究吸烟和肺癌的关系。一般人群吸烟率约为 20%，吸烟和肺癌的比值比为 2.0，要求 $\alpha = 0.05$（双侧），$\beta = 0.1$，假设病例组和对照组人数相等，试估计样本大小 n。

1. 先求 P_1、$\bar{p}$ 和 $\bar{q}$。

$$p_1 = \frac{p_0 OR}{1 + p_0 (OR - 1)}$$

$q_0 = 1 - p_0 =$

$q_1 = 1 - p_1 =$

$\bar{p} = (p_0 + p_1) / 2 =$

$\bar{q} = 1 - \bar{p} =$

2. 求样本含量。

由标准正态差表查得 $U_\alpha = 1.960$，$U_\beta = 1.282$

$n = 2\bar{p}\bar{q}(U_\alpha + U_\beta)^2 / (p_1 - p_0)^2 =$

则病例和对照各需要＿＿＿＿人。

【案例 20-2】

某学校有 10 000 名在校学生，现要随机抽取 500 人进行上网情况的调查，试述如何用机械抽样的方法进行抽样？如果换成用按比例分层抽样方法，可以怎样抽样？

【案例 20-3】

拟开展一项牧区人群糖尿病患病情况的流行病学调查，以了解目前牧区糖尿病的流行情况。如让你设计该项调查，你将如何去做？请简要写出你的调查设计方案。

【案例 20-4】

某项目组欲调查某市小学生近视流行现状及其主要危险因素，以便采取干预措施，可采取哪些流行病学方法？如何设计调查表？

【案例 20-5】

布鲁菌病（brucellosis，以下简称布病）是由布鲁菌属（brucella）的细菌侵入机体引起的传染 - 变态反应性的人兽共患传染病。布病流行病学个案调查通常是对新发病例的调查。确定是否患布病，提出治疗方案和预防方法，防止疫情扩大。具体调查方法如下：

1. 询问患者病史。除了询问患者现病史外，要特别注意与家畜、野生动物及其产品接触史，饮生奶、食生肉史，接触和操作布鲁菌史。

2. 填写《布病流行病学调查表》，见表 20-1。

3. 检查体征。

4. 采血做布病特异性血清学试验。必要时做血液、关节液、滑囊液的布鲁菌分离培养；还可做皮内变态反应等试验，以确定诊断。

5. 除了对患者本人做调查外，也应了解当地有无类似患者。

表 20-1　布病流行病学个案调查表

国标码 □□□□□　　　　　　　　　　　　　　　病例编码 □□□□

_____ 地区（市）_____ 县（区）_____ 乡（农场、镇、街道）

1. 基本情况

1.1 患者姓名

1.2 性别 （1）男　　（2）女　　　　　　　　　　　　　　　　　　□

1.3 年龄（岁）_____　　　　　　　　　　　　　　　　　　　　　□□

1.4 民族 _____

1.5 职业 （1）农民 （2）民工 （3）牧民 （4）渔民 （5）学生 （6）医务人员

　　　　（7）散居儿童 （8）干部职员 （9）家务及待业 （10）其他

　　　　（11）家畜屠宰与畜产品加工 （12）不详　　　　　　　　□□

1.6 发病地址 _____ 县（市、区）_____ （乡）_____ 村（街道）_____ 号

1.7 发病日期 ___年___月___日

1.8 住院日期 ___年___月___日

1.9 报告日期 ___年___月___日

1.10 所住医院名称 _____

2. 临床表现

2.1 症状体征

2.1.1 发热　　　　　　　　（1）有 （2）无　　　　　　　　　　□

2.1.2 发热持续 ____（天）

2.1.3 体温最高 ____ ℃

2.1.4 多汗　　　　　　　　（1）有 （2）无　　　　　　　　　　□

2.1.5 肌肉、关节酸痛　　　（1）有 （2）无　　　　　　　　　　□

2.1.6 乏力　　　　　　　　（1）有 （2）无　　　　　　　　　　□

2.1.7 肝大　　　　　　　（1）有　（2）无　　　　　　　　　　□

2.1.8 脾大　　　　　　　（1）有　（2）无　　　　　　　　　　□

2.1.9 淋巴结肿大　　　　（1）有　（2）无　　　　　　　　　　□

2.1.1 睾丸肿大　　　　　（1）有　（2）无　　　　　　　　　　□

2.2　实验室检查

2.2.1 玻片凝集反应　　　（1）－　（2）＋　　　　　　　　　　□

2.2.2 虎红平板凝集反应　（1）－　（2）＋　　　　　　　　　　□

2.2.3 皮肤过敏试验　　　（1）有　（2）无　　　　　　　　　　□

2.2.4 病原分离　　（1）从患者血液中　（2）从患者骨髓中　（3）其他体液中
　　　　　　　　　（4）从患者排泄物中　（5）无　　　　　　　□

2.2.5 SAT 滴度为 1:100（＋＋）　　　　（1）有　（2）无　　　□

2.2.6 补体结合试验 1:100（＋＋）　　　（1）有　（2）无　　　□

2.2.7 Combs 试验滴度为 1:400（＋＋）　（1）有　（2）无　　　□

2.3　临床诊断 ＿＿＿＿＿＿＿＿＿＿＿

2.4　治疗

2.4.1 抗生素治疗　　　　（1）有　（2）无　　　　　　　　　　□

2.4.2 抗原治疗法　　　　（1）有　（2）无　　　　　　　　　　□

2.4.3 水解素治疗法　　　（1）有　（2）无　　　　　　　　　　□

2.4.4 溶菌素治疗法　　　（1）有　（2）无　　　　　　　　　　□

2.5　转归　　（1）痊愈　（2）好转　（3）未愈
　　　　　　　（4）死亡（＿＿＿年＿＿月＿＿日死于＿＿＿＿＿＿＿＿）　□

3．流行病调查

3.1　与动物接触史

3.1.1 畜别 ＿＿＿＿

3.1.2 饲养放牧　　（1）是　（2）否　　　　　　　　　　　　　□

3.1.3 屠宰　　　　（1）是　（2）否　　　　　　　　　　　　　□

3.1.4 配种员　　　（1）是　（2）否　　　　　　　　　　　　　□

3.1.5 兽医　　　　（1）是　（2）否　　　　　　　　　　　　　□

3.1.6 其他 ＿＿＿＿＿＿＿＿＿＿＿＿＿

3.2　保护情况

3.2.1 使用防护衣　（1）是　（2）否　　　　　　　　　　　　　□

3.2.2 使用消毒液　（1）是　（2）否　　　　　　　　　　　　　□

3.3　是否人畜共饮一口井　（1）是　（2）否　　　　　　　　　　□

3.4　幼羔放卧室内饲养　　（1）有　（2）无　　　　　　　　　　□

3.5　既往病史＿＿＿＿＿＿＿＿＿＿＿＿＿＿＿＿＿＿＿＿＿＿＿＿＿＿

＿＿＿＿＿＿＿＿＿＿＿＿＿＿＿＿＿＿＿＿＿＿＿＿＿＿＿＿＿＿＿＿＿＿＿

＿＿＿＿＿＿＿＿＿＿＿＿＿＿＿＿＿＿＿＿＿＿＿＿＿＿＿＿＿＿＿＿＿＿＿

3.6　布鲁菌苗免疫接触史

3.6.1 接种年月＿＿＿＿年＿＿月＿＿日

3.6.2 菌苗种类 ＿＿＿＿＿＿＿＿＿＿＿＿＿＿＿＿＿＿＿＿

3.6.3 接种途径 _____

3.7 确诊时间 _____年___月___日

3.8 可能的传染源、传播途径及传播因子 _____

_____

_____

3.9 其他 _____

3.10 在本疫点病例发病时间顺序　第_____例

4. 调查小结 _____

_____

_____

_____

调查者单位 _____　　调查者 _____

审查者 _____　　调查时间 _____年___月___日

问题：

1. 上述调查表设计时主要包括了哪几方面的内容？

2. 调查结束后，从调查表中可以整理、分析哪些方面的信息？获得哪些结论？

3. 下一步可以做哪些工作？

第三节　习题

一、单项选择题

1. 队列研究中，确定样本含量时，与下列哪项无关

   A. 研究因素的人群暴露率

   B. 研究疾病的发病率

   C. 研究因素的相对危险度

   D. Ⅰ类错误大小

   E. Ⅱ类错误大小

2. 病例对照研究中影响样本含量的因素不包括

   A. 人群中研究因素暴露率

   B. 预期研究因素的相对危险度 RR 或比值比 OR。

   C. 期望达到的显著性水平 α

   D. 样本来源的人群的大小

   E. 期望把握度（$1 - \beta$）

3. 现况研究样本量大小不受哪个因素影响

   A. 预期患病率

   B. 疾病发病率

   C. 允许误差

　　D．把握度

　　E．显著性水平 α

4．关于调查表设计的原则，下列哪项是错误的

　　A．不需要的项目一个不要，需要的项目一个不能少

　　B．项目排列先易后难

　　C．尽量用专业的术语

　　D．表中所提的问题最好采用是非题或选择题的形式

　　E．尽量用客观的、定量的指标

二、简答题

1．调查表设计的基本原则是什么？

2．流行病学调查研究设计的主要内容通常包括哪几方面？

三、论述题

　　有人在现况调查中发现不吃早餐的人胃癌患病率高，请分别设计一项病例对照研究和一项队列研究检验这一病因假设。

（高玉敏　郑会秋）

第二十一章　循证医学与系统评价

随着医学模式由单纯生物医学模式向生物 - 心理 - 社会医学模式的转变，临床医学行为也由过去的以理论知识结合个人经验为指导，向以循证医学为依据的模式转变。循证医学的英文是"Evidence Based Medicine"，直译为"以证据为基础的医学"，它被认为是 21 世纪临床医学的发展趋势。多年以来，循证医学推翻了太多的推断、直觉与假设，在很大程度上影响并改变着临床实践行为。本章拟通过对循证医学与系统评价的学习，掌握循证医学的基本概念、实施步骤及方法，熟悉系统评价与 Meta 分析具体的应用方法，掌握 Stata 软件及 RevMan 软件在 Meta 分析中的应用，增强学生对循证医学的理解与认识。

第一节　循证医学与系统评价概述

一、循证医学基本知识

（一）循证医学的概念

循证医学（Evidence Based Medicine，EBM）是指有意识地、明确地、审慎地利用当前的最佳证据制订关于个体患者的诊治方案。实施循证医学意味着要参酌最好的研究证据、临床经验和患者的意见。循证医学强调，任何医疗决策的确定都要基于临床科研所取得的最佳证据，即临床医生确定治疗方案、专家确定治疗指南、政府制定卫生政策都应根据现有的最佳证据来进行。

（二）循证医学实践步骤

提出需解决的实际问题；收集现有最好的证据；评估研究方法学方面的质量；评估结果大小与可信度；评估研究结果的外推性；综合证据、资源和价值取向，做出决策。

（三）循证医学中证据的含义

特指应用性研究的结果或发现，而非基础研究的证据。流行病学研究种类很多，产生证据的质量和可靠性也各不相同，就干预措施效果而言，最可靠的证据来自多个随机对照，其次是单个随机对照试验。

（四）证据的质量分级

研究证据的质量从高到低大致可分为 5 级：①第一级：所有随机对照试验的系统评价或 Meta 分析；②第二级：单个的样本量足够的 RCT 结果；③第三级：设有对照组但未用随机方法分组；④第四级：无对照的病例观察；⑤第五级：病例报告和临床总结及专家意见。

（五）证据的收集、整理和传播

1. 证据的收集、评估和总结　①系统综述：统一收集、整理和总结原始研究；②证据概要：协助医学实践者评估文献；③综合证据：围绕实践问题提供综合证据；④证据系统：最完善的证据提供系统。

2．证据演进的 5S 模式与证据金字塔　证据演进的 5S 是指 Studies（原始研究）、Syntheses（系统综述）、Synopses（证据概要）、Summaries（综合证据）、Systems（证据系统），相对应的典型的证据资源分别是 MEDLINE、考科蓝图书馆、美国内科医师学会杂志俱乐部、临床证据、医学地图。证据资源以原始证据为基础，证据系统为终端，自下而上形成一个不断缩小的证据资源金字塔。

3．获取证据的策略　①按顺序检索的策略；②跨文献库的检索；③证据提示系统。

二、系统评价和 Meta 分析

（一）基本概念

1．系统评价（Systematic review，SR）　是一种全新的文献综合评价临床的研究方法，即按照特定的问题，系统、全面地收集已有的相关和可靠的临床研究结果，采用临床流行病学严格评价文献的原则和方法，筛选出符合质量标准的文献并进行科学的定性或定量合并，得出综合可靠的结论。

2．Meta 分析（Meta-analysis，MA）　对具有相同目的且相互独立的多个研究结果进行系统的综合评价和定量分析的一种研究方法。

（二）系统评价和 Meta 分析的方法和步骤

1．选题和研究方案的制订

（1）确定研究问题：采用 PICO 格式将研究问题结构化，即确定研究对象（Participants）的特征、干预措施（Intervention）、与什么进行比较（Comparison）和观察的结局指标（Outcome）。

（2）制订研究方案：选题一旦确定就要制订研究方案，并撰写一个详细的课题计划书。

2．检索和收集原始文献

（1）制订综合检索策略：根据研究问题确定检索词，将检索词进行不同组合形成检索策略。

（2）文献来源：通常要检索多种电子数据库，并辅以手工检索及参考文献追溯，同时应注意那些未正式发表的所谓"灰色文献"。

3．根据入选标准选择合格的研究　制订严格的纳入和排除标准，对检索到的文献进行仔细的筛选，挑出合格的研究进行系统综述和 Meta 分析。

4．复习每个研究并进行质量评估　质量评估包括对研究内部真实性和外部真实性的评价，前者涉及研究的方法学质量，后者涉及研究结果外推的程度。

5．提取信息，填写摘录表，建立数据库。

6．汇总结果　对收集的资料，可采用定性或定量的方法进行汇总分析，以获得相应的结果。

（1）异质性检验：目的是检查各个独立研究的结果是否具有可合并性，可通过 χ^2、P 值和 I^2 进行评价。其中 I^2 是定量衡量异质性大小的指标，表示由于异质性而不是抽样误差导致的研究间变异占总变异的百分比。当 $I^2 \leqslant 25\%$ 认为存在轻度异质性；当 $25\% < I^2 \leqslant 50\%$ 认为存在中度异质性；当 $I^2 > 50\%$ 时，可认为存在高度异质性。

（2）敏感性分析：通常是采用剔除具有某种可能影响合并结果的因素的研究，再进行分析，其目的是了解系统评价结果的稳定性和可靠性。

（3）亚组分析：针对不同研究特征进行资料的分析，主要目的是探讨临床异质性的来源。

7. 总结报告　可参考 2009 年国际上提出的系统综述和 Meta 分析优先报告的条目进行总结报告。

（三）Meta 分析常用的效应尺度指标

1. 比值比（Odds Ratio，OR）
2. 相对危险度（Relative Risk，RR）
3. 归因危险度（Attributable Risk，AR）
4. 可信区间（Confidence Interval，CI）
5. 均数差（Mean Difference，MD）　某个研究的两均数差值，用于连续性结局变量和测量单位，该指标以试验原有的测量单位，真实地反映了试验效应，消除了绝对值大小对结果的影响。
6. 标准化均数差（Standard Mean Difference，SMD）　为两均数的差值除以合并标准差的商，该指标是一个没有单位的值，尤其适用于单位不同或均数相差较大的数值资料分析。

（四）报告偏倚的识别与控制

1. Meta 分析常见偏倚　发表偏倚、定位偏倚、引用偏倚、多次发表偏倚、有偏倚的入选标准。
2. 偏倚的检查方法

（1）漏斗图：以研究的效应估计值作为横坐标，样本量作为纵坐标画出的散点图，根据图形的对称程度判断 Meta 分析中偏倚有无。如果 Meta 分析中没有偏倚，图形构成一个对称的倒置"漏斗"；反之，如果图形呈现明显的不对称，表明偏倚可能存在。

（2）失安全数：即 Meta 分析的结果中需多少阴性研究结果的报告才能使结论逆转。失安全数越大，说明 Meta 分析的结果越稳定，结论被推翻的可能性越小。

（五）Meta 分析常用统计软件

伴随着 Meta 分析类型的不断扩展，其支持软件也不断地涌现出来，其中最常用的有 RevMan 软件和 Stata 软件。

1. RevMan 软件　是 Cochrane 协作网提供给评价者准备和维护更新 Cochrane 系统评价而设计的软件，可以说是专门为临床医生量身定做，用于完成 Meta 分析的软件。RevMan 软件是 Cochrane 系统评价的一体化、标准化软件，从计算机软件的角度来看，它主要包括了 Cochrane 系统评价的文字处理与 Meta 分析两大功能。RevMan 软件的主要特点是可以制作和保存 Cochrane 系统评价的计划书和全文；可对录入的数据进行 Meta 分析，并将森林图的分析结果以图表形式展示；可对 Cochrane 系统评价进行更新；可以根据读者的反馈意见不断修改和完善。RevMan 软件是 Meta 分析专用软件中较成熟的软件之一，协作网的系统评价人员均使用 RevMan 软件制作系统评价。

2. Stata 软件　是一款操作灵活、简单、易用，同时具有数据管理软件、统计分析软件、绘图软件、矩阵计算软件和程序语言等特点的软件。Stata 许多高级统计模块均是 ADO 程序文件，允许用户自行修改、添加和发布 ADO 文件。这一特点使全球的统计学家均乐于在 Stata 上首先实现所研究的最新计算方法，这也使得 Stata 成为几大统计软件中升级最多、最频繁的一个，与 SAS、SPSS 并称为新的三大权威统计软件。Stata 软件 Meta 分析功能可谓强大，几乎所有 Meta 分析方法均可以通过其实现。目前，国内外文献中有大部分 Meta 分析文章都是通过 Stata 统计分析完成的。

第二节　案例讨论

【案例 21-1】

新生儿缺氧缺血性脑病（hypoxic ischemic encephalopathy，HIE）的常规治疗方案为支持和对症治疗，但该方案对脑损害及预后的改善并不理想。近年来在 HIE 的常规治疗方案基础上增加高压氧治疗逐渐引起人们的关注，研究表明高压氧能提高血氧分压，增加脑组织中氧的有效弥散距离，克服脑水肿时的供氧障碍，改善脑组织代谢并促进脑细胞修复，但其疗效及安全性尚存在争议。针对这个临床问题进行系统评价。

问题 1：系统评价的基本步骤和方法是什么？

问题 2：根据上述临床问题，以 PICO 格式将其格式化，并确定检索词。

【案例 21-2】

腕管综合征（carpal tunnel syndrome，CTS）是神经卡压综合征中最常见的一种。CTS 发病原因目前尚不能确定，有学者认为振动作业是其发病危险因素之一。研究者收集 CTS 与振动作业相关研究，共计 9 项（表 21-1），评价振动作业是否为 CTS 发病的危险因素。

表 21-1　CTS 患病情况与振动作业相关的资料

序号	研究	暴露组		非暴露组	
		患者数	观察人数	患者数	观察人数
1	Abbas	1	9	5	102
2	Bonfiglioli	18	226	8	98
3	Chiang	8	28	5	61
4	Frost	44	743	6	398
5	Fung	17	26	149	251
6	Gell	9	102	20	330
7	Osorio	1	12	1	20
8	Shiri	72	2118	67	4025
9	Silverstein	8	157	1	157

研究者采用 Stata 软件进行 Meta 分析，打开 Stata 软件，在 Data 菜单中选择 Data Editor 或在工具栏中选择进行数据录入，其中 Event1、Total1、Event2、Total2 分别为暴露组和非暴露组的患者数和观察人数（图 21-1）。

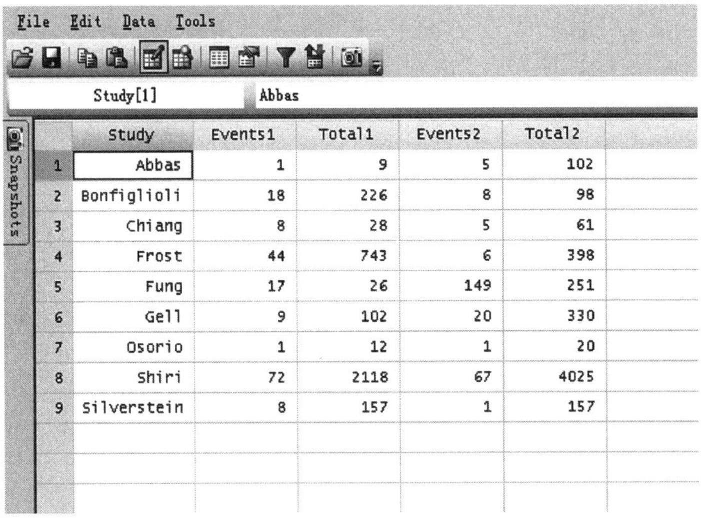

图 21-1 CTS 与振动作业相关的资料实际数据录入界面

在 Stata 中进行 Meta 分析不但可以通过 Command 窗口完成，还可以通过"Meta analysis"菜单完成。本例采用 Command 窗口进行分析，具体操作如下：

第一步：数据转换。本例数据资料为二分类变量，要符合四格表形式，将变量转换为暴露组和非暴露组中患者数和非患者数。

gen noevents1 = Total1 − Events1 ［注释："gen"是生成新变量的命令］。

gen noevents2 = Total2 − Events2

第二步：异质性检验。通过"metan"命令可直接得到 Q 统计量和 I^2 统计量，并根据异质性的大小选择相应的效应模型。

metan Events1 noevents1 Events2 noevents2, or label（studyvar= Study）［注释："metan"是执行固定效应模型和随机效应模型操作，"or"是计算 Meta 分析中的参数，即"OR"］。

结果如下：

Study	OR	[95%Conf. Interval]		%Weight
Abbas	2.425	0.252	23.352	0.85
Bonfiglioli	0.974	0.408	2.321	12.06
Chiang	4.480	1.311	15.304	2.64
Frost	4.13	1.737	9.737	8.63
Fung	1.293	0.555	3.014	11.37
Gell	1.500	0.661	3.406	10.11
Osorio	1.727	0.098	30.450	0.81
Shiri	2.079	1.484	2.912	52.41
Silverstein	8.376	1.035	67.782	1.11
M-Hpooled OR	2.107	1.640	2.707	100.00
Heterogeneity chi-squared = 10.45 （d.f. = 8） p = 0.235				
I-squared（variation in OR attributable to heterogeneity）= 23.4%				
Test of OR = 1 : z = 5.83 p = 0.000				

由结果可知异质性检验统计量为 10.45，$P=0.235>0.05$，$I^2=23.4\%$，提示研究间存在轻度异质性，可选用固定效应模型，并给出每一个效应量及其 95% 可信区间，合并效应量及其 95% 可信区间，同时得到森林图（图 21-2）。

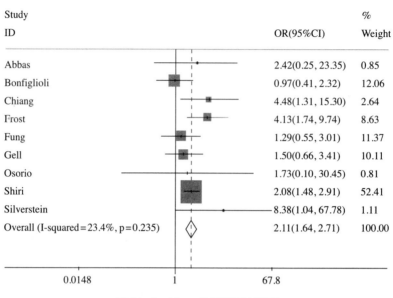

图 21-2　Meta 分析所得森林图

第三步：发表偏倚分析。以 OR 对数值的标准误为横坐标，OR 对数值标准误的倒数为纵坐标，绘制漏斗图。

gen logor=log（_ES）

gen selogor= _selogES

metabias logor selogor，graph（begg）［注释："metabias" 为执行 Meta 分析中检验发表偏倚的操作，"graph（begg）" 为画 begg 漏斗图］。

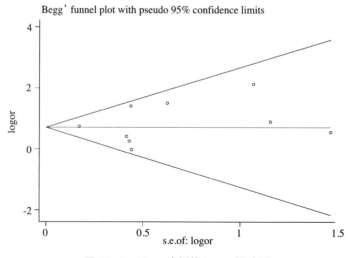

图 21-3　Meta 分析的 begg 漏斗图

结果如图 21-3 所示，资料点均位于 95% 可信区间内，左右点数基本对称，研究受发表偏倚影响较小。

问题 1：振动作业是否为 CTS 发病的危险因素？如果是，其效应有多大？

问题 2：Meta 分析中根据什么原理进行合并效应？

问题 3：结合所学内容谈谈如何控制发表偏倚？

【案例 21-3】

RevMan 软件是 Cochrane 协作网提供制作 Cochrane 系统评价的官方软件，具有强大的 Meta 分析统计功能。它是如何实现 Meta 分析的？下面我们以案例 21-2 为例进行简单的介绍。

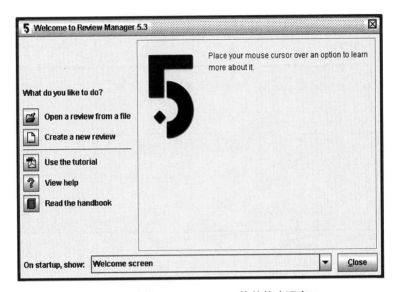

图 21-4　新打开 RevMan 5.3 软件的欢迎窗口

启动 RevMan 软件，软件自动弹出对话框，如图 21-4 所示。点击 Use the tutorial（使用教程），初学者可通过此项详细了解如何使用 RevMan 软件。点击 Create a new review（创建一个新的综述）进入 New RevMan Wizard（新建系统评价向导），单击 Next 进入下一步选择评价类型，单击 Next 进入相应类型填写窗口，单击 Next 进入系统评价阶段选择窗口（图 21-5），当我们使用 RevMan 的部分功能而非制作 Cochrane 系统评价时建议使用"Full RevMan"选项。此时点击"Finish"将进入 RevMan 操作界面。

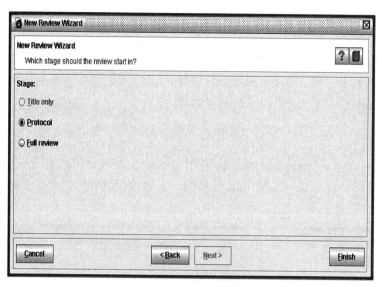

图 21-5　选择系统评价阶段窗口

点击左框中"Studies and references"，在右框中出现"References to studies"（图 21-6），单击"Included studies"下的"Add Study"输入"Study ID"（图 21-7），点击"Finish"。同样方法将表 21-1 中的研究全部输入。

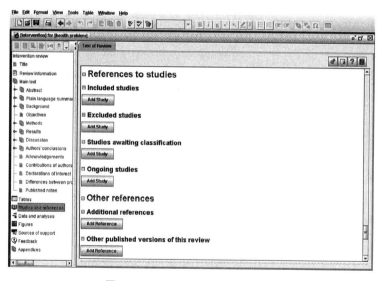

图 21-6　RevMan 纳入研究界面

点击左框中的"Data and analyses"，在右框点击"Data and analyses"下的"Add comparison"，输入要比较的指标，本例为"risk"。点击"Add outcome"，本例为二分类变量选择"Dichotomous"，点击"Finish"进入数据录入准备过程界面（图 21-8）。

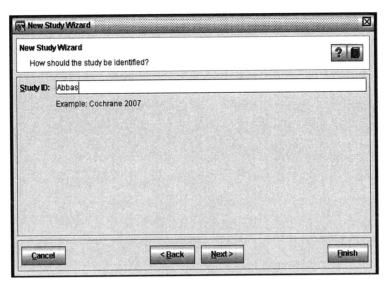

图 21-7　纳入研究作者及年代输入框

　　点击"Add Study data"，添加所有研究，进入数据录入界面，完成数据录入，同时给出相应的统计量及森林图，如图 21-9。

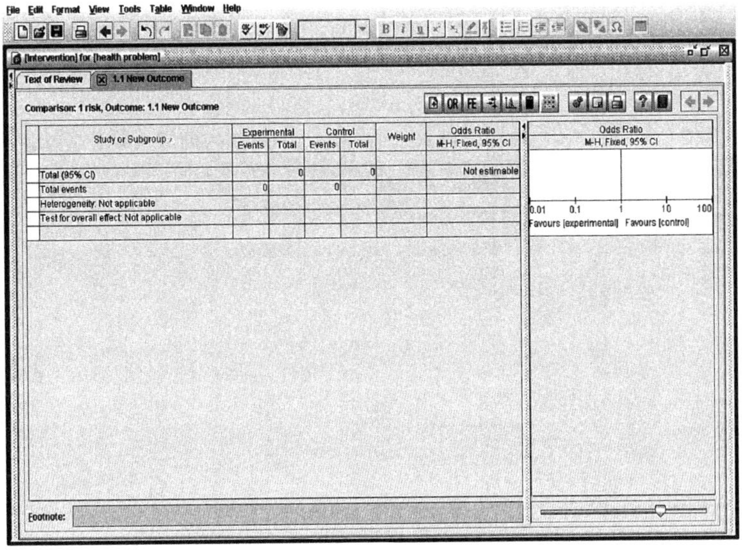

图 21-8　数据录入过程准备界面

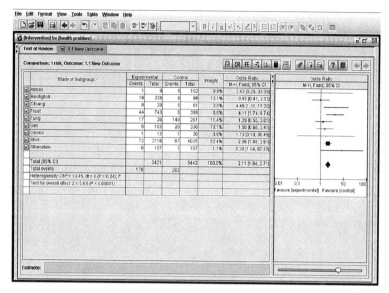

图 21-9　数据资料分析界面

问题：Stata 软件和 RevMan 软件在进行 Meta 分析中有何异同？

【**案例 21-4**】

研究者欲系统评价中国内地 2 型糖尿病（type 2 diabetes mellitus，T2DM）患者胃转流术后 1 年疗效，收集 T2DM 患者胃转流术术前与术后 1 年的空腹血糖水平相关研究，共计 6 项，设计类型为随机对照临床试验或自身前后对照试验，数据见表 21-2。

表 21-2　T2DM 患者胃转流术术前与术后 1 年空腹血糖水平改善情况

序号	研究	年份	术前			术后		
			均数	标准差	人数	均数	标准差	人数
1	张新国	2007	6.1	0.4	42	8.2	0.7	42
2	胡旭光	2009	4.7	0.15	7	7.44	0.99	7
3	吴金声	2009	5	0.7	7	7.1	1	7
4	Juntao Yang	2010	7.8	2.74	20	13.56	2.6	21
5	江兆涛	2010	5.9	0.5	20	8.5	3	20
6	徐定银	2011	7.9	1.62	34	14.2	2.65	34

按 Stata 数据格式输入数据，其中 Mean1、SD1、Total1、Mean2、SD2、Total2 分别为术前和术后空腹血糖水平的均数、标准差及总人数，如图 21-10 所示。

进行连续性数据的 Meta 分析，命令如下：

Metan Total1 Mean1 SD1 Total2 Mean2 SD2，label（namevar=Study，yearvar=Year）random xlabel（-10，10）[注释："random"指定随机效应模型。]

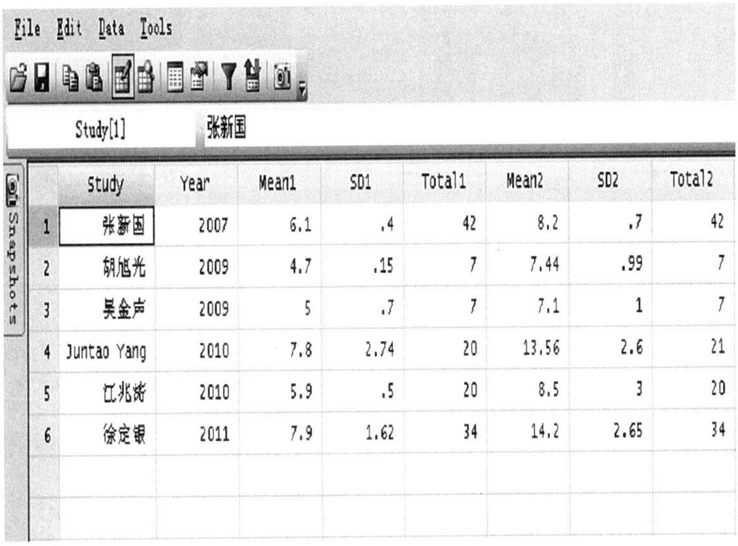

图 21-10　T2DM 患者胃转流术术前与术后 1 年空腹血糖水平数据录入界面

结果如下：

Study	SMD	[95%Conf. Interval]		% Weight
张新国（2007）	−3.684	−4.391	−2.976	18.94
胡旭光（2009）	−3.870	−5.739	−2.001	10.76
吴金声（2009）	−2.433	−3.863	−1.003	13.60
Juntao Yang（2010）	−2.158	−2.935	−1.381	18.45
江兆涛（2010）	−1.209	−1.886	−0.532	19.14
徐定银（2011）	−2.869	−3.551	−2.186	19.11
D+L pooled SDM	−2.623	−3.486	−1.759	100.00
Heterogeneity chi-squared = 28.65（d.f. = 5）　p = 0.000				
I-squared（variation in SMD attributable to heterogeneity = 82.6%				
Estimate of between-study variance Tau-squared = 0.8947				
Test of SMD=0: z=5.95　p = 0.000				

由结果可知异质性检验统计量为 28.65，$P=0.000<0.05$，$I^2=82.6\%$，提示研究间异质性较大，并给出每一个效应量及其 95% 可信区间、合并效应量及其 95% 可信区间，同时得到森林图，见图 21-11。

问题 1：T2DM 患者胃转流术后 1 年的空腹血糖水平是否有所变化？有何依据？

问题 2：Meta 分析中异质性主要来源有哪些？存在异质性应如何处理？

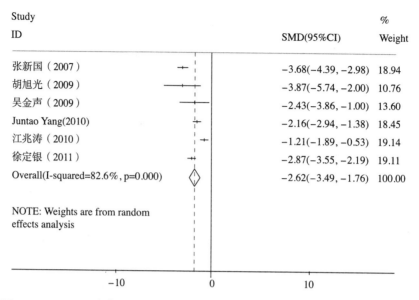

图 21-11　T2DM 患者胃转流术术前与术后 1 年空腹血糖水平改善情况的森林图

第三节　习题

一、名词解释

1. 循证医学
2. 世界考科蓝协作组织
3. 系统综述
4. Meta 分析
5. 发表偏倚

二、单项选择题

1. 循证医学实践的核心是

　A. 素质良好的临床医生

　B. 最佳的研究证据

　C. 临床流行病学基本方法和知识

　D. 必要的医疗环境和条件

2. 循证医学所收集的证据中，质量最佳者为

　A. 单个的大样本随机对照试验

　B. 病例对照研究

　C. 基于多个质量可靠的大样本随机对照试验所做的系统评价

　D. 专家意见

3. 有关系统评价，下列描述错误的是

　A. 系统评价是一种研究方法

B．每篇系统评价只针对一种临床问题

C．系统评价质量与纳入文献质量密切相关

D．每篇系统评价均要进行定量分析，即 Meta 分析

4．Meta 分析中敏感性分析主要用于

A．控制偏倚

B．检查偏倚

C．评价偏倚的大小

D．校正偏倚

5．异质性检验的目的是

A．评价研究结果的不一致性

B．检查各个独立研究的结果是否具有可合并性

C．评价一定假设条件下所获效应合并值的稳定性

D．增加统计学检验效能

三、判断题

1．应用某项随机对照试验结果作为治疗依据就是实践循证医学。　　　　　（　）

2．循证医学实践得到的最佳证据在用于具体患者的时候具有特殊性，必须因人而异。（　）

3．循证医学强调的是科学证据，因此医师的经验可以忽略。　　　　　　　（　）

4．循证医学不等于 Meta 分析。　　　　　　　　　　　　　　　　　　　（　）

5．Meta 分析一般不对各独立研究中的每个观察对象的原始数据进行分析。　（　）

四、简答题

1．简述实施循证医学的步骤。

2．简述传统文献综述与系统评价有何区别。

（王艳玲）

附　录

附录1　中华人民共和国尘肺诊断标准片说明

序号	诊断	小阴影 形态大小	小阴影 总体密集度	小阴影 范围	小阴影聚集	大阴影	胸膜病变 局部增厚	胸膜病变 弥漫增厚	胸膜病变 胸膜钙化	胸膜病变 心缘蓬乱	附加符号	说明
1	O											铸工，两肺血管阴影清晰，正常胸片，无尘肺改变
2	正常 p/p p/p p/p	0/0 1/1 2/2 3/3	p/p									组合胸片，右上图示小阴影标准密集度0/0，另3张图分别示小阴影p/p的1/1、2/2、3/3标准密集度。
3	正常 q/q q/q q/q	0/0 1/1 2/2 3/3	q/q									组合胸片，右上图示小阴影标准密集度0/0，另3张图分别示小阴影q/q的1/1、2/2、3/3标准密集度。
4	正常 r/r r/r r/r	0/0 1/1 2/2 3/3	r/r									组合胸片，右上图示小阴影标准密集度0/0，另3张图分别示小阴影r/r的1/1、2/2、3/3标准密集度。
5	正常 s/s s/s s/s	0/0 1/1 2/2 3/3	s/s									组合胸片，右上图示小阴影标准密集度0/0，另3张图分别示小阴影s/s的1/1、2/2、3/3标准密集度。
6	正常 t/t t/t t/t	0/0 1/1 2/2 3/3	t/t									组合胸片，右上图示小阴影标准密集度0/0，另3张图分别示小阴影t/t的1/1、2/2、3/3标准密集度。
7	正常 u/u u/u u/u	0/0 1/1 2/2 3/3	u/u									组合胸片，右上图示小阴影标准密集度0/0，另3张图分别示小阴影u/u的1/1、2/2、3/3标准密集度。
8	观察对象	p/p	0	0/1	0/1							石英车间粉碎工。小阴影总体密集度0级，2个肺区小阴影密集度为0/1，观察对象。

序号	诊断	小阴影				小阴影聚集	大阴影	胸膜病变				附加符号	说明
		形态大小	总体密集度	范围				局部增厚	弥漫增厚	胸膜钙化	心缘蓬乱		
9	一期	p/p	1	0/1									石英粉碎工。小阴影总体密集度 1 级，分布范围达到 3 个肺区，诊断矽肺一期。右侧肋膈角闭锁。
				1/1	1/0								
				1/0	0/1								
10	二期	p/p	2	1/2	1/0								煤矿采掘工。小阴影总体密集度 2 级，分布范围达到 6 个肺区，诊断矽肺二期。左侧第 6、7、8 后肋陈旧骨折，右下肺有钙化灶。右中肺区小阴影密集度 2/2，即组合片 p/p 的 2/2。
				2/2	2/1								
				2/2	1/1								
11	一期	q/q	1	1/1	1/0								煤矿掘进工。小阴影总体密集度为 1 级，分布范围达到 4 个肺区，诊断矽肺一期。右上肺区小阴影密集度 1/1，即组合片 q/q 的 1/1。
				1/1	1/0								
12	二期	q/q	2	2/2	2/2								矽砂矿粉碎工。小阴影总体密集度为 2 级，分布范围达到 6 个肺区，诊断矽肺二期。右上肺区小阴影密集度 2/2，即组合片 q/q 的 2/2。
				2/1	2/1								
				1/2	1/2								
13	一期	r/r	1	1/1	1/0								煤矿采掘工。小阴影总体密集度为 1 级，分布范围达到 4 个肺区，诊断矽肺一期。左肺尖陈旧性结核。右上肺区小阴影密集度 1/1，即组合片 r/r 的 1/1。
				1/0	1/0								
					0/1								
14	二期	r/r	2	2/2	2/2								煤矿掘进工。小阴影总体密集度为 2 级，分布范围达到 6 个肺区，诊断矽肺二期。左上肺区小阴影密集度 2/2，即组合片 r/r 的 2/2。
				2/3	2/2								
				2/1	1/2								
15	观察对象	s/s	0	0/1	0/1								石棉厂配料工。小阴影总体密集度为 0 级，肺区内小阴影密集度 0/1 级达到 3 个肺区，右上肺陈旧结核已钙化。
					0/1								
16	一期	s/s	1	1/0	0/1								铸造车间粉碎工。小阴影总体密集度为 1 级，分布范围达到 3 个肺区，诊断铸工尘肺一期。
				1/1	1/1								
17	二期	s/s	2	1/0	0/1								bu em	机械厂吹砂工。小阴影总体密集度 2 级，分布范围达到 5 个肺区，诊断铸工尘肺二期。右侧叶间胸膜增厚，两下肺区有对称的乳头影。右肺尖有肺大泡。
				2/2	2/1								
				2/2	2/2								
18	一期	t/t	1	1/1	1/0								铸造车间备料工。小阴影总体密集度 1 级，分布范围达到 3 个肺区，诊断铸工尘肺一期。右中肺区小阴影密集度 1/1，即组合片 t/t 的 1/1。
				0/1	1/0								
19	二期	t/t	2	1/0	1/0								bu em ho	石棉矿采掘工。小阴影总体密集度为 2 级，分布范围达到 6 个肺区，诊断石棉肺二期。右上肺区有肺大泡。
				2/1	1/2								
				2/2	1/2								

序号	诊断	小阴影				小阴影聚集	大阴影	胸膜病变				附加符号	说明
		形态大小	总体密集度	范围				局部增厚	弥漫增厚	胸膜钙化	心缘蓬乱		
20	三期	r/r	3	3/3	3/+	√						bu em	金矿井下采掘工。小阴影密集度为3级，分布范围达到6个肺区，左上、两中肺区小阴影聚集，诊断石棉肺三期。右肺尖有肺大泡。
				3/+	3/+								
				3/3	3/2								
21	三期	t/s	3	2/2	2/1				√		√	ho pt	石棉厂配料工。小阴影总体密集度3级，分布范围达到6个肺区，由于有心缘蓬乱，右侧胸膜肥厚，诊断石棉肺三期。左侧胸膜肥厚宽度小于5mm。
				2/2	3/+								
				3/+	3/+								
22	三期						√						图示典型大阴影形态。下图示巨大阴影。
23	胸膜病变							√		√			组合胸片，右上图示胸膜斑侧面投影；右下图示胸膜斑正面投影，虽可见胸膜斑侧面投影宽度大于5mm，但显示不清楚；左上图示钙化胸膜斑正面投影；左下图示膈，纵隔胸膜钙化。

附录2　尘肺病诊断标准 GBZ 70-2009

尘肺病诊断标准

1. 范围

本标准规定了尘肺病的诊断原则、尘肺病X线胸片表现分期及处理原则。

本标准适用于国家现行职业病名单中规定的各种尘肺病的诊断。

2. 规范性引用文件

下列文件中的条款通过本标准的引用而成为本标准的条款。凡是注日期的引用文件，其随后所有的修改单（不包括勘误的内容）或修订版均不适用于本标准，然而，鼓励根据本标准达成协议的各方研究是否可使用这些文件的最新版本。

凡是不注日期的引用文件，其最新版本适用于本标准。

GB/T 16180《劳动能力鉴定　职工工伤与职业病致残等级》。

3. 诊断原则

根据可靠的生产性粉尘接触史，以X线后前位胸片表现作为主要依据，结合现场职业卫生学、尘肺流行病学调查资料和健康监护资料，参考临床表现和实验室检查，排除其他肺部类似疾病后，对照尘肺病诊断标准片小阴影总体密集度至少达到1级，分布范围至少达到2个肺区，方可做出尘肺病的诊断。

4. 观察对象

粉尘作业人员健康检查发现X线胸片有不能确定的尘肺样影像学改变，其性质和程度需要在一定期限内进行动态观察者。

5．X 线胸片表现分期

5.1．一期尘肺

有总体密集度 1 级的小阴影，分布范围至少达到 2 个肺区。

5.2．二期尘肺

有总体密集度 2 级的小阴影，分布范围超过 4 个肺区；或有总体密集度 3 级的小阴影，分布范围达到 4 个肺区。

5.3．三期尘肺　有下列三种表现之一者：

a）有大阴影出现，其长径不小于 20 mm，短径不小于 10 mm；

b）有总体密集度 3 级的小阴影，分布范围超过 4 个肺区并有小阴影聚集；

c）有总体密集度 3 级的小阴影，分布范围超过 4 个肺区并有大阴影。

6　处理原则

6.1．治疗原则

尘肺病患者应及时脱离粉尘作业，并根据病情需要进行综合治疗，积极预防和治疗肺结核及其他并发症，减轻临床症状、延缓病情进展、延长患者寿命、提高生活质量。

6.2．其他处理

需要进行劳动能力鉴定的依据 GB/T 16180 处理。

附录 A

（资料的附录）

正确使用本标准的说明

A.1　本标准的适用范围

本标准适用于原卫生部颁布的《职业病目录》中所列的各种尘肺病，即矽肺、煤工尘肺、石墨尘肺、炭黑尘肺、石棉肺、滑石尘肺、水泥尘肺、云母尘肺、陶工尘肺、铝尘肺、电焊工尘肺、铸工尘肺，以及根据本标准可以诊断的其他尘肺。

A.2　诊断原则

确切可靠的生产性粉尘接触史是诊断尘肺病的基本条件，应包括工作单位、工种、不同时间段接触生产性粉尘的起止时间、接触粉尘的名称和性质等。

X 线后前位胸片表现是诊断的主要依据，胸片质量与评定见附录 C。

现场职业卫生学调查主要是指接触粉尘的性质、粉尘中游离二氧化硅含量、粉尘分散度、粉尘浓度的检测和监测结果、作业场所防尘降尘设施、个人防护情况等，以判断接触程度和累计接触量。

尘肺流行病学调查资料主要是指该企业既往尘肺病发病和患病的情况。

尘肺病患者虽可有不同程度的呼吸系统症状和体征及某些实验室检查的异常，但均不具有特异性，因此只能作为诊断尘肺病的参考。临床检查和实验室检查的重点是排除其他 X 线胸片表现与尘肺病相类似的疾病和进行鉴别诊断。

A.3　观察对象

鉴于尘肺病 X 线胸片表现的非特异性，故早期轻度的 X 线影像学改变，其性质及演变情况需要一定的医学动态观察期才能确定诊断。通过动态观察主要是确定其形态学改变是否是病理性的改变以及小阴影密集度的改变。观察对象应在 X 线胸片有尘肺样小阴影改变的基础上，至少有 2 个肺区小阴影的密集度达到 0/1，或有 1 个肺区小阴影密集度达到 1 级。观察对象可根据职业健康监护技术规范的有关规定，适当缩短健康检查的周期，观察期限最长可为 5 年，即观察 5 年仍不能诊断为尘肺病者，则按一般接触粉尘作业工人进行健康监护。

A.4　小阴影密集度的判定

本标准规定的尘肺病 X 线分期中的小阴影的总体密集度，是在对小阴影密集度分肺区判定的基础上对全肺小阴影密集度的一个总体判定。判定方法是以最高肺区的密集度作为总体密集度，以 4 大级分级表示。

根据需要，肺区小阴影密集度判定时可使用 4 大级分级或 12 小级分级。

A.5　关于动态观察胸片

尘肺病 X 线影像学改变是一个渐变的过程，有动态系列胸片可为诊断提供更为可靠的依据，因此 2 张及以上动态胸片方可做出确诊。但特殊情况下，有可靠的生产性粉尘接触史和职业卫生学调查资料支持，有典型的尘肺病 X 线胸片改变，并有明确的临床资料可排除其他疾病，亦可考虑做出诊断。

A.6　尘肺病诊断结论的表述

尘肺病诊断结论的表述是"具体尘肺病名称 + 期别"，如矽肺一期、煤工尘肺二期等。未能诊断为尘肺病者，应表述为"无尘肺"。

附录 C

（规范性附录）

胸片质量与质量评定

C.1　胸片质量

C.1.1　基本要求

a）必须包括两侧肺尖和肋膈角，胸锁关节基本对称，肩胛骨阴影不与肺野重叠；

b）片号、日期及其他标志应分别置于两肩上方，排列整齐，清晰可见，不与肺野重叠；

c）照片无伪影、漏光、污染、划痕、水渍及体外物影像。

C.1.2　解剖标志显示

a）两侧肺纹理清晰、边缘锐利，并延伸到肺野外带。

b）心缘及横膈面成像锐利。

c）两侧侧胸壁从肺尖至肋膈角显示良好。

d）气管、隆突及两侧主支气管轮廓可见，并可显示胸椎轮廓。

e）心后区肺纹理可以显示。

f）右侧膈顶一般位于第 10 后肋水平。

C.1.3　光密度

a）上中肺野最高密度应为 1.45 ~ 1.75；

b）膈下光密度小于 0.28；

c）直接曝光区光密度大于 2.50。

C.2　胸片质量分级

C.2.1　一级片（优片）

完全符合胸片质量要求。

C.2.2　二级片（良片）

不完全符合胸片质量要求，但尚未降到三级片。

C.2.3　三级（差片）

有下列情况之一者为三级片，不能用于尘肺初诊：

a）不完全符合胸片基本要求，其缺陷影响诊断区面积之和在半个肺区至一个肺区之间。

b）两侧肺纹理不够清晰锐利，或局部肺纹理模糊，其影响诊断区面积之和在半个肺区至一个肺区之间。

c）两侧肺尖至肋膈角的侧胸壁显示不佳，气管轮廓模糊，心后区肺纹理难以辨认。

d）吸气不足，右侧膈顶位于第 8 后肋水平。

e）照片偏黑，上中肺区最高光密度为 1.85 ~ 1.90；或照片偏白，上中肺区最高光密度为 1.30 ~ 1.40；或灰雾度偏高，膈下光密度为 0.40 ~ 0.50；或直接曝光区光密度为 2.20 ~ 2.30。

C.2.4　四级片（废片）

胸片质量达不到三级片者为四级片，不能用于尘肺病诊断。

习题参考答案

第一章

一、单项选择题
1. B   2. C   3. A   4. A   5. D   6. B

二、简答题（略）

三、分析题

本题考点为统计表的绘制，并根据资料性质选择合适的统计图。

1. 统计表的绘制应从以下几方面考虑：

（1）标题：首先应有表号，根据需要给出资料的来源、地点及时间，并简明扼要地概括表的主要内容。本例可采用"某医院 1999—2009 年住院糖尿病足患者截肢与受教育程度之间的关系"作为标题。

（2）标目：资料根据截肢和受教育程度两个因素进行分组，属于复合表。其研究对象为糖尿病足中的截肢和未截肢患者，将其作为横标目；而将受教育程度的例数和构成比（%）作为纵标目。

（3）线条：统计表一般均为三线表，即顶线、底线和标目线。本例有总标目和合计栏，所以要加上总标目线和合计线。

（4）数字：表中数字必须准确，同一指标要位次对齐，小数点位次一致，如未截肢组的大学及以上水平受教育程度的构成比为 16.2%，为了与其他数据保持一致，在末尾补"0"。

绘制统计表如下表所示。

某医院 1999—2009 年住院糖尿病足患者截肢与受教育程度之间的关系

组别	小学及以下水平		中学		大学及以上水平	
	例数	构成比（%）	例数	构成比（%）	例数	构成比（%）
截肢组	20	38.46	31	59.62	1	1.92
未截肢组	52	32.70	98	61.64	9	5.66
合计	72	34.12	129	61.14	10	4.74

2. 资料的分析目的是比较截肢组与未截肢组患者受教育程度的内部构成，故应选择百分条图或圆图。通过 SPSS 统计软件绘制百分条图（绘图过程略），如下图所示。由图可知：与未截肢组比较，截肢组受教育程度中"小学及以下水平"所占比例大，而"大学及以上水平"占内部构成比较小，"中学"文化程度两组之间差异不大。若想确定截肢与受教育程度之间的关系，还应该选择合适的统计学方法进行假设检验，参见本书后面章节所述。

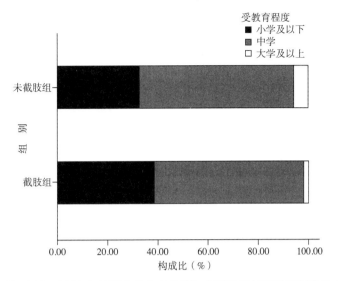

某医院 1999—2009 年糖尿病足患者截肢与未截肢组与受教育程度构成比

第二章

一、单项选择题

1. A　　2. C　　3. B　　4. B　　5. A　　6. B　　7. B　　8. B　　9. C

10. B　　11. D　　12. A　　13. C　　14. B　　15. C

二、简答题（略）

第三章

一、单项选择题

1. A　　2. D　　3. B　　4. A　　5. C　　6. A　　7. D　　8. A

9. C　　10. C

二、简答题（略）

第四章

一、名词解释（略）

二、单项选择题

1. B　　2. A　　3. B　　4. A　　5. A　　6. D　　7. C　　8. B　　9. A

10. C　　11. A　　12. D　　13. C　　14. C　　15. D　　16. B　　17. D

18. C　　19. D　　20. A　　21. B　　22. D　　23. A　　24. B　　25. A

26．C　　27．A　　28．C

三、填空题

1．直接法，间接法。

2．选有代表性的、较稳定的、数量较大的人群作为标准，将相互比较的各组数据合并作为标准，选择相互比较的各组中的一组作为标准。

3．消除因内部构成不同对总率产生的影响，使标化率具有可比性。

4．率的标准化再进行比较。

5．65～70岁高血压人数 =559−255−117=187；

　　70～75病死人数 =117×53.00%=62；

　　65～70岁病死率 =84÷187×100%=44.92%；

　　合计病死人数 =84÷54.17%=155；

　　60～65岁病死人数 =155−84−62=9；

　　60～65岁病死人数比 =9÷155×100%=5.81%；

　　70～75岁病死人数比 =62÷155×100%=40%；

　　60～65岁病死率 =9÷255×100%=3.53%；

　　合计病死率 =155÷559×100%=27.73%；

　　65～70岁组病死率与60～65岁组病死率之比 =44.92%÷3.53%=12.73；

　　70～75岁组病死率与60～65岁组病死率之比 =53.00%÷3.53%=15.01。

四、简答题（略）

第五章

一、单项选择题

1．D　　2．A　　3．B　　4．B　　5．A　　6．B　　7．C　　8．B　　9．D

10．C　　11．A　　12．C　　13．B　　14．D　　15．C　　16．C　　17．C

18．C

二、填空题

1．χ^2检验。

2．频数分布的拟合优度的χ^2检验。

3．χ^2检验的基本公式，四格表资料的Fisher确切概率法，四格表资料χ^2检验的校正公式，四格表资料的Fisher确切概率法。

4．增加样本含量，根据专业知识将理论频数太小的行或列与性质相近的邻行或邻列合并，用Fisher确切概率法。

5．秩和检验。

三、简答题（略）

第六章

一、简答题（略）

二、单项选择题

1．A． 2．D． 3．C． 4．B． 5．C． 6．B． 7．B

三、计算题

1．计算步骤

（1）计算相关系数：

1）根据原始数据绘制散点图，见下图。散点图显示身高与前臂长有直线相关趋势。

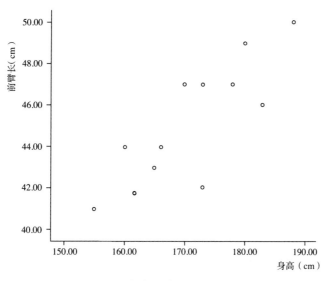

图 6-1 身高与前臂长的散点图

2）计算Σx、Σy、Σx^2、Σy^2、Σxy。

3）根据公式得

$$l_{xx} = \Sigma x^2 - \frac{(\Sigma x)^2}{n} = 326081 - \frac{1891^2}{11} = 1000.91$$

$$l_{yy} = \Sigma y^2 - \frac{(\Sigma y)^2}{n} = 22810 - \frac{500^2}{11} = 82.73$$

$$l_{xy} = \Sigma xy - \frac{(\Sigma x)(\Sigma y)}{n} = 86185 - \frac{1891 \times 500}{11} = 230.45$$

4）求相关系数 r

$$r = \frac{l_{xy}}{\sqrt{l_{xx}}\sqrt{l_{yy}}} = \frac{230.45}{\sqrt{1000.91}\sqrt{82.73}} = 0.801$$

（2）对相关系数进行假设检验：

1）建立检验假设，确定检验水准

H_0：$\rho = 0$，两变量间无直线相关关系

H_1：$\rho \neq 0$，两变量间有直线相关关系

$\alpha = 0.05$

2）计算 t_r 值。本例 $n=11$，$r=0.801$，计算 t 值

$$t_r = \frac{r}{\sqrt{\frac{1-r^2}{n-2}}} = \frac{0.801}{\sqrt{\frac{1-0.801^2}{11-2}}} = 4.014$$

3）确定 P 值，做出推断结论。按 $v = n-2=9$，查附表，t 界值表，$t_{0.005/2, 9}=3.690$，$t > t_{0.005/2, 9}$，得 $P<0.005$，按 $\alpha = 0.05$ 水准，拒绝 H_0，接受 H_1，可认为男青年身高与前臂长呈直线相关关系。

2．计算步骤

（1）求出 $\sum x$、$\sum y$、$\sum x^2$、$\sum y^2$、$\sum xy$。

（2）求 $\bar{x}$、$\bar{y}$、l_{xx}、l_{xy}

$$\bar{x} = \frac{\sum x}{n} = \frac{76}{8} = 9.5$$

$$\bar{y} = \frac{\sum y}{n} = \frac{23.87}{8} = 2.98$$

$l_{xx} = 42$，$l_{xy}=5.85$

（3）求回归系数 b 和截距 a

$$b = \frac{l_{xy}}{l_{xx}} = \frac{5.85}{42} = 0.139$$

$$a = \bar{y} - b\bar{x} = 2.98 - 0.139 \times 9.5 = 1.660$$

（4）列出回归方程

$$\hat{y} = 1.660 + 0.139x$$

第七章

一、名词解释（略）

二、单项选择题

    1．D   2．E   3．E   4．C   5．D   6．D   7．C   8．A   9．B

三、简答题（略）

第八章

一、名词解释（略）
二、单项选择题
 1．C 2．B 3．B 4．B 5．E 6．D 7．D 8．A
 9．C 10．D 11．B 12．E
三、简答题（略）

第九章

一、名词解释
 1．矽肺 在生产过程中因长期吸入含有游离二氧化硅粉尘达一定量后而引起的以肺纤维化为主的疾病。
 2．尘肺 是在生产过程中长期吸入粉尘而发生的以肺组织纤维化为主的疾病。
 3．矽结节 是由于长期吸入含二氧化硅含量较高的粉尘而引起的肺组织纤维化，肉眼观矽结节稍隆起于肺表面呈半球状，在肺切面多见于胸膜下和肺组织内，大小为 1~5 mm；镜下观可见不同发育阶段和类型的矽结节。
 4．尘细胞 石英尘被吸入肺泡后，引起肺泡巨噬细胞聚集，吞噬尘粒成为尘细胞。
 5．圆形小阴影 是矽肺最常见、最重要的一种 X 线表现形态，呈圆形或近似圆形，边缘整齐或不整齐，直径小于 10mm，吸入游离二氧化硅含量越高其致密度越高，分为三种类型：p（<1.5mm），q（≥1.5mm，≤3.0mm），r（>3.0mm，≤10mm）。
 6．速发型矽肺 由于持续吸入高浓度，高游离二氧化硅含量的粉尘，经 1~2 年即发病，称为"速发型矽肺"。
 7．晚发型矽肺 接触较高浓度粉尘，但时间不长即脱离矽尘作业，此时 X 线胸片未发现明显异常，然而在脱离接尘作业若干年后始发现矽肺，称为"晚发型矽肺"。
二、单项选择题
1．B 2．D 3．D 4．C 5．C 6．E 7．C 8．A
9．D 10．B
三、简答题（略）

第十章

一、名词解释（略）
二、单项选择题
 1．C 2．D 3．B 4．A 5．B 6．C 7．B 8．D 9．C

10．A　　11．B　　12．C　　13．D　　14．C　　15．D　　16．A　　17．C
18．D　　19．A　　20．A

三、简答题（略）

第十一章

一、名词解释

1. 营养调查　指运用各种手段准确了解某人群或特定个体各种营养指标的水平，以判断其当前的营养和健康状况，是公共营养的基本方法和内容。

2. DRI　即膳食营养素参考摄入量，是在推荐膳食供给量（RDA）基础上发展起来的一组每日平均膳食营养素摄入量的参考值，包括平均需要量、推荐摄入量、适宜摄入量和可耐受的最高摄入量。

3. 膳食结构　指膳食中各类食物的数量及其在膳食中所占的比重。

二、单项选择题

1．C　　2．A　　3．B　　4．A　　5．C　　6．C　　7．A　　8．D　　9．A
10．D　　11．D　　12．C　　13．A　　14．B　　15．B　　16．D
17．C　　18．C　　19．B　　20．C

三、判断题

1．×　　2．×　　3．√　　4．√　　5．√　　6．√　　7．√　　8．×
9．√　　10．×

四、计算题

粳米的生熟比 = 35/726 = 0.048

小米的生熟比 = 30/726 = 0.041

红小豆的生熟比 = 10/726 = 0.014

摄入量 = 726–126 = 600（g）

粳米的摄入量 = 600×0.048 = 28.8（g）

小米的摄入量 = 600×0.041 = 24.6（g）

红小豆的摄入量 = 600×0.014 = 8.4（g）

粳米提供的能量 = 343×28.8/100 = 98.7（kcal）

粳米提供的蛋白质 = 28.8×7.7/100 = 2.2（g）

小米提供的能量 = 358×24.6/100 = 88.1（kcal）

小米提供的蛋白质 = 24.6×9.0/100 = 2.21（g）

红小豆提供的能量 = 309×8.4/100 = 26（kcal）

红小豆提供的蛋白质 = 8.4×20.2/100 = 1.7（g）

早餐提供的能量 = 98.7+88.1+26 = 212.8（kcal）

早餐提供的蛋白质 = 2.2+2.21+1.7 = 6.11（g）

早餐提供的能量应占全天总能量的30%，2500×30% = 750（kcal）

212.8 小于 750，因此早餐不合理，摄入热能过低，营养素摄入不足，应增加含蛋白质高的食物，多摄入一些蛋、奶、蔬菜和水果。

五、简答题

1. 膳食调查，生化检验，临床检查，人体测量资料分析。

2. 世界膳食模式有四种：

（1）以植物性食物为主、动物性食物为辅的膳食模式：这种膳食模式易出现营养不良，但有利于慢性病的预防。

（2）以动物性食物为主的膳食模式：这种膳食模式的特点是高能量、高脂肪、高蛋白质、低膳食纤维。

（3）动植物食物平衡的膳食模式：这种膳食结构基本合理，有利于预防营养缺乏病和营养过剩性疾病。

（4）地中海膳食模式：这种膳食模式的特点是饱和脂肪摄入量低，不饱和脂肪摄入量高，膳食含大量复合碳水化合物，蔬菜、水果摄入量较高，有利于预防心脑血管疾病。

3. 24h回顾法，记账法，称重法，化学分析法，食物频率法。

第十二章

一、名词解释

1. 食谱编制　根据合理膳食的原则，把一天或一周各餐中主、副食的品种、数量、烹调方式、进餐时间做详细的计划，并编排成表格形式，称为食谱编制。

2. 合理营养　指人体每天从食物中摄入的能量和各种营养素的量及其相互比例能满足不同生理阶段、不同劳动环境及不同劳动强度下的需要，并使机体处于良好的健康状态。

二、单项选择题

1. A　　2. D　　3. B　　4. C　　5. D　　6. D

三、判断题

1. √　　2. √　　3. ×　　4. ×

四、简答题

1. 编制食谱的原则如下：

（1）满足能量和营养素的供给。

（2）各种营养素之间的比例要适宜。

（3）食物搭配要合理。

（4）三餐要合理。

（5）注意饮食习惯和饭菜口味。

（6）考虑季节和市场供应情况。

2. 膳食宝塔共分五层：

（1）谷类食物在底层，每人每天应该吃250～400 g。

（2）蔬菜和水果在第二层，每天应分别吃300～500 g和200～400 g。

（3）鱼、禽、蛋等动物性食物在第三层，每天应吃125～225 g。

（4）奶类和豆类在第四层，每天应吃相当于鲜奶300 g的奶类及奶制品和相当于干豆30～50 g的大豆类及坚果。

（5）第五层是烹调油和食盐，每天烹调油不超过25 g或30 g，食盐不超过6 g。

五、论述题

《中国居民膳食指南（2007）》的内容要点为：①食物多样，谷类为主，粗细搭配；②多吃蔬菜、水果和薯类；③每天吃奶类、大豆或其制品；④常吃适量的鱼、禽、蛋和瘦肉；⑤减少烹调油用量，吃清淡少盐膳食；⑥食不过量，天天运动，保持健康体重；⑦三餐分配要合理，零食要适当；⑧每天足量饮水，合理选择饮料；⑨如饮酒应限量；⑩吃新鲜卫生的食物。

第十三章

一、名词解释

食物中毒　是指摄入了含有生物性、化学性有毒有害物质的食品或把有毒有害物质当作食品摄入后所出现的非传染性的急性、亚急性疾病。

二、单项选择题

1．D　　2．C　　3．B　　4．D　　5．A　　6．D　　7．C　　8．C　　9．C
10．B

三、填空题

1．细菌性食物中毒、真菌及其毒素食物中毒、有毒动植物食物中毒、化学性食物中毒
2．感染型、毒素型、混合型
3．动物性食品
4．胃肠毒素、神经精神毒素、溶血毒素、肝肾毒素、类光过敏毒素

四、判断题

1．×　　2．×　　3．√　　4．√

五、简答题

1．简述食物中毒的发病特点。

食物中毒发生的原因各不相同，但发病都具有如下特点：

（1）潜伏期短，来势急剧，呈暴发性，短时间内可有多数人发病，发病曲线呈突然上升趋势。

（2）中毒患者临床表现基本相似，以恶心、呕吐、腹痛、腹泻等胃肠道症状为主。

（3）发病者均与某种食物有关，患者有食用同一污染食物史，流行波及范围与污染食物供应范围相一致，停止污染食物供应后，流行即告结束。

（4）患者与健康人之间无直接传染性，发病曲线无余波。

2．细菌性食物中毒的预防措施有哪些？

（1）防止食品污染：加强对食品生产企业的卫生监督，加强食品卫生检验，加强卫生管理，防止食品被细菌污染。

（2）控制食品中细菌的繁殖：低温储存食品是控制细菌繁殖的重要措施。

（3）彻底加热以杀灭病原菌：食物食用前彻底加热以杀灭病原菌。

3．细菌性食物中毒的处理原则有哪些？

（1）现场处理：积极救治患者，及时收集资料，以明确病因。

（2）对症处理：对患者根据中毒时间的不同采取催吐、洗胃、导泻等不同的方法迅速

排出毒物。同时对症治疗患者出现的呕吐、腹痛、腹泻等。

（3）特殊治疗：对细菌性食物中毒通常无需应用抗菌药物，对症治疗即可治愈。对感染型食物中毒应及时选用抗菌药物，但对金黄色葡萄球菌肠毒素引起的中毒，一般不用抗生素，以补液、调节饮食为主。

第十四章

一、填空题

1．人群、地区、时间。

2．新发生病例。

3．原发病例。

4．时点患病率，期间患病率。

5．患病率。

6．降低。

7．现况调查、疾病报告、疾病监测、队列研究。

8．死亡率，病死率。

9．粗死亡率，某人群某年总死亡人数，该人群同年平均人口数。

10．潜在减寿年数，伤残调整寿命年。

11．散发、暴发、流行、大流行。

12．年龄、性别、职业、种族和民族、婚姻与家庭、行为生活方式。

13．地区聚集性。

14．地方性疾病。

15．短期波动、周期性、季节性、长期变异。

16．严格的季节性，季节性升高。

17．患病率。

18．发病率。

19．感染率。

二、判断题

1．×，应计多个新发病例。

2．√。

3．√。

4．×，不同地区率进行比较时要将率进行标准化后再比较。

5．×，患病率＝发病率×病程。

6．×，恰好相反。

7．×，患病率是静态描述，发病率是动态描述。

8．×，不同，发病率分子是新发病例，患病率分子是新旧病例之和。

9．√。

10．√。

11．×，某地区某病发病率显著超过该病历年发病率的平均水平称为流行。

12. ×，该题以比代替率了，应该计算男女生各自发病率后再比较。

13. √。

14. ×，说明某疾病对人生命威胁程度的指标常用生存率。

15. √。

16. √。

17. ×，是甲地区的老年人比重小于乙地区。

18. √。

19. √。

20. √。

三、计算题

1.（1）10/10 000；（2）5/10 000；（3）8/100 000；（4）5.9%；（5）6.4/10 000。

2.（1）24.5%；（2）x^2=14.73，女生罹患率大于男生；（3）24.5%；（4）20%。

第十五章

一、单项选择题

1. E   2. C   3. B   4. D   5. D   6. B   7. D   8. C   9. D

10. E   11. D   12. C   13. B   14. C   15. E   16. C   17. D

18. D   19. B   20. C   21. D   22. A

二、简答题（略）

第十六章

一、名词解释（略）

二、单项选择题

1. E   2. E   3. E   4. B   5. C   6. E   7. E   8. C   9. A

10. D   11. A   12. B   13. B   14. C   15. D   16. A   17. E

18. C   19. A   20. C   21. A   22. A   23. B   24. B   25. A

三、简答题（略）

四、论述计算题（略）

第十七章

一、名词解释（略）

二、单项选择题

1. B   2. C   3. C   4. A   5. D   6. C   7. E   8. A   9. A

10. B   11. E   12. B

三、填空题

1. 病例对照研究、队列研究

2. 果、因

3. 非匹配病例对照研究、匹配病例对照研究

4. 选择偏倚、信息偏倚、混杂偏倚

5. 因、果

6. 前瞻性、历史性、双向性队列研究

四、判断题

1. × 　　2. × 　　3. √ 　　4. × 　　5. √ 　　6. × 　　7. √ 　　8. ×

9. × 　　10. ×

五、简答题（略）

六、计算分析题

口服避孕药与心肌梗死之间关系的病例对照研究结果

口服避孕药	心肌梗死患者	非心肌梗死患者	合计
有	40	30	70
无	100	150	250
合计	140	180	320

$$\chi^2 = \frac{(|ad-bc|-\frac{n}{2})^2 n}{(a+b)(c+d)(a+c)(b+d)} = \frac{(|40 \times 50 - 30 \times 100| - \frac{320}{2})^2 \times 320}{70 \times 250 \times 140 \times 180} = 5.85$$

$\chi^2 > \chi^2_{(1, 0.05)}$，$P < 0.05$，

$OR = ad/bc = 40 \times 150/30 \times 100 = 2.00$

口服避孕药者发生心肌梗死的危险性是未口服避孕药者的 2.00 倍。

第十八章

一、名词解释（略）

二、单项选择题

1. C 　　2. B 　　3. C 　　4. A 　　5. C 　　6. D 　　7. D 　　8. D 　　9. C

10. C 　　11. B 　　12. B 　　13. D 　　14. B 　　15. D 　　16. B 　　17. D

18. D

三、多项选择题

1. ABCD 　　2. ABE 　　3. ABD 　　4. CDE 　　5. ABCD 　　6. ABCDE

7. ACD 　　8. BCD 　　9. CDE

四、判断题

1. × 　　2. × 　　3. √ 　　4. × 　　5. × 　　6. × 　　7. × 　　8. ×

9. √ 　　10. × 　　11. × 　　12. ×

五、简答题（略）

六、论述题（略）

第十九章

一、名词解释（略）

二、单项选择题

1. B　　2. B　　3. B　　4. C　　5. E　　6. C　　7. A　　8. B　　9. E

10. D　　11. C　　12. C　　13. D　　14. B　　15. A　　16. E　　17. E

18. B　　19. B　　20. A　　21. B　　22. D　　23. E　　24. C　　25. C

26. C　　27. C　　28. D　　29. B　　30. D　　31. C　　32. C　　33. A

34. D　　35. B　　36. C　　37. C　　38. E　　39. D

三、简答题（略）

四、分析题

1. 治疗原则：①禁烟禁酒；②能量 105～126kJ/（kg·d），防肥胖；③脂肪 ≤25%；④碳水化合物占 55%～60%，多含膳食纤维，限制蔗糖和果糖；⑤蛋白质、鱼类和黄豆及其豆制品（植物固醇多，竞争性抑制）；⑥充足的维生素和矿物质；⑦膳食纤维每天 20～25 克为宜。

治疗方案：①应调整生活方式，改变长期久坐的习惯，多从事户外运动，如慢跑等；②体重指数（BMI）= 现体重 / 身高 ^{2}（kg/m^2），在 18～23.9 之间，正常，能量按 126 kJ/（kg·d）；③少食红烧食品和甜食；④蛋白质供给在 1.2 g/（kg·d），最好隔日吃个鸡蛋；⑤多食蔬菜和水果。

2. 应采用低蛋白质平衡膳食。因为蛋白质高可促进肾小管和肾小球的硬化及损害，使残存的肾单位因过度疲劳而衰竭，低蛋白质饮食可以缓解这个过程，所以蛋白质应在 0.8～1.0 g/（kg·d），而且推荐使用大豆蛋白；能量最好在 147 kJ/（kg·d），因为充足的能量可提高蛋白质的利用率；限制钠盐（＜3 g/d），减轻肾的滤过负担；补维生素 K 等。

第二十章

一、单项选择题

1. A　　2. D　　3. B　　4. C

二、简答题（略）

三、论述题（略）

第二十一章

一、名词解释

1. 循证医学　略

2. 世界考科蓝协作组织　是一个以系统综述的方法，收集和总结医学应用性研究证据为主要使命的国际性协作组织。它的主要任务是以系统综述的方式收集、总结和传播研究证据，从而加速科学研究成果在实践中的应用。

3. 系统评价　略

4. Meta 分析　略

5. 发表偏倚　指具有统计学显著意义的研究结果较无显著意义和无效的结果被报告和发表的可能性更大。

二、选择题

1. B　　2. D　　3. D　　4. B　　5. B

三、判断题

1. ×　　2. √　　3. ×　　4. √　　5. √

四、简答题

1. 实施循证医学的步骤为：①提出需要解决的实际问题；②收集现有最好的证据；③评估研究方法学方面的质量；④评估结果大小与可信度；⑤评估研究结果的外推性；⑥综合证据、资源和价值取向，做出决策。

2. 传统文献综述与系统评价的区别见下表：

传统文献综述与系统评价的区别

特征	传统文献综述	系统评价
研究问题	涉及范畴较广泛	常集中于某一点
原始文献来源	常未说明，不全面	明确，多渠道
检索方式	常未说明	有明确的检索策略
原始文献的选择	常未说明，有潜在的偏倚	有明确的选择标准
原始文献的评价	评价方法不统一或未评价	有严格的评价方法
结果的综合	多采用定性的方法	多采用定量的方法
结论的推断	有时遵循研究依据，较主观	多遵循研究依据，较客观
结果的更新	未定期更新	定期根据新试验进行更新

参考文献

[1] 孔晓荣, 张星光. 统计软件SPSS在医学中的应用实例教程. 北京: 清华大学出版社, 北京交通大学出版社, 2009.

[2] 李红影, 袁长江. 医学论文中统计图表的正确使用. 现代预防医学, 2008, 35(20): 3922-3924.

[3] 颜虹, 徐勇勇, 赵耐青. 医学统计学. 北京: 人民卫生出版社, 2005.

[4] 颜虹, 徐勇勇, 赵耐青. 医学统计学. 2版. 北京: 人民卫生出版社, 2010.

[5] 方积乾. 卫生统计学. 7版. 北京: 人民卫生出版社, 2012.

[6] 李康, 贺佳. 医学统计学. 6版. 北京: 人民卫生出版社, 2013.

[7] 杨克敌. 环境卫生学. 7版. 北京: 人民卫生出版社, 2012.

[8] 朱启星. 卫生学. 8版. 北京: 人民卫生出版社, 2013.

[9] 凌文华. 预防医学. 3版. 北京: 人民卫生出版社, 2012.

[10] 仲来福. 卫生学. 7版. 北京: 人民卫生出版社, 2008.

[11] 陈学敏, 杨克敌. 现代环境卫生学. 2版. 北京: 人民卫生出版社, 2008.

[12] 川合真一郎, 山本義和. 明日の環境と人間-地球をまもる科学の知恵. 2版. 东京: 化学同人, 1998.

[13] 崔九思. 室内空气污染监测方法. 北京: 化学工业出版社, 2002.

[14] 仲来福. 卫生学学习指导与习题集. 3版. 北京: 人民卫生出版社, 2009.

[15] 杨克敌. 环境卫生学学习指导. 北京: 人民卫生出版社, 2004.

[16] 杨克敌. 环境卫生学. 6版. 北京: 人民卫生出版社, 2004.

[17] 孙长颢. 营养与食品卫生学. 7版. 北京: 人民卫生出版社, 2012.

[18] 吴坤. 营养与食品卫生学实习指导. 2版. 北京: 人民卫生出版社, 2005.

[19] 丁小磊. 2002–2012年全国食物中毒事件特征分析及预防措施探讨. 江苏预防医学, 2013, 24(4): 14-15.

[20] 闫绍宏, 李彬, 冯中强, 等. 内蒙古自治区2011年麻疹流行病学特征分析和控制策略探讨. 医学动物防制, 2013, 29(4): 383–385.

[21] 谭进俊, 王秋娟, 郭彩杰. 一起学校流感暴发的调查分析. 医学动物防制, 2007, 23(12): 914.

[22] 王丽敏, 姜勇, 李晓燕, 等. 2010年中国成人高血压患病情况. 中华预防医学杂志, 2012, 46(5): 409-413.

[23] 米景川, 塔娜, 范蒙光, 等. 内蒙古人间布鲁杆菌病感染现状及病区划分. 中国地方病防治杂志, 2012, 27(6):450-452.

[24] 李澄, 胡玉林, 任治兴, 等. 2001–2010年内蒙古肾综合征出血热流行病学特征分析. 吉林大学学报(医学版), 2012, 38(2): 377-380.

[25] 高春平. 乳腺癌改良根治术治疗早期乳腺癌32例临床效果观察. 中国医药指南(临床研究), 2014, 12(6): 125-126.

[26] 曲琳, 高永明, 李霞, 等. 内蒙古自治区2008–2012年男男性行为者艾滋病疫情分析. 慢性病学杂志, 2013, 14(4): 300-305.

[27] 李彬, 闫绍宏, 王哲敏. 内蒙古自治区2008–2011年风疹流行病学特征分析. 医学动物防制, 2013, 29(3): 275-279.

[28] 徐韬. 利用DALY指标分析我国新生儿窒息的疾病负担. 中国儿童保健杂志, 2014, 22(1): 14-17.

[29] 詹思延, 叶冬青, 谭红专. 流行病学. 7版. 北京: 人民卫生出版社, 2012: 14-39.

[30] 陆召军, 庄勋. 流行病学. 3版. 南京: 东南大学出版社, 2011: 16-28.

[31] 王建华, 袁聚祥, 高晓华. 预防医学. 3版. 北京: 北京大学医学出版社, 2013: 156-162.

[32] 蒲亨萍, 安文洪, 胡淑芳, 等. 我院2008年医院感染横断面调查报告, 护士进修杂志, 2009, 24(13): 1181-1182.

[33] 宋逸, 季成叶, 马军, 等. 中国7~18岁汉族学生形态发育的横断面调查, 中华预防医学杂志, 2006, 40(2):105-108.

[34] 袁琦, 闫红梅, 朱清. 北京市社区卫生服务满意度横断面调查结果分析, 中国全科医学, 2009, 3(12): 393-395.

[35] 李小鹰, 王洁, 何耀, 等. 老年周围动脉硬化闭塞病与心血管疾病的关系, 中华医学杂志, 2003, 83(21): 1847-1851.

[36] 徐勇, 邓青, 周亚平. 宜昌249例食物中毒案例流行病学分析, 现代预防医学, 2001, 28(4): 483-489.

[37] 王吉耀. 临床流行病学论文集. 上海: 上海医科大学出版社, 1991.

[38] 王建华. 流行病学. 北京: 人民卫生出版社, 2013.

[39] 鞠振宇, 姜又红, 肖峰. 环境因素和谷胱甘肽转硫酶基因型与胃癌易患性的分子流行病学研究. 中华流行病学杂志, 2001, 22(6): 469-470.

[40] 马亮, 张玉敏, 周炎勋, 等. 呼和浩特地区58例地方性砷中毒患者病例对照研究. 中国公共卫生, 1993, 9(8): 382.

[41] Fikadu T, Assegid S, Dube L. Factors associated with stunting among children of age 24 to 59 months in Meskan district, Gurage Zone, South Ethiopia: a case-control study. BMC Public Health, 2014, 14: 800.

[42] 吴兆苏, 姚崇华, 赵冬, 等. 11省市队列人群心血管病发病前瞻性研究. 中华心血管病杂志, 1999, 27(1): 5-8.

[43] Doll R, Hill AB. Mortality in relation to smoking: ten year's observations of British doctors. Br Med J, 1964, 1(5395):1399-410.

[44] 张天嵩, 钟文昭, 李博. 实用循证医学方法学. 长沙: 中南大学出版社, 2014.

[45] 徐世侠, 徐海琴, 冯博, 等. 几种计算机软件在医学Meta分析中的应用. 临床儿科杂志, 2010, 28(9): 897-900.

[46] Chongsuvivatwong V. Analysis of epidemiological data using R and Epicalc. Songkhla, Thailand: Chanmuang Press, 2008.

[47] 张国荣, 罗影, 于海燕, 等. 高压氧治疗新生儿缺氧缺血性脑病疗效的Meta分析. 中国全科医学, 2013, 16(58): 1641-1645.

[48] Barcenilla A, March LM, Chen JS, et al. Carpal tunnel syndrome and its relationship to occupation：a meta-analysis. Rheumatology, 2012, 51: 250-261.

[49] 柏建岭, 钟文昭, 郑明华, 等. Stata在Meta分析中的应用. 循证医学, 2007, 7(6): 363-368.

[50] Higgins JPT, Thompson SG. Quantifying heterogeneity in a meta-analysis. Statistics in Medicine, 2002, 21(11): 1539-1558.

[51] 宫建, 潘雯, 黄晓艳, 等. 中国内地2型糖尿病患者胃转流术后1年疗效的Meta分析. 中国循证医学杂志, 2012, 12(10): 1241- 1245.

[52] 刘英华. 医院营养实例. (2011-03-03) [2014-09-20]. http://wenku.baidu.com.